Campus Online de Medicina Materno-Fetal
«Caldeyro Barcia»

Conceptos Fundamentales en Medicina Materno-Fetal

Campus Online de Medicina Materno-Fetal
«Caldeyro Barcia»

Conceptos Fundamentales en Medicina Materno-Fetal

Editor
Manuel Gallo

Editores invitados
José Luis Gallo
Miguel Ruoti Cosp
Ana Espinosa
Andreina Hernández

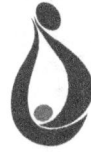

Título original
Conceptos Básicos Generales en Medicina Materno-Fetal

© Manuel Gallo Vallejo
2024

Editores y autores
José Luis Gallo
Miguel Ruoti Cosp
Ana Espinosa
Andreina Hernández

Diseño y maquetación
Jose M. Padilla
Instituto de Medicina Fetal Andaluz (IMFA)

ISBN: 9798303085114

Impreso en España
2024

Es una publicación de www.agoramedica.com

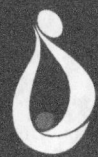

Proyecto Docente "Ágora Médica" (www.agoramedica.com)
Campus online de Medicina Materno-Fetal «Caldeyro Barcia»
Diplomado en "Conceptos Fundamentales en Medicina Materno-Fetal"

índice

1. **Conceptos Básicos y Definiciones en Embarazo, Parto y Puerperio**
   Manuel Gallo, José Luis Gallo y Miguel Ruoti Cosp 1

2. **Organización y Documentación de un Servicio de Medicina Materno-Fetal**
   Manuel Gallo, José Luis Gallo y Miguel Ruoti Cosp 15

3. **Concepto de Alto Riesgo en Obstetricia**
   Manuel Gallo, José Luis Gallo, Ana Espinosa y Miguel Ruoti Cosp 71

4. **Concepto de Bienestar Fetal. Bases fisiopatológicas de la pérdida del Bienestar Fetal**
   Manuel Gallo 83

5. **Métodos de Control del Bienestar Fetal: Ecografía, Doppler, Monitorización Biofísica Fetal**
   Manuel Gallo 105

6. **Concepto de Tamizaje, Cribado o Screening**
   Manuel Gallo y Francisco Javier Gallo 113

7. **Parto Domiciliario u Hospitalario**
   Manuel Gallo y Andreina Hernández 125

8. **Parto Humanizado**
   Manuel Gallo y Andreina Hernández 133

9. **Emergencias obstétricas fulminantes**
   Manuel Gallo, José Luis Gallo y Andreina Hernández 143

10. **¿Cómo comunicar las malas noticias en Medicina Materno-Fetal?**
    José Luis Gallo, Miguel Ruoti Cosp y Manuel Gallo 157

11. **Parto y Parálisis Cerebral Infantil**
    Manuel Gallo 167

12. **Internet. Conceptos Básicos. Diccionario de Internet**
    Manuel Gallo Pérez de Tudela, Miguel Ruoti Cosp, Manuel Gallo y Andreina Hernández 173

13. **Almacenamiento de datos médicos en la Nube de Internet**
    Manuel Gallo Pérez de Tudela, Andreina Hernández y Manuel Gallo 201

14. **Aspectos Éticos en Medicina Materno-Fetal**
    Ernesto González y José Luis Gallo 219

15. **Aspectos Legales en Medicina Materno-Fetal**
    Manuel Gallo 233

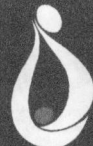

Proyecto Docente "Ágora Médica" (www.agoramedica.com)
Campus online de Medicina Materno-Fetal «Caldeyro Barcia»
Diplomado en "Conceptos Fundamentales en Medicina Materno-Fetal

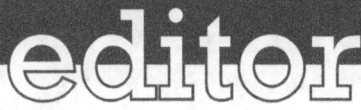

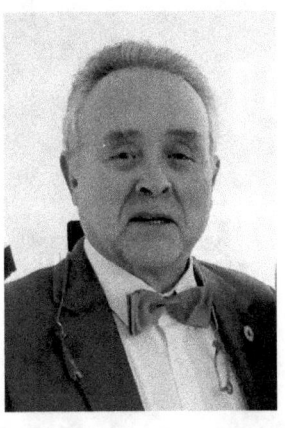

Manuel Gallo Vallejo
(mgallovallejo@gmail.com)

- Especialista en Obstetricia y Ginecología y Doctor en Medicina por la Universidad de Granada.
- Especialista en Perinatología por el CLAP de Montevideo y Universidad de la República (Uruguay).
- Director del Instituto de Medicina Fetal Andaluz (IMFA).
- Director de la Colección de Libros de Medicina Fetal y Perinatal (Ed. Amolca).
- Director de la Colección de Libros de Medicina Materno-Fetal (Ed. Distribuna).
- Editor y Autor de tres libros sobre Monitorización Biofísica Fetal en Embarazo y Parto.
- Editor y Autor de dos libros de Demandas Judiciales en Medicina.
- Presidente de Honor de la Sociedad Iberoamericana de Diagnóstico y Tratamiento Prenatal (SIADTP).
- Miembro de Honor de la Fundación Álvarez-Caldeyro Barcia (Montevideo).
- Miembro de Honor de las sociedades de Ecografía de Argentina, Perú, República Dominicana, Cuba, Ecuador y Venezuela.
- Perito Oficial para Demandas Judiciales de la SEGO.
- Ciudadano Ilustre de la ciudad de Asunción (Paraguay) y Guatemala Ciudad (Guatemala).
- Académico correspondiente extranjero de la Academia de Medicina del Paraguay.
- Profesor Invitado de la Universidad de Asunción (Paraguay).
- Doctor Honoris Causa de la Universidad Mesoamericana (México).
- Fundador y Director Científico del Proyecto Docente Ágora Médica y del Campus Online en Medicina Materno-Fetal "Caldeyro Barcia" (www.agoramedica.com).

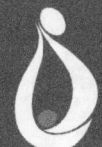

Proyecto Docente "Ágora Médica" (www.agoramedica.com)
Campus online de Medicina Materno-Fetal «Caldeyro Barcia»
Diplomado en "Conceptos Fundamentales en Medicina Materno-Fetal"

editores invitados

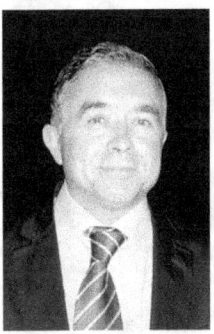

José Luis Gallo Vallejo
(jgallov@sego.es)

- Especialista en Obstetricia y Ginecología y Doctor en Medicina por la Universidad de Granada (España).
- Jefe de Sección. Servicio de Obstetricia y Ginecología. Hospital Universitario Virgen de las Nieves. Granada (España).
- Director Adjunto de la Colección de Medicina Fetal y Perinatal.
- Profesor Asociado de la Universidad de Granada (España).
- Editor invitado en 8 libros de la Colección de Medicina Fetal y Perinatal.
- Editor y autor del libro Translucencia Nucal Fetal y Ultrasonografía en I Trimestre de Embarazo.
- Editor y autor del libro Atlas de Monitorización Biofísica Fetal en Embarazo y Parto.

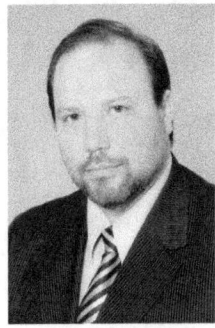

Miguel Ruoti Cosp
(mruoticosp@gmail.com)

- Profesor Titular Cátedra de Ginecología y Obstetricia, Facultad de Ciencias Médicas (FCM), Universidad Nacional de Asunción (Paraguay) (UNA).
- Jefe del Servicio de Obstetricia y Ginecología de la UNA.
- Fundador y Ex-Presidente Sociedad de Diagnóstico Prenatal del Paraguay (SODIAPP).
- Director Ejecutivo de la Colección de libros de Medicina Fetal y Perinatal.
- Presidente en Paraguay de la Ian Donald School de Ultrasonidos
- Presidente de la Sociedad Iberoamericana de Diagnóstico y Tratamiento Prenatal (SIADTP)
- Presidente de la Sociedad Paraguaya de Obstetricia y Ginecología (SPOG).
- Académico de la Real Academia de Medicina de Paraguay.
- Director Científico del Campus Docente Ágora Médica y del Campus Online en Medicina Materno-Fetal "Caldeyro Barcia" (www.agoramedica.com).
- Académico de la International Academy of Perinatal Medicine (IAPM).

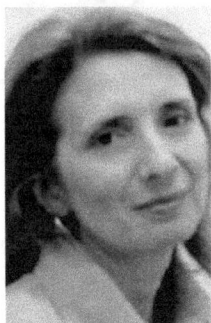

Ana Marcela Espinosa
(draanaespinosa@gmail.com)

- Especialista Consultor en Ginecología y Obstetricia. Calificación agregada en ecografía ginecológica y obstétrica.
- Post-título en Educación para Profesionales de la Salud.
- Profesora Adjunta de Embriología Clínica de la Universidad Nacional del Sur.
- Co-Directora Ian Donald School Argentina.
- Miembro Titular de la Academia Latinoamericana de Ultrasonografía (ALAUS).
- Directora de Centro de Diagnóstico Matersur, Bahía Blanca.
- Coordinadora para sudamérica del Campus Docente Ágora Médica y del Campus Online en Medicina Materno-Fetal "Caldeyro Barcia" (www.agoramedica.com).

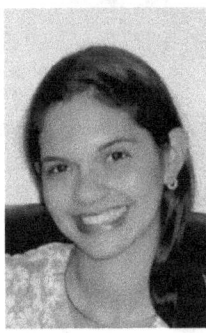

Andreina Hernández López
(drahernandeza@gmail.com)

- Especialista en Ginecología y Obstetricia. Universidad de Oriente, Núcleo Bolívar, Venezuela.
- Especialista Adjunta en el Servicio de Ginecobstetricia y Alto Riesgo Obstétrico del Hospital de San Juan de Dios, Cali - Colombia.
- Profesora Auxiliar Cátedra de Ginecología y Obstetricia, Facultad de Ciencias Médicas. Universidad Santiago de Cali, Cali - Colombia.
- Directora Ejecutiva de la Colección de Libros de Medicina Fetal y Perinatal.
- Editora invitada en 5 libros de la Colección de Medicina Fetal y Perinatal.
- Editora del libro Translucencia Nucal Fetal.
- Editora del libro Parto humanizado en el siglo XXI.

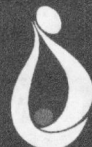

Proyecto Docente "Ágora Médica" (www.agoramedica.com)
Campus online de Medicina Materno-Fetal «Caldeyro Barcia»
Diplomado en "Conceptos Fundamentales en Medicina Materno-Fetal"

otros autores

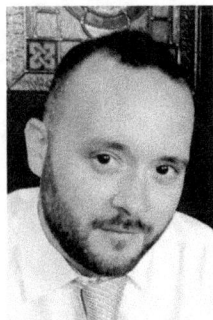

Manuel Gallo Pérez de Tudela
(mgallopt@gmail.com)
- Licenciado en Administración y Dirección de Empresas, (European University of Business).
- Especializado en Community Management and Marketing Online.
- Director Técnico y de Marketing de Ágora Médica.
- Consultor en Dansult (Dubai).

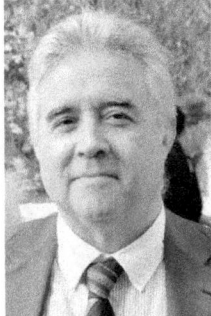

Francisco Javier Gallo Vallejo
(fjgallov@gmail.com)
- Especialista en Medicina Familiar y Comunitaria.
- Director Centro de Salud Zaidín-Sur (Distrito Granada-Metropolitano; Servicio Andaluz de Salud).
- Profesor Asociado en Ciencias de la Salud, Facultad de Medicina. Universidad de Granada.
- Director-Coordinador y primer autor del «Manual del Residente de Medicina Familiar y Comunitaria», 1ª y 2ª ediciones.

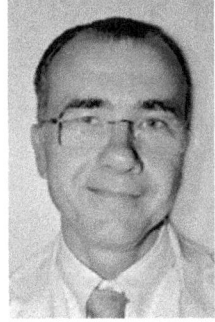

Ernesto González Mesa
(egonzalezmesa@gmail.com)
- Doctor en Medicina por la Universidad de Málaga (España).
- Profesor Titular de Obstetricia y Ginecología de la Universidad de Málaga.
- Jefe de Sección. Hospital Universitario Materno Infantil «Carlos Haya». Málaga.

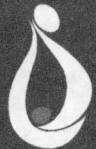

Proyecto Docente "Ágora Médica" (www.agoramedica.com)
Campus online de Medicina Materno-Fetal «Caldeyro Barcia»
Diplomado en "Conceptos Fundamentales en Medicina Materno-Fetal"

presentación

Les presentamos el volumen 1 de la Colección de Medicina Materno-Fetal, dedicado a los Conceptos Fundamentales de la misma.

En los 16 grandes capítulos de los que consta este volumen, intentamos exponer los Conceptos Fundamentales, la Organización, los Métodos de Cribado, los Métodos Diagnósticos, los aspectos del Tratamiento, los Métodos de Prevención y una introducción al emergente problema de las Demandas Judiciales en nuestra especialidad.

Nuestro único deseo es que les sea de utilidad.

MANUEL GALLO
Málaga, Noviembre 2018

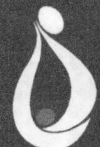

Proyecto Docente "Ágora Médica" (www.agoramedica.com)
Campus online de Medicina Materno-Fetal «Caldeyro Barcia»
Diplomado en "Conceptos Fundamentales en Medicina Materno-Fetal"
Unidad 1. Conceptos Básicos y Definiciones en Embarazo, Parto y Puerperio

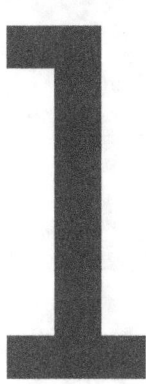

Conceptos Básicos y Definiciones en Embarazo, Parto y Puerperio

Manuel Gallo
José Luis Gallo
Miguel Ruoti Cosp

ÍNDICE

* Introducción
* Terminología relacionada con los Defectos Congénitos
* Terminología relacionada con la Patologia neurológica Feto-Neonatal
* Bibliografía Seleccionada
* Terminol. relacionada con el estado Feto-Neonatal
* Terminología relacionada con la Monitorización Biofísica Fetal
* TerminolTerminología relacionada con Periodos y Tasas Perinatales

INTRODUCCIÓN

El estudio del estado del feto intraútero es, sin duda, uno de los pilares básicos sobre los que se asienta la Obstetricia moderna. Con este fin se han venido desarrollando diversos métodos de control, que tienen como objetivo el detectar de forma precoz el compromiso fetal procedente de deficiencias nutritivas y respiratorias intraútero.

El compromiso fetal puede verse afectado por situaciones agudas tales como la embolia de liquido amniótico, rotura uterina, la transfusión masiva feto-materna en el parto, prolapso de cordón umbilical y el desprendimiento placentario, pero las otras circunstancias que comprometen el aporte fetal de oxígeno y nutrientes actúan de forma crónica, progresiva.

Frente a esta situación desfavorable, el feto pone en marcha una serie de respuestas compensatorias, ahorradoras de oxígeno, que se van estableciendo de un modo secuencial. El estudio de estas medidas adaptativas constituye el fundamento de los métodos de control fetal, principalmente del Doppler que nos permite ir observando todas las etapas del deterioro fetal mediante el estudio de los diferentes vasos fetales.

Para poder evaluar de una forma correcta el estado del feto, es imprescindible un buen conocimiento de la fisiopatología de la respuesta fetal a la hipoxia, así como la cronología en la aparición de tales mecanismos adaptativos y su diferente gravedad y significación patológicas. De estas forma, podremos interpretar adecuadamente la información proporcionada por los diversos métodos de control, conociendo el mayor o menor grado de afectación fetal y poder obrar en consecuencia.

Se han realizado numerosos estudios comparativos entre estos métodos (motorización biofísica, Doppler, etc) para tratar de determinar cual de ellos refleja de un modo más fidedigno el estado del feto. Sin embargo, y aunque obviamente muestran diferencias en cuanto a su eficacia, ninguno de ellos debe considerarse como de elección exclusiva, ya que muestran diferentes aspectos de la fisiopatología fetal por lo que sus informaciones son complementarias y por lo tanto nunca se deben excluir, uno al otro.

TERMINOLOGÍA RELACIONADA CON EL ESTADO FETO-NEONATAL

¿Qué es el Bienestar Fetal?

Entendemos por *"Bienestar Fetal"* aquella situación del feto intraútero en la que todos los parámetros bioquímicos, biofísicos y biológicos referidos al feto, se encuentran dentro de la normalidad.

¿Qué es el "Sufrimiento Fetal"?

Por el contrario entendemos por *"Sufrimiento Fetal"* aquella situación del feto intraútero en la que algunos parámetros indicadores del bienestar fetal, son patológicos. No obstante amplios conceptos son amplios y a veces poco precisos, dando lugar a problemas clínicos y legales.

En relación con este importantísimo tema, tanto para obstetras como para neonatólogos, creemos oportuno hacer notar que el American College of Obstetricians & Gynecologists (ACOG) hace ya años, por primera vez en 1994[1], en 1998[2], y en 2005[3] aconsejó en sus publicaciones oficiales, eliminar de la práctica de la Obstetricia, el término de "sufrimiento fetal" ("fetal distress"), por impreciso, inexacto e inespecífico, en relación con las gráficas de la FCF que indicaban un "sufrimiento fetal" y en relación con el estado de un feto tras un parto.

El término "sufrimiento fetal" implica un feto enfermo y tiene un valor predictivo positivo muy bajo, ya que incluso en población de alto riesgo Obstétrico, se asocia con recién nacidos vigorosos y con buena condición física, determinada por el índice de Apgar y el equilibrio ácido-base neonatal.

El ACOG[1-3] comunicó oficialmente su sustitución por el termino de "estado salud fetal no asegurable" o "sospecha de pérdida de bienestar fetal" ("non reassuring fetus"), seguido por una breve descripción de los hallazgos cardiotocográficos: bradicardia fetal, deceleraciones repetidas, etc.

El término "sospecha de perdida del bienestar fetal" describe la interpretación subjetiva del clínico en relación con el estado del feto, sin tener una absoluta seguridad de ello. Este término sí es normal que se asocie con neonatos vigorosos y por lo tanto el buen resultado neonatal no necesita ninguna justificación, como ocurría en los casos de utilizar el término "sufrimiento fetal" y luego obtener un recién nacido totalmente normal.

En USA, el término "fetal distress" es decir "sufrimiento fetal" no se usa más, por motivos científicos y *sobre todo legales*, habiendo sido, oficialmente, sustituido por el más correcto y exacto de "estado de salud fetal no asegurable".

En España, la Sociedad Española de Obstetricia y Ginecología[4], en sus recomendaciones oficiales, realizadas por la Sección de Medicina Perinatal y publicadas en el año 2002, comunica a los obstetras y neonatólogos (es decir a los dos estamentos médicos principalmente relacionados con el parto), que **el término "sufrimiento fetal" debe ser sustituido por el de "sospecha de pérdida de bienestar fetal"**.

Por todo ello, el uso del término "Sufrimiento Fetal" (Fetal distress) debe ser desterrado de la terminología perinatal, es decir de los obstetras y de los neonatólogos.

Esto es muy importante ya que el término "Sufrimiento Fetal" significa "feto enfermo" y el término "estado fetal no asegurable" significa la interpretación del obstetra de los datos referentes al estado fetal, lo cual es ostensiblemente diferente, desde el punto de vista clínico[1-4] y legal[5].

Aunque el término "Fetal Distress" o "Sufrimiento Fetal" sigue apareciendo en la Clasificación Internacional de Enfermedades (CIE-9), ya ha sido sustituido por "non reassuring fetal status" en la edición CIE-10.

La pérdida del bienestar fetal lo podemos observar en el estudio de las características de una serie de variables fetales que son las siguientes:

- Frecuencia Cardiaca Fetal.
- Doppler Fetal.
- Movimientos Fetales.
- Presencia de Meconio en LA.

El término "estado fetal no asegurable" es un diagnóstico anteparto o intraparto, mientras que el de "Asfixia Fetal" es un diagnóstico neonatal.

¿Qué es la Asfixia Fetal?

Veamos 2 conceptos previos:

- *Hipoxia Fetal*. Es un concepto fetal y se define como la falta parcial de oxigeno en los tejidos fetales. Previamente se produce una falta parcial de oxigeno en la sangre fetal (hipoxemia), que es lo que se determina por el estudio del equilibrio acido base de cuero cabelludo del feto (intraparto). Es el diagnóstico indirecto de la hipoxia fetal.
- *Anoxia Fetal*. Es un concepto fetal y se define como la falta total y prolongada de oxigeno en los tejidos fetales. Se produce cuando la causa que produce la hipoxia es prolongada, por ejemplo una rotura uterina, desprendimiento de placenta, nudo de cordon verdadero, etc, que produce finalmente la muerte fetal por hipoxia inicial y anoxia final.

Asfixia Fetal. Es un concepto neonatal, ya que es la demostración clínica, analítica, radiológica y anatomopatológica en el recién nacido, de los efectos de la hipoxia fetal.

Se entiende por **"asfixia fetal"** un cuadro clínico neonatal caracterizado por acidemia, hipoxia y acidosis metabólica. Es un término que los obstetras no debemos utilizar, al referirnos al estado fetal y tampoco es correcta hablar de hipoxia (falta de oxigenación en los tejidos) sino de hipoxemia (falta de oxigenación en la sangre fetal).

En relación con este otro trascendental tema, más para neonatólogos que para obstetras, por ser más un término neonatal, creemos igualmente oportuno hacer notar que el American College of Obstetricians & Gynecologists (ACOG) hace ya años, por primera vez en 1991[6], luego en 1994[1,2], en 1998[3] y en 2005[8] aconsejaron en sus publicaciones oficiales,

Tabla 1-1. Parámetros nonatales			
	0	1	2
Frecuencia Cardiaca	Ausente	< 100 lpm	> 100 lpm
Esfuerzo Respiratorio	Ausente	Lento	Llanto enérgico
Tono Muscular	Hipotonía	Cierta flexión en extremidades	Movimientos activos
Irritabilidad Refleja	No respuesta	Muecas	Tos, estornudos
Color	Azul pálido	Extremidades cianóticas	Rosado

eliminar de la práctica de la Medicina Perinatal, el término de "birth asphysia" (asfixia intraparto), por impreciso, inexacto e inespecífico, en relación con el estado del recién nacido. El término "asfixia" debe reservarse exclusivamente a un neonato que presenta acidemia, hipoxia y acidosis metabólica[6].

El término "asfixia" es un término general e impreciso y por lo tanto su uso, de forma general, debe eliminarse. Los términos como hipercapnia (exceso de CO_2), acidemia metabólica, acidemia respiratoria e hipoxia (bajo nivel de oxigeno en los tejidos), son más precisos tanto en la referente al feto como al neonato. En relación con el término hipoxia, nos gustaría comentar que posiblemente desde el punto de vista científico sería más correcto decir hipoxemia (falta de oxigeno en la sangre) ya que este diagnóstico si que podemos hacerlo directamente y no el de hipoxia (falta de oxigeno en los tejidos), cuyo diagnóstico sería indirecto.

La publicación oficial de la Clasificación Internacional de las Enfermedades (CIE)[8], utilizada por todos los servicios de documentación clínica de los hospitales, igualmente ha sustituido el término de "sufrimiento fetal" (CIE-9) por el de "salud fetal no asegurable" (CIE-10), por los mismos motivos anteriormente expresados.

Sin embargo y de forma verdaderamente lamentable en nuestro país (a pesar de las recomendaciones oficiales publicadas hace años, el confuso, inexacto y provocador término de "sufrimiento fetal" y de "asfixia fetal" se sigue utilizando, sobre todo por neonatólogos, dando lugar con ello a equívocos científicos cuya repercusión científica y legal, puede ser a veces extraordinariamente importante.

¿Qué es el Test de Apgar?

El índice de Apgar es un método de valoración del recién nacido[9], subjetivo, basado en valores numéricos y realizado por el neonatólogo, no por el obstetra, que se realiza tras el parto, al primer minuto, 5º minuto y 10º minuto.

En su puntuación final, intervienen los siguientes parámetros neonatales:

La puntuación del Índice de Apgar, está correlacionada con el estado del feto al nacer, con el mal llamado "sufrimiento fetal" y con el posterior desarrollo neurológico del recién nacido, aunque hay dudas en este aspecto ya que el puntaje bajo de Apgar no indica la causa de la depresión[10], la que resultaría de muchos factores diferentes que confluyen, de los cuales, la hipoxia aguda intraparto es sólo uno más.

Por ese motivo el puntaje de Apgar es un predictor pobre del futuro neurológico del neonato. Más particularmente en infantes pretérmino el puntaje de Apgar es muy limitado en este aspecto

En forma resumida la puntuación divide a los recién nacidos en 3 grupos:

- Apgar de 7 a 10 puntos: RN "normal".
- Apgar de 3 a 6 puntos: RN "sospechoso".
- Apgar de 0-3 puntos: RN "patológico".

La correcta utilización de todos estos términos, no es solo importante desde el punto de vista clínico y asistencial[3,4], sino también desde el punto de vista legal[5].

TERMINOLOGÍA RELACIONADA CON LOS DEFECTOS CONGÉNITOS[11]

¿Qué es un Defecto Congénito?

"Toda anomalía del desarrollo morfológico, estructural, funcional o molecular, externa o interna, familiar o esporádica, hereditaria o no, única o múltiple, presente al nacer o en etapas posteriores de la vida".

¿Qué es una Malformación Congénita?

"Toda alteración morfológica detectable en el momento del nacimiento, sea o no detectada".

¿Qué es una Enfermedad Congénita?

"Todo proceso patológico, que puede ir acompañado o no de malformaciones congénitas, presente en el momento del nacimiento, sea o no detectable".

¿Qué es el Diagnóstico Prenatal?

"Todas aquellas acciones prenatales que tengan como objetivo el diagnóstico de un defecto congénito del feto".

¿Qué es el Tratamiento Prenatal?

"Todas aquellas acciones prenatales que tengan como objetivo el tratamiento de un defecto congénito del feto".

TERMINOLOGÍA RELACIONADA CON LA MONITORIZACIÓN BIOFÍSICA FETAL[12,13]

¿Qué es la Monitorización Fetal?

Podemos definir la monitorización fetal como "todos aquellos procedimientos clínicos, biofísicos y bioquímicos encaminados a obtener información

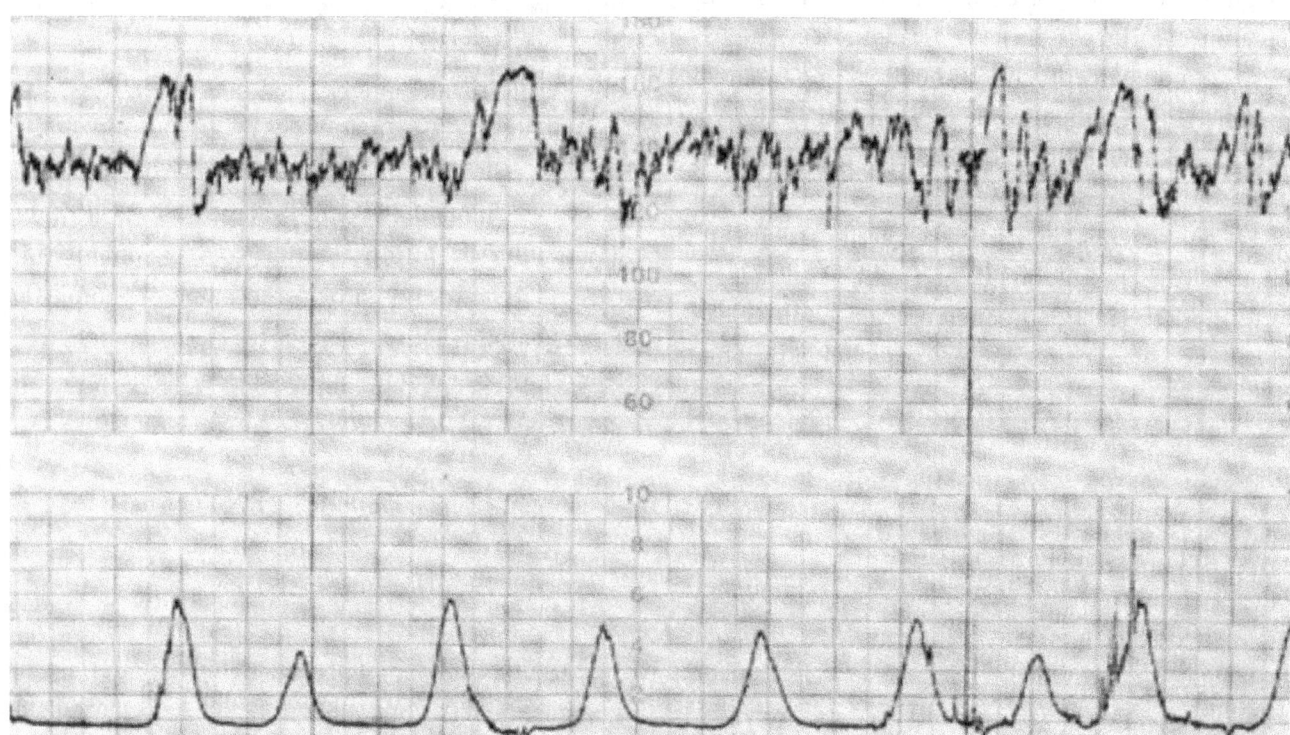

Fig. 1-1. Monitorización Electrónica Fetal. En la parte superior del registro, se observa el grafico correspondiente a la *frecuencia cardiaca fetal (FCF)* y en la parte inferior el gráfico de las *contracciones uterinas* (CU) maternas.

del estado de salud fetal tanto durante el embarazo como durante el parto".

La monitorización biofísica fetal es un método de vigilancia fetal, basado en el registro electrónico de la frecuencia cardiaca fetal y de las contracciones uterinas, durante el embarazo o parto.

En la Fig. 1-1 podemos ver un grafico típico de una monitorización electrónica fetal.

Los métodos de control del estado de bienestar fetal mas utilizados, en base al estudio de duchas variables antes mencionadas, durante el embarazo, en relación con la monitorización fetal, son los siguientes:

1. Test Basal o Monitorización Fetal no estresante
2. Estimulación Vibroacústica
3. Prueba de Pose o de la Oxitocina.
4. Perfil Biofísico Fetal.

Actualmente, en la mayoría de los hospitales españoles, a pesar de ser un de eficacia discutida, utilizamos la monitorización electrónica fetal, como un método de evaluación del estado fetal, durante el embarazo y el parto.

En la práctica clínica, se acepta que una gráfica de la frecuencia cardiaca fetal considerada como "normal" (especificidad), suele corresponderse con un recién nacido "normal" y que una gráfica considerada como "intranquilizadora, patológica o sospechosa" (sensibilidad) puede indicar, la posibilidad, nunca la certeza, de que el feto se encuentra en una situación de compromiso.

No obstante, en muchos casos de gráficas "patológicas" de la frecuencia cardiaca fetal, el recién nacido es normal, con valoraciones neonatales normales, analítica de pH y gasometría normal y posterior desarrollo neurológico y psicomotor normal[12].

Es decir que la monitorización fetal, es un método con muy poca sensibilidad para el diagnóstico del estado del feto, y así lo considera la SEGO[14].

Actualmente y con la introducción de la llamada **Medicina Basada en la Evidencia**, la eficacia y valor real de la Monitorización Fetal, es decir el estudio de la frecuencia cardiaca fetal, es muy discutida desde un punto de vista estrictamente científico. Por ello y en vista de los resultados contradictorios de la monitorización fetal y el aumento de cesáreas innecesarias, motivadas por su errónea interpretación, las Sociedades Científicas Nacionales e Internacionales has expresado oficialmente su opinión y recomendaciones en relación con la Monitorización fetal.

La Sección de Medicina Perinatal de la Sociedad Española de Ginecología y Obstetricia, en casos de embarazos normales[15], es decir de bajo riesgo obstétrico, en sus recomendaciones oficiales, opta porque la monitorización fetal durante el embarazo sea opcional (no obligatoria) y a partir de la semana 40 del embarazo. En casos de partos normales[16], es decir de bajo riesgo obstétrico, en sus recomendaciones oficiales, refiere que el control biofísico del feto es obligado y que puede realizarse mediante métodos clínicos (auscultación fetal) o electrónicos (monitorización fetal).

La Cochrane Collaboration, máximo órgano de publicación de Medicina Basada en la Evidencia (MBE), refiere que no hay evidencia del efecto beneficioso del uso de la monitorización fetal para evaluación de la salud del feto, en embarazos de bajo riesgo[17] y partos de bajo riesgo[18].

Es decir, que la monitorización biofísica fetal, es un método diagnóstico del estado fetal, durante el embarazo o el parto, que en modo alguno se puede considerar exacto y representativo, a ciencia cierta, del estado real del feto.

TERMINOLOGÍA RELACIONADA CON LA PATOLOGÍA NEUROLÓGICA FETO-NEONATAL[19]

¿Qué es la Encefalopatía Neonatal?

Es una entidad definida clínicamente como un conjunto de hallazgos que incluyen una combinación de signos:

- Disminución de conciencia.
- Pérdida de tono y reflejos.

- Dificultades de alimentación.
- Respiración y presión anormales.

La encefalopatía neonatal y la encefalopatía hipóxico-isquémica son enfermedades definidas y descritas en términos pediátricos. La encefalopatía neonatal está definida clínicamente basándose en un conjunto de hallazgos que incluyen una combinación de estado de conciencia, tono y reflejos, alimentación, respiración o prensión anormales, y puede ser el resultado de múltiples circunstancias.

La encefalopatía neonatal puede devenir o no en secuelas neurológicas permanentes. Esto se puede afirmar con certeza, de forma que el camino desde una lesión hipóxico-isquémica intraparto a la parálisis cerebral, debe cursar con encefalopatía neonatal.

La incidencia total de encefalopatía neonatal atribuible a la hipoxia intraparto, en ausencia de cualquier otra anomalía preconcepcional o anteparto, se estima aproximadamente en 1,6 por 10.000. Se enfatiza otra vez en que la encefalopatía hipóxico-isquémica no es más que un subconjunto de las encefalopatías neonatales; otros subconjuntos incluyen los que resultan de ataques fulminantes neonatales, infecciones, malformaciones cerebrales, defectos genéticos y otras muchas situaciones.

¿Qué es la parálisis cerebral?

La parálisis cerebral es un cuadro caracterizado por un grupo de trastornos motores (tono, postura o movimiento), cuyo origen es una lesión del sistema nervioso central y caracterizado por una descripción clínica. Es una lesión permanente de la corteza cerebral motora, **que es adquirida antes, durante o después del parto.**

Es un trastorno motor no progresivo, que se inicia tempranamente en el recién nacido, y que afecta a una o más extremidades, con espasticidad o parálisis muscular. Es decir, está relacionada con la lesión de neuronas motoras altas del cerebro, no del canal medular.

La Parálisis Cerebral se clasifica según el tipo de disfunción en espástica, discinética o atáxica y según la afectación de extremidades en:

- Cuadriplejía espástica (asociada a retraso mental, convulsiones).
- Diplejía (frecuente en pretérminos).
- Coroatetosis.
- Tipos mixtos.

Su incidencia en la población humana es de 1 cada 500-750 partos, aunque varía según los países y razas.

La Parálisis Cerebral (PC) se clasifica en relación con el tipo de problemas motores que presenta o con las partes del cuerpo afectadas:

- *Hemiplejia o Hemiparesia*: alteración de una parte del cuerpo, brazo y pierna del mismo lado.
- *Diplejía*: alteración de los miembros superiores.
- *Tetraplejia o Tetraparesia*: alteración de los miembros superiores e inferiores.

La Parálisis Cerebral, puede ser *Espástica, Atetóxica y Mixta.*

TERMINOLOGÍA RELACIONADA CON PERIODOS Y TASAS PERINATALES[20]

Aborto

Es la expulsión o extracción de su madre de un feto o embrión de menos de 500 g de peso (aproximadamente igual a 22 semanas completas o 154 días de gestación) o cualquier otro producto de gestación de cualquier peso y específicamente determinado (ejemplo: mola hilatidiforme), independientemente de la edad gestacional y si hay o no evidencia de vida o si fue espontáneo o provocado.

Edad Gestacional

La duración de la gestación se mide desde el primer día del último período menstrual normal. El período de gestación se expresa en días o semanas completos (e.g. los acontecimientos que ocurran entre los 280 a 286 días después del comienzo del último período menstrual normal se consideran como ocurridos a las 40 semanas de gestación).

Las medidas de crecimiento fetal, ya que representan continuas variaciones, se expresan en relación a la semana específica de la edad de gestación (por ej., el peso medio al nacer para 40 semanas es el obtenido a los 280-286 días de gestación, en una curva de la edad según el peso de gestación).

- *Parto Pretérmino*: menos de 37 semanas completas (menos de 259 días).
- *Parto a término*: desde 37 a menos de 42 semanas completas (de 259 a 293 días).
- *Parto Posttérmino*: 42 semanas completas o más (294 días o mas).

Periodo Perinatal

Con el objetivo de conseguir estadísticas seguras, serias y universalmente comparables, se ha aceptado que este período comienza después de que el feto haya alcanzado un grado de desarrollo compatible con una cierta probabilidad de sobrevivir si naciera. A efectos de estadística y por sus características se aceptan dos períodos:

- *Periodo Perinatal I:* comienza cuando el feto alcanza un peso de 1.000 g (aproximadamente equivalente a 28 semanas de gestación) y acaba cuando el recién nacido alcanza una edad de siete días completos de vida (168 horas). En ausencia de peso conocido, se estima que una longitud de 35 cm equivale a 1.000 g y a falta de ambos se considera Periodo Perinatal I a partir de las 28 semanas completas de edad gestacional. Este es el período considerado para calcular la mortalidad perinatal básica (estándar o internacional).
- *Periodo Perinatal II:* incluye los fetos de peso comprendido entre 500 y 1.000 g, nacidos aproximadamente entre la 22ª (vigesimosegunda) y 28ª (vigesimooctava) semanas de gestación y alcanza hasta el final de las cuatro primeras semanas de vida postnatal. Estos fetos no se consideran para las fases de mortalidad perinatal básica, pero sí se incluyen por la O.M.S. en la denominada tasa de mortalidad perinatal ampliada.

Recién Nacido

Nacido Vivo

Es la expulsión completa o la extracción de su madre de un producto de concepción, independientemente de la duración del embarazo, y, el cual, después de dicha separación, respira o muestra cualquier otra evidencia de vida, tal como latido del corazón, pulsación del cordón umbilical o movimiento apreciable de los músculos voluntarios, aparte de que se haya cortado o no el cordón umbilical o la placenta permanezca unida; cada producto de dicho nacimiento es considerado un nacido vivo.

Peso al Nacer

Es el primer peso del feto o recién nacido obtenido después del nacimiento. Este peso debería ser medido preferentemente dentro de la primera hora de vida y antes de que se produzca la sensible pérdida postnatal de peso.

Bajo Peso al Nacer

Se considera aquel inferior a los 2.500 g (hasta e incluyendo los 2.499 g).

CIR

Recién nacido con Crecimiento Intrauterino Restringido (CIR) es aquel cuyo peso al nacer está por debajo del percentil 10 de las tablas de crecimiento de peso fetal.

Muerte Perinatal

Muerte Fetal

La muerte fetal es la muerte anterior a la completa expulsión o extracción de su madre de un producto de concepción, con independencia de la duración del embarazo; la muerte es indicada por el hecho de que después de dicha separación, el feto no respira ni muestra ninguna otra evidencia de vida, tal como latido del corazón, pulsación del cordón umbilical o movimiento apreciable de los músculos voluntarios.

Causas de muerte

Las causas de muerte que se pueden incluir en el certificado médico de causa de muerte son todas aquellas enfermedades, condiciones insanas o lesiones que, o bien son el resultado, o bien contribuyen a la muerte, y las circunstancias del accidente o violencia que produjeron cualquiera de las referidas lesiones.

Causa subyacente de muerte

La causa subyacente de muerte es: a) La enfermedad o lesión que inició el proceso de hechos conducentes directamente a la muerte o b) Las circunstancias del accidente o violencia que produjeron la lesión fetal.

Por su cronología en el momento de producirse se pueden distinguir:

- *Muerte fetal temprana:* todas las muertes in útero de fetos de menos de 22 semanas de gestación o 500 g de peso. Se refiere, por tanto, a los abortos.
- *Muerte fetal intermedia:* para los fetos muertos entre las edades gestacionales de 22 a 28 semanas y peso entre 500 a 999 g.
- *Muerte fetal tardía:* incluye las muertes fetales a partir de 1.000 g de peso o mayores de 28 semanas completas.

Muerte Neonatal

Cuando la muerte acontece dentro de las primeras cuatro semanas (28 días) postnatales. Se subdivide en:

- *Muerte neonatal precoz.* Cuando sobreviene la muerte antes de los 7 días postnatales cumplidos (menos de 168 horas).
- *Muerte neonatal tardía.* Incluye los neonatos muertos después del 7º día postnatal cumplido y antes de los 28 días postnatales.

Muerte Perinatal

Es la obtenida de sumar la mortalidad fetal tardía y la neonatal precoz (abarca desde la 28 semana completa hasta el 7º día postnatal cumplido (Mortalidad perinatal estándar). El peso fetal considerado debe ser por encima de los 1.000 g Actualmente se considera la mortalidad perinatal ampliada que incluye los fetos entre 500-999 g (fetos mayores de 22 semanas cumplidas).

Muerte Post-Neonatal

Los neonatos muertos después de los 28 días completos hasta el año de vida.

Muerte Infantil

Todas las muertes producidas durante el primer año de vida.

Muerte Materna

La Organización Mundial de la Salud define la muerte materna (CIE 9) como la muerte de la mujer mientras está embarazada o dentro de los 42 días siguientes a la terminación del embarazo con independencia de la duración y localización de la gestación, debido a cualquier causa relacionada con el embarazo o agravada por éste o su atención, pero no por causas accidentales o incidentales.

La muerte materna tardía amplía el período de inclusión entre el 42 día del parto y menos de un año después de la terminación de la gestación. Incluye, por tanto, aquellos fallecimientos posteriores al puerperio, pero en clara dependencia del estado grávido-puerperal.

Las muertes maternas deberían ser subdivididas en dos grupos:

- *Muertes obstétricas directas:* aquellas que resultan de complicaciones obstétricas del estado de preñez (embarazo, parto y puerperio), aquellas resultantes de intervenciones, omisiones o tratamiento incorrecto, o las debidas a una cadena de acontecimientos provocados por cualquiera de los anteriormente expuestos.
- *Muertes obstétricas indirectas:* aquellas que resultan de una enfermedad previamente existente o de una enfermedad que se desarrolló durante el embarazo y que no fue debida a causas obstétricas directas, sino que fue agravada por efectos fisiológicos del embarazo.

Hay quien incluye un tercer grupo:

- *Muerte materna de causa no obstétrica*. Recoge la definición anterior de la OMS (CIE-9), pero incluye las causas accidentales e incidentales, no relacionadas con el embarazo o con su tratamiento

Según el lugar de la muerte:

- *Muerte materna hospitalaria*. La que ocurre dentro del hospital o centro de Salud, independientemente del tiempo transcurrido entre la llegada del paciente y su muerte. La muerte en el camino hacia un hospital o Centro de Salud se considera hospitalaria si el traslado se produjo en ambulancia, mientras que si no se produce en ambulancia se considera no hospitalaria.

- *Muerte materna no hospitalaria*. Todas aquellas que no se pueden incluir dentro de la definición anterior.

Tasa de Mortalidad

Tasa de Mortalidad Materna

Comprende el número de muertes maternas directas o indirectas por 10.000 nacidos vivos o muertos.

Tasa de Mortalidad Fetal

Se entiende por tal el número de muertes fetales producidas en fetos de más de 1.000 gramos o de 28 semanas de gestación por mil nacidos en un grupo de población determinado.

Tasa de Mortalidad Neonatal

Corresponde al número de muertes acaecidas en recién nacidos de más de 1.000 g de peso al nacer y menores de 28 días de edad por cada mil nacidos vivos o muertos.

Mortalidad Neonatal Precoz de Niños de Peso Igual o Superior a 2.500 g: número de niños de 2.500 g de peso o más, nacidos muertos más los que mueren con el mismo rango de pesos, antes de los 7 días postnatales cumplidos (168 horas).

Tasas de Mortalidad Neonatal Precoz de los Recién Nacidos de Bajo Peso: porcentaje de muertes de recién nacidos entre 1.000-2.500 g.

Tasas de Mortalidad Neonatal Precoz por Grupos Específicos de Peso: a estos efectos los grupos específicos de peso considerado son:

- Menos de 500 g.
- De 500 a 999 g.
- De 1.000 a 1.499 g.
- De 1.500 a 1.999 g.
- De 2.000 a 2.499 g.
- Más de 2.500 g.

La tasa específica se calcula en porcentaje de muertes neonatales (antes del 7º día de vida cumplido) para cada grupo específico de peso.

Tasa de Mortalidad Post-Neonatal

Se entiende por tal el número de recién nacidos de más de 1.000 g muertos en edades comprendidas entre los 28 primeros días cumplidos y el año de vida por cada mil nacidos vivos o muertos.

Tasa de Mortalidad Infantil

Es el número de muertes producidas en fetos y recién nacidos de más de 1.000 g de peso al nacer hasta el primer año de vida, acontecidos en un año en una población determinada por cada mil nacidos vivos o muertos.

Tasa de Mortalidad Perinatal

Tasa de Mortalidad Perinatal Básica: Se consideran dos fundamentales:

- **Tasa de Mortalidad Perinatal Básica I:** (Internacional o Estándar). Es la relación entre el número de fetos muertos de más de 28 semanas cumplidas (más de 1.000 g o 35 cm de longitud vertex-talón), hasta el 7º día cumplido de vida postnatal, dividido por el número total de nacidos vivos y por mil, considerado un año civil en una población determinada.
- **Tasa de Mortalidad Perinatal Ampliada:** Incluye en el numerador el número de fetos muertos entre las 22 semanas cumplidas y la 28, o bien de entre 500 y 999 gramos. La O.M.S. recomienda esta última modificación por su valor inherente y porque su inclusión mejora la totalidad de la relación de los 1.000 g en adelante. Sin embargo, reconoce la posibilidad de existencia de dificultades en algunos países por la diferencia de sus registros.

Otras Definiciones Perinatales de Interés

Riesgo perinatal: "Es un concepto de salud pública que abarca la vida y la salud de la madre y su hijo". Hay diferentes tipos de riesgo perinatal:

- *Riesgo potencial*. Es producido fundamentalmente por los factores preconcepcionales
- *Riesgo real*. Es producido por factores del embarazo, parto, postparto y recién nacido, que dan lugar a una patología ya establecida.

Embarazo de Alto Riesgo: ajustándonos al concepto etimológico de riesgo, podemos definir el embarazo de alto riesgo como la gestación que acontece en una mujer en la que existe una "contingencia o proximidad de un daño o peligro", bien en forma de antecedente, bien de forma intermitente o bien estadísticamente asociado. A estos elementos se les conoce como factores de riesgo.

Factores de Riesgo: de acuerdo con la O.M.S. (1972), Oficina Regional para Europa, podemos definir factor de riesgo como toda característica o circunstancia determinable de una persona o grupo de personas que, según los acontecimientos que se poseen, está asociada a un riesgo anormal de aparición o evolución de un proceso patológico o de afectación especialmente desfavorable de tal proceso.

Los factores de riesgo pueden ser universales (edad), sociales o ambientales y biológicos y asociarse varios de ellos.

Los factores de riesgo perinatal, según el momento en que pueden ser identificados, los dividimos en:

- Factores preconcepcionales.
- Factores del embarazo.
- Factores del parto.
- Factores de postparto y del recién nacido.

Índice de riesgo perinatal: "Es el método de reconocer, documentar y objetivar factores anteparto o intraparto, a fin de predecir más tarde complicaciones posibles para la madre, el feto o el recién nacido".

BIBLIOGRAFÍA SELECCIONADA

1. ACOG. Fetal Distress and Birth Asphyxia. Committee Opinion N o 137, April 1994.
2. ACOG. Inappropiate use of the Terms Fetal Distress and Birth Asphyxia. Committee Opinión. N.o 197, February 1998.
3. ACOG. Inappropiate use of the Terms Fetal Distress and Birth Asphyxia. Committee Opinión. N.o 326, December 2005.
4. SEGO. Sección Española de Medicina Perinatal de la SEGO. Uso inapropiado del termino Sufrimiento Fetal Documento SEGO. Prog Obstet Ginecol 2002; 45 (8):359-60.
5. Gallo M, Ruoti M. Las Demandas Judiciales en Medicina. Ed. Efacim (Paraguay), 2017. Una Publicación de Ágora Médica (www.agoramedica.com).
6. ACOG. Utility of Umbilical Cord Blood Acid-Base Assessment. Committee Opinion Nº 91, February 1991.
7. ACOG. Utility of Umbilical Cord Blood Acid-Base Assessment. Committee Opinion Nº 138, April 1994.
8. CIE-10. Clasificación Internacional de Enfermedades. 2000.
9. Apgar V. A Proposal for a New Method of Evaluation of the Newborn Infant. Cur Res Anesthesia and Analgesia. 1953; 32(4):260-7.
10. MacLennan A. Consenso internacional de Parálisis Cerebral. 1997.
11. Gallo M. Conceptos Fundamentales en Medicina Fetal. Ed. Amolca 2009.
12. Gallo M, Gallo JL y Gálvez E. Atlas de Monitorización Biofísica Fetal en el Embarazo y Parto. Ed. Amolca, 2015.
13. Gallo M. Monitorización Biofísica Fetal. Ed. Amolca, 2011.
14. Cabrillo E y cols. Control del bienestar fetal durante el parto. Tratado de Ginecología, Obstetricia y Medicina de la reproducción. Sociedad Española de Ginecología y Obstetricia (SEGO). Tomo I: 427-34. Ed. Panamericana. Madrid 2003.
15. Gallo M. Test Basal. En: Manual de asistencia al embarazo normal (2ª edición). Sección de Medicina Perinatal de la Sociedad Española de Ginecología y Obstetricia, SEGO, Ed: E. Fabre. Madrid, 2001: 571-584.
16. Fabre. E. Manual de Asistencia al parto y puerperio normal. Sección de Medicina Perinatal de la Sociedad Española de Ginecología y Obstetricia, SEGO, Ed: E. Fabre, Madrid 2001: 25-45.
17. Neilson JP. Cardiotocography for antepartum fetal assessement. In: The Cochrane Pregnancy and Chilbirth Database. The Cochrane Collaboration; Issue 2, Oxford, 1995.
18. Thacker SB *et al*. Continuous electronic fetal heart monitoring during labor. (Cochrane Review) In: The Cochrane Library; Issue 2, Oxford, 1998.
19. García-Alix A, Quero J. Asfixia intraparto y daño cerebral. Mitos y realidades. Anales Españoles de Pediatría 1993; 39: 381-384.
20. Gallo M y Gallo JL. Conceptos y Definiciones Perinatológicas Oficiales. En Meconio en el Parto. Volumen 7. Colección de Medicina Fetal y Perinatal. Capitulo 15. Amolca 2013.

Proyecto Docente "Ágora Médica" (www.agoramedica.com)
Campus online de Medicina Materno-Fetal «Caldeyro Barcia»
Diplomado en "Conceptos Fundamentales en Medicina Materno-Fetal"
Unidad 2. Organización y Documentación de un Servicio de Medicina Materno-Fetal

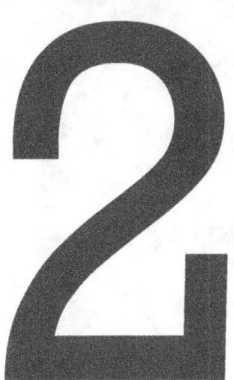

Organización y Documentación de un Servicio de Medicina Materno-Fetal

Manuel Gallo
José Luis Gallo
Miguel Ruoti Cosp

ÍNDICE

* Introducción
* Funciones de la unidad
* Organización de la unidad
* Protocolo a seguir con una paciente de la sección
* Documentos Oficiales de la Exploración Ecográfica de Primer Trimestre de Embarazo
* Documentos Oficiales de la Exploración Ecográfica de Tercer Trimestre de Embarazo

* Concepto de la unidad
* Objetivos de la unidad
* Descripción de la sección
* Introducción a los documentos
* Documentos de la Exploración Ecográfica de Segundo Trimestre de Embarazo
* Referencias bibliográficas

INTRODUCCIÓN

La organización, real y funcional, de una unidad, sección o servicio de diagnóstico y tratamiento prenatal (Medicina Fetal), adecuada a las necesidades de nuestra sociedad y a los enormes avances de la Medicina en el terreno del diagnóstico y tratamiento prenatal del feto, es, sin lugar a dudas, el punto clave de nuestra actuación.

El *diagnóstico prenatal* se define como: «todas aquellas acciones diagnósticas prenatales que tengan como objetivo el diagnóstico de un defecto congénito del feto».

El *tratamiento prenatal* se define como: «todas aquellas acciones prenatales que tengan como objetivo el tratamiento de un defecto congénito del feto».

El *diagnóstico prenatal* se puede realizar a tres niveles del desarrollo de la especie humana: *diagnóstico celular*, en el espermatozoide y huevo; *diagnóstico embrionario*, en las fases de preimplantación o postimplantación precoz, y *diagnóstico en el estadio fetal*, que es el más desarrollado en la actualidad.

CONCEPTO DE LA UNIDAD

La Unidad de Medicina Fetal es una entidad preventiva, asistencial, investigadora y docente cuya misión consiste en el diagnóstico y tratamiento global de los defectos congénitos, en forma multidisciplinaria e integrada.

La unidad o sección de diagnóstico y tratamiento prenatal debe constituir el nivel III de atención sanitaria, dentro de un programa de comunidad autónoma y nacional, destinado a racionalizar el diagnóstico y tratamiento fetal.

La sección de diagnóstico y tratamiento prenatal debe estar encuadrada en un departamento de obstetricia y ginecología de un hospital regional de nivel asistencial III.

FUNCIONES DE LA UNIDAD

OMS en el informe clínico 122 define el hospital como «el elemento de una organización de carácter médico y social, cuya función consiste en asegurar a la población la asistencia médica completa, tanto curativa como preventiva y cuyos servicios exteriores irradien hasta la célula familiar considerada en su medio. Es también centro de formación del personal médico-sanitario y de investigación biológico-social».

De esta concepción moderna del hospital se pueden deducir tres claras ideas: 1. El hospital ya no es una simple institución privada o de beneficencia. Por el contrario, es una institución pública bajo el control y la ayuda del Estado. Debe estar encuadrado como urbano e integrado socialmente en una compleja organización de la sociedad moderna; 2. La función asistencial del hospital ya no es simplemente curativa, abarca también la función preventiva, asistencial-social de los pacientes y educación sanitaria de la población general; 3. Su función no es meramente asistencial, le concierne también la formación profesional de los facultativos y auxiliares y la promoción de la investigación científica.

De acuerdo con estos conceptos, la Sección de Medicina Fetal tendrá las siguientes funciones:

Preventiva

La OMS define la prevención como «la supresión o neutralización de los factores patogénicos, presuntos o confirmados y el tratamiento de los estados prepatológicos».

Hoy en día, la tendencia de la Medicina es ser cada vez más preventiva, por una doble razón: los conocimientos actuales sobre la influencia del medio ambiente sobre la enfermedad y por razones económicas.

La función preventiva es un complemento de la asistencial que se desarrollará no sólo en la propia sección hospitalaria, sino también en los niveles I y II de atención sanitaria, conectados operativamente con nuestro nivel III.

Existen tres tipos de prevención:

1. **Prevención primaria:** tiene como objetivo la protección del individuo de la exposición a la en-

fermedad y suele ser una tarea sanitaria propia del equipo de atención primaria. Un ejemplo en nuestra sección sería la reducción de la incidencia del síndrome de Down, mediante la información a la población del aumento de riesgo con la edad materna.

2. *Prevención secundaria:* tiene como objetivo la detección, diagnóstico y tratamiento precoz y adecuado de los casos en que se han producido ya alteraciones en el organismo, aunque el paciente no presente síntomas, con el fin de intentar la curación total o parcial de su patología. En nuestra sección, el ejemplo sería el diagnóstico prenatal de una enfermedad del sistema inmunitario fetal y el tratamiento prenatal de la misma con trasplante fetal intraútero de *stem cells*.

3. *Prevención terciaria:* tiene como objetivo el tratar de retener o retrasar la evolución del proceso patológico y sus posibles secuelas, aun cuando persista la enfermedad fundamental. En nuestra sección, el ejemplo sería el diagnóstico prenatal de una hernia diafragmática fetal y el tratamiento fetal por cirugía endoscópica fetal.

Asistencial

Actualmente, serán las prioritarias, de acuerdo con la recomendación de la Conferencia de Ministros de Salud del Consejo de Europa, que aconseja el empleo sistemático de las técnicas de diagnóstico prenatal en aquellas familias que presenten riesgo de defectos congénitos.

Investigativa

El objetivo de toda investigación sanitaria es la prevención. En nuestro caso, la investigación aplicada será nuestra principal arma para efectuar nuestro propio control de calidad y para probar nuevas técnicas que irán desarrollándose en el futuro. Participaremos en programas colaborativos, con grupos españoles y también del extranjero.

Docente

El diagnóstico y tratamiento prenatal es uno de los campos de nuestra especialidad con más futuro. Además, el tema de los defectos congénitos es muy complejo y los recursos muy sofisticados. Todo ello hace que sea de imperiosa necesidad el formar personal sanitario que pueda responder a estas necesidades.

Divulgativa

Será, al comienzo, una de las funciones más importantes para cumplir, dentro de nuestra área de influencia y a diversos niveles sanitarios y de población general.

Para ello, se editarán folletos y publicaciones sobre el tema; se establecerá contacto con las asociaciones de padres con hijos afectados; se organizarán reuniones y se darán conferencias.

Informativa y asesoría

Es también otra de las funciones fundamentales que debe proporcionar nuestra sección, informando o asesorando a todas aquellas personas o entidades que nos lo soliciten, sobre los problemas sanitarios y las posibles soluciones de los defectos congénitos.

OBJETIVOS DE LA UNIDAD

La Unidad de Medicina Fetal tendrá los siguientes objetivos:

Objetivo final

El objetivo final, a largo plazo, es lograr un diagnóstico lo más precoz y exacto posible para instaurar un tratamiento genético del embrión o feto en sus fases iniciales, bien por trasplante nuclear, fusión celular o por transferencia genética, o en aquellos estadios en los que el problema pueda ser derivado hacia la normalidad, como es el caso del trasplante de *stem cells*. Igualmente un tratamiento con cirugía endoscópica fetal intraútero.

El objetivo final a corto plazo es asegurar a los padres, con un riesgo mayor o menor de anomalías fetales, que pueden tener, de forma selectiva, hijos libres de defectos congénitos importantes.

Objetivos generales

1. Disminuir la mortalidad perinatal.
2. Disminuir la morbilidad perinatal.
3. Disminuir el gasto sanitario.
4. Educación sanitaria.

Objetivos específicos

1. Facilitar a cada embarazada la tecnología adecuada para el mejor diagnóstico posible.
2. Dar a la pareja con riesgo de malformaciones congénitas la posibilidad de un hijo sano.
3. Disminuir la ansiedad de la pareja en el proceso de reproducción.
4. Dar en cada momento el adecuado consejo reproductivo o preconcepcional.
5. Utilizar todas las medidas actuales para la prevención de los defectos congénitos.
6. Conseguir la máxima sensibilidad y especificidad en el diagnóstico de los defectos congénitos.
7. Conseguir la máxima pericia en el tratamiento de los defectos congénitos.
8. Investigar nuevos procedimientos de prevención, diagnóstico y tratamiento fetal.
9. Formar personal sanitario dentro de un equipo pluridisciplinario.
10. Mejorar la asistencia obstétrica por la alerta condicionada del diagnóstico prenatal.
11. Mejorar la asistencia neonatal por la alerta condicionada del diagnóstico prenatal.

ORGANIZACIÓN DE LA UNIDAD

Una visión general de la sección de diagnóstico y tratamiento prenatal se ofrece en el siguiente esquema:

La organización general de la Unidad se puede esquematizar en los siguientes apartados:

Dirección de la unidad

La dirección y la responsabilidad de la sección de diagnóstico y tratamiento prenatal serán llevadas a cabo por un médico especialista en obstetricia y ginecología, que forma parte de la plantilla del departamento y hospital, con nombramiento de jefe de sección o de servicio.

Unidades operativas

La Unidad de Medicina Fetal constará de las siguientes unidades:

1. Unidad de ecografía
2. Unidad de genética.
3. Unidad de apoyo.
4. Unidad de tratamiento prenatal.
5. Unidad administrativa.

Ubicación de la sección

Por razón de ser una sección multidisciplinaria su localización tiene que estar, como ocurre en todos los hospitales, en varios lugares, pero con una entidad propia, directiva y organizativa.

La sección constará de los siguientes espacios físicos, con su correspondiente ubicación.

1. Consulta de diagnóstico prenatal (en el área de consultas de nuestro hospital).
2. Sala de ecografía y técnicas invasivas (en el área de ecografía obstétrica y ginecológica).

3. Planta de ingreso de pacientes (en el área de ingreso de pacientes de alto riesgo obstétrico).
4. Quirófano de cirugía fetal (en el área de quirófanos del hospital).
5. Quirófano de cirugía experimental (en el área de cirugía experimental de nuestro hospital).
6. Despacho de secretaría administrativa (en el área de la consulta y la unidad de ecografía).
7. Despacho de personal sanitario (en una planta de encame de nuestro hospital).

Personal sanitario

Por la misma razón antes expresada, la sección tendrá un personal propio y otro colaborador que dependerá administrativamente de su servicio.

El personal sanitario propio de la sección puede ser el siguiente:

A) *Médico*
- Jefe de la sección o servicio.
- Un adjunto de ecografía.
- Un adjunto clínico.
- Un genetista.
- Un residente del departamento.

B) *Enfermería*
- Un diplomado de enfermería o matrona.

C) *Auxiliar*
- Un auxiliar de enfermería.
- Un auxiliar administrativo (secretaría).

El personal sanitario colaborador de la sección puede ser el siguiente:

A) *Médico*
- Un especialista en laboratorio.
- Un cardiólogo infantil.
- Un obstetra.
- Un cirujano pediátrico.
- Un neonatólogo.
- Un anatomopatólogo.
- Un hematólogo.
- Un radiólogo

B) *No médico*
- Un psicólogo.
- Un biólogo molecular.
- Un técnico de laboratorio.
- Un informático.
- Un estadístico.
- Un ATS de quirófano.
- Un asistente social.

Material

Se describirá en cada unidad de la sección.

Funcionamiento

El funcionamiento de la sección se describe en relación con los espacios físicos de la misma.

Consulta de diagnóstico prenatal

En la consulta se realizarán las fases 1 y 3 del protocolo asistencial a una paciente o familia de la sección, estando a cargo de adjunto o jefe de la sección, un genetista y una ATS o matrona.

El horario de la consulta será de 8.30 a 14.00 horas, lo que supone cinco horas útiles de consulta, con un descanso de 30 minutos, correspondiente al derecho laboral de ATS del turno 8-15 horas. La consulta tendrá una frecuencia diaria, excepto sábados, con cinco días útiles a la semana.

El tiempo dedicado a la primera consulta será de 45 minutos y para citas de revisión de 15 minutos. La relación porcentual de primeras visitas respecto a revisiones será de 25% y el índice de utilización será mayor de 75%. El sistema de citas será centralizado, tal y como actualmente se realiza en los hospitales.

Sala de ecografía y técnicas invasivas

En ella, se realizarán las fases 2 y 4 (si procede) de nuestro protocolo asistencial, estando a cargo de un médico adjunto de la sección, con formación ecografista perinatal, un ATS y un auxiliar de enfermería.

El horario será de 8.30 a 14.00 horas, lo que supone cinco horas útiles de consulta, con un descanso de 30 minutos, correspondiente al derecho laboral de ATS del turno 8-15 horas. La consulta tendrá una frecuencia diaria, excepto sábados, con cinco días útiles a la semana.

El tiempo dedicado a la primera consulta y en los casos en que sea necesaria una segunda exploración será de 30 minutos. El índice de utilización será mayor de 75%. El sistema de citas será centralizado, tal y como actualmente se realiza en nuestros hospitales.

Planta de encame de pacientes

Será utilizada fundamentalmente por pacientes bajo tratamiento fetal y en aquellos casos de diagnóstico prenatal que, por especiales características del método o de la paciente, así lo requieran.

Estará a cargo de un médico adjunto de la sección, un ATS y un auxiliar de enfermería, con horario de 8.00 a 15.00 horas, quedando a cargo del equipo de guardia la asistencia protocolizada de la paciente durante el resto del día. El % de ocupación será mayor de 80% con una estancia media de un día en los casos de diagnóstico y de 10 días en los casos de tratamiento fetal protrasplante y/o cirugía.

Quirófano de cirugía fetal

Será compartido por otras actividades, ya que el tratamiento quirúrgico fetal será aislado, al contrario que el tratamiento invasivo intrauterino y trasplante fetal, que será el más frecuente y puede ser realizado en el módulo de técnicas invasivas de la unidad de ecografía.

El equipo de cirugía fetal estará compuesto por el jefe de la sección, un cirujano pediátrico, un médico adjunto ecografista de la sección, una ATS preparada para este tipo de intervenciones y un auxiliar de enfermería.

Quirófano de cirugía experimental

Será utilizado por todos los miembros de la sección, dentro de un trabajo colaborativo con todos los miembros del comité de diagnóstico y tratamiento prenatal.

Funcionará un día a la semana, con horario de 8.00 a 14.00 horas.

Despacho de secretaría administrativa

Será ocupado por una secretaria auxiliar administrativa, con horario de 8.00 a 15.00 horas, de lunes a viernes. La secretaria de la sección será la encargada del archivo de historias clínicas, elaboración de informes clínicos, correspondencia oficial, informes internos y procesamiento informático de toda la sección, ya que estará informatizada en su totalidad. Un sistema informático basado en ordenadores, en relación con los métodos convencionales de recolección de datos clínicos, presenta claras ventajas que podríamos esquematizar de la siguiente forma:

- No existe información ilegible.
- No existen resultados ilegibles.
- No se pierden los datos clínicos.
- No es necesario buscar historias.
- Los informes se hacen con gran rapidez.
- Los informes clínicos son claros y concisos.
- 24 horas al día, siete días a la semana.
- Reducción de personal.
- Facilita la docencia.
- Facilita la investigación.

Nuestra idea es crear un sistema de registro computarizado de historias clínicas en diagnóstico y tratamiento prenatal, que siga los criterios establecidos por el Royal College of General Practitioners del Reino Unido:

- Ser confidencial.
- Tener despreciables pérdidas.
- Proporcionar historias legibles y actualizadas.
- Disponer de espacio adecuado para toda la vida.

- Proporcionar información confidencial a otros médicos en otra zona.
- Poseer capacidad de expansión.
- Ser capaz de proporcionar información útil para estudios epidemiológicos, confidencialmente.
- Útil para objetivos docentes.

En la secretaría administrativa de nuestra sección se valorarán en forma periódica y mensual, los siguientes datos y parámetros clínicos:

- Promedio diario de pacientes = n.º de pacientes/días de consulta.
- Promedio diario de ecografías = n.º de ecografías/n.º de días.
- Promedio diario de amniocentesis = n.º de amniocentesis/n.º de días.
- Promedio diario de biopsia corial = n.º de biopsias/n.º de días.
- Promedio semanal de cordocentesis = n.º de cordocentesis/4.
- Promedio mensual de biopsia hepat. = n.º de biopsias/1.
- Promedio mensual de biopsia piel = n.º de biopsias/1.
- Promedio mensual de transfusiones = n.º de transfusiones/1.
- Promedio mensual de trasplantes = n.º de trasplantes/1.
- Promedio mensual de cirugía fetal = n.º de cirugías/1.

Despacho de personal sanitario

Será utilizado por todos los miembros de la sección y del comité de diagnóstico y tratamiento prenatal, para reuniones internas, presentación de casos clínicos, docencia e investigación.

Relaciones externas

Las relaciones externas de la sección serán de dos niveles: intrahospitalario y extrahospitalario a nivel local, comunidad autónoma, nacional y a nivel internacional.

Para las relaciones externas intrahospitalarias, que no sean las descritas en los diferentes módulos de la unidad de apoyo de nuestra sección, utilizaremos los informes interconsulta de nuestro hospital.

Las relaciones externas extrahospitalarias a nivel local serán, principalmente, con las siguientes entidades y organismos: centros de salud, centros de planificación familiar, médicos de familia, especialistas, otros hospitales, gerencia provincial del SAS, subdirección de atención primaria, asociaciones de padres de hijos afectados, etc.

Con respecto a la comunidad autónoma propia estableceremos contacto con otros centros piloto de diagnóstico prenatal, departamentos de genética y biología molecular, Consejería de Salud y Consumo, asociaciones de padres de hijos afectados, etc.

A nivel nacional mantendremos el contacto con: Asociación Española de Diagnóstico Prenatal, Estudio Colaborativo Español de las Malformaciones Congénitas, hospitales y secciones de diagnóstico prenatal más significativas del país, y estableceremos relaciones con las asociaciones de padres de hijos afectados, etc.

A nivel internacional continuaremos y haremos que sea práctico y positivo para nuestro hospital, la relación previamente establecida por los miembros de la sección con los hospitales y organismos públicos y privados más significativos en el extranjero con programas sobre diagnóstico y tratamiento prenatal.

La coordinación de todas estas relaciones externas dependería de una comunicación activa entre todos los puntos operativos. Otro tema sería establecer centros piloto en España de casos infrecuentes o muy costosos de diagnóstico prenatal (metabolopatías, por ejemplo) y de tratamiento prenatal (trasplante, por ejemplo), que estén a su vez en conexión con centros extranjeros.

Control de calidad

Nuestra sección, al igual que todos los departamentos asistenciales, preventivos, docentes y de investigación, necesita evaluar continuamente su metodología de trabajo y sus protocolos, con el fin de conocer nuestra eficacia diagnóstica y terapéutica y, en función de estos resultados, modificar nuestros protocolos para conseguir la mayor y mejor calidad en nuestra función y cumplir los objetivos que nos marcamos.

El control de calidad lo hemos de realizar con una periodicidad anual y mediante un doble control:

A) **Control interno.** Realizado por nuestra misma sección al final de cada año natural. Utilizaremos para ello dos procedimientos: la informática, que nos va a permitir recoger, procesar, elaborar y analizar nuestros resultados con objetividad, claridad y rapidez, y la investigación clínica o aplicada, que será fundamental para evaluar nuestra actividad médica en el terreno del diagnóstico y tratamiento prenatal.

B) **Control externo.** Realizado por empresas dedicadas a ello y que, a través de la Asociación Española de Diagnóstico Prenatal, realizarán el control de calidad de nuestra sección en un trabajo multicéntrico con todos los hospitales de España con programa de diagnóstico y tratamiento prenatal.

Comité de diagnóstico y tratamiento fetal

Este comité, multidisciplinario, tendrá la responsabilidad de estudiar cada caso que se presente ante el mismo y tomar las decisiones oportunas.

Se constituirá oficialmente con notificación escrita a cada uno de los miembros propuestos y se reunirá una vez al mes, con un orden del día conocido previamente por los miembros, con una semana de antelación.

Los miembros propuestos para constituir este comité son los siguientes:

- Director médico del hospital.
- Subdirector de control de calidad.
- Jefe de la sección.
- Genetista.
- Ecografista.
- Epidemiólogo.
- Psicólogo.
- Cirujano pediátrico.
- Neonatólogo.
- Un especialista en ética médica.
- ATS.
- Asistente social.

Aspectos éticos y legales de la sección

Nuestra sección actuará siempre dentro de las normas éticas en su labor médica, respetando los acuerdos nacionales e internacionales de Helsinki[2,3].

En relación con los aspectos legales y conociendo que la responsabilidad de nuestra sección a causa de una defectuosa actuación en la elaboración del diagnóstico y tratamiento prenatal plantea varios problemas generales, aún no resueltos por la legalidad vigente, nos apoyaremos, aparte de la más elemental ética médica y profesional, en los siguientes pilares:

- *Consejo genético:* cumpliremos el fundamental derecho de la persona humana, de la información en todo lo referente a la medicina reproductiva, así como técnicas diagnósticas y terapéuticas existentes en la actualidad.
- *Documentos firmados:* una vez informada la paciente o pareja, se le dará a leer un documento para que después de la lectura detallada del mismo, en el que consta claramente las limitaciones, interpretación de los resultados y posibles consecuencias, así como sus posibles beneficios potenciales, den su autorización por escrito, mediante firma autógrafa de ambos, acerca de las técnicas diagnósticas que se van a realizar para el diagnóstico prenatal y en su caso para el tratamiento prenatal. Nosotros emplearemos el formulario elaborado por el Comité de Expertos en Medicina del Congreso de España.
- *Historia clínica:* la historia clínica de la sección será un documento legal de extraordinaria im-

portancia. Utilizaremos un modelo propio, pero creemos que debería ser uno proporcionado por la Asociación Española de Diagnóstico Prenatal, y que debería ser común a todos los hospitales españoles.

DESCRIPCIÓN DE LA SECCIÓN

Vamos a describir cada una de las unidades operativas de la sección de diagnóstico y tratamiento prenatal.

Unidad de ecografía

Por todos los motivos antes detallados, esta unidad será fundamental en la sección.

Funciones

1. Diagnóstico de la patología fetal dismórfica.
2. Diagnóstico indirecto de cromosomopatías.
3. Ayuda para amniocentesis precoz.
4. Ayuda para biopsia corial.
5. Ayuda para cordocentesis.
6. Ayuda para transfusión fetal intrauterina.
7. Ayuda para biopsia fetal.
8. Ayuda para cirugía fetal.
9. Ayuda para trasplante fetal.

Ubicación

Se localizará en las siguientes instalaciones de ultrasonografía obstétrico-ginecológica del departamento de obstetricia y ginecología del hospital.

Módulos

La unidad de ecografía constará de tres módulos.

Módulo de ecografía básica

Su función será la del diagnóstico prenatal de la patología fetal dismórfica, con una dotación de un médico adjunto ecografista, un aparato de ecografía completo, un vídeo y un ordenador personal con impresora, horario de 8.30 a 11.30 (3 horas diarias) y labor diaria de lunes a viernes.

Módulo de Doppler

Su función sería el estudio de los flujos vasculares fetales y maternos, con una dotación de una unidad de Doppler continuo y pulsado con codificación de color integrado en el equipo de ecografía, con dotación del mismo adjunto ecografista de la sección, e igual horario diario de ecografía.

Módulo de técnicas invasivas

Su función sería el diagnóstico prenatal por técnicas invasivas, tales como: amniocentesis de II trimestre, amniocentesis muy precoz, biopsia corial, biopsia fetal, fetoscopia, embrioscopia y cordocentesis. También el tratamiento fetal por técnicas invasivas, tales como: transfusión intravascular fetal, derivaciones fetales y trasplante fetal.

La actividad sería diaria, con un horario de 12.00 a 14.00 horas (2 horas al día), siendo realizada por el jefe de la sección, el adjunto ecografista y una ATS, con un material específico para cada técnica y que se especifica en su apartado correspondiente.

Personal sanitario

Además del jefe de sección se necesita obligatoriamente un adjunto clínico ecografista y un ATS, ya que la práctica totalidad de los procedimientos se realizan en equipo compuesto por ecografista, operador, ATS y auxiliar de enfermería.

Material

Para el volumen asistencial calculado, la sección debe disponer de un equipo de ecografía dotado de las siguientes características: tiempo real, digital, escala de grises, barrido triple (lineal electrónico, sectorial y convexo), focalización electrónica, sondas abdominales y vaginales intercambiables de 3,5; 5; 7,5 Mhz, calibradores multidireccionales para diámetros, circunferencias y áreas y procesamiento de la información biométrica mediante curvas preprogramadas. El equipo debe tener, además del modo B, los modos A y M (TM) y Doppler continuo, pulsado y color.

Este equipo dispondrá de una impresora electrónica, un sistema de fotografía en placas, un vídeo que facilitará el registro de los casos interesantes o conflictivos y un ordenador personal, para que, a través del sistema informatizado de toda la sección, facilite la entrega de informes tras la exploración y la recogida de datos estadísticos.

En relación con el material para técnicas invasivas, necesitamos lo siguiente:

- Equipo para amniocentesis.
- Equipo para biopsia corial.
- Equipo para cordocentesis.
- Equipo de biopsia fetal.
- Equipo de transfusión fetal.

La ficha de informe clínico ecográfico será informatizada.

Unidad de genética

Hoy día, imprescindible en toda sección de diagnóstico y tratamiento prenatal, en una de las actividades asistenciales más colaborativas dentro de la medicina actual.

Funciones

1. Realizar el consejo genético de la paciente o familia.
2. Diagnóstico directo de cromosomopatías.
3. Estudios citogenéticos.
4. Técnicas de biología molecular.
5. Ayuda para trasplante fetal.

Ubicación

Se localizará en las instalaciones del servicio de genética de nuestro hospital (para que el material pueda ser utilizado también para otros diagnósticos), necesitando el espacio habitual del servicio de genética.

Módulos

La unidad genética constará de tres módulos.

Módulo de consejo genético

Según el Comité de Consejo Genético de la Asociación Americana de Genética Humana, se puede definir al consejo genético como: «Un proceso de comunicación sobre los problemas humanos asociados con la ocurrencia o riesgo de ocurrencia de un desorden genético en la familia, envolviendo una o más personas preparadas específicamente para ello, con la función de ayudar a la persona o a la familia».

Su función será la de la información completa de todo lo relacionado con el proceso reproductivo en su faceta genética, así como sobre contracepción, adopción y métodos de reproducción asistida, realizada por un genetista y/o un ATS especialista en consejo genético.

Módulo laboratorio de citogenética

Su función será el estudio de las alteraciones cualitativas y cuantitativas de los cromosomas humanos del feto y de la familia afectada por técnicas citogenéticas.

Módulo de genética molecular

Su función será el estudio de las alteraciones cualitativas y cuantitativas de los cromosomas humanos del feto y de la familia afectada por técnicas modernas de biología molecular, fundamentalmente las de hibridización in situ y reacción en cadena de la polimerasa utilizando la tecnología del DNA recombinante.

Personal sanitario

Será el personal establecido por el servicio de genética clínica del hospital, aunque lo ideal es que un genetista del servicio se dedique exclusivamente a las labores propias de nuestra sección.

Material

Será el propio del servicio de genética de nuestro hospital.

Organización

En la unidad de genética, se realizarán las fases 1, 2 y 7 de nuestro protocolo asistencial, con horario de 8.30 a 14.00 horas, tanto en la consulta de diagnóstico prenatal como en el laboratorio, lo que supone cinco horas útiles de consulta, con un descanso de 30 minutos, correspondiente al derecho laboral de ATS del turno 8-15 horas. La consulta tendrá una frecuencia diaria, excepto sábados, con cinco días útiles a la semana.

El tiempo dedicado a la primera consulta y en los casos en que sea necesaria una segunda exploración será de 30 minutos. El índice de utilización será mayor de 75%. El sistema de citas será centralizado, tal y como actualmente se realiza en nuestro hospital.

Unidad de apoyo

Hoy día, de extrema utilidad, por las características especiales de equipo multidisciplinario de toda sección de diagnóstico y tratamiento prenatal.

Funciones

1. Realizar el diagnóstico prenatal de las cardiopatías fetales.
2. Ayuda en el diagnóstico de las dismorfias.
3. Diagnóstico prenatal de los errores congénitos del metabolismo.
4. Diagnóstico prenatal de las hemopatías y preparación para el trasplante fetal.
5. Seguimiento neonatal de los fetos afectos.
6. Ayuda para el control del embarazo.
7. Apoyo psicológico a la paciente o familia.
8. Examen patológico del feto o neonato.

Ubicación

Como es obvio, tendrá una múltiple localización por su composición y funciones, dentro de cada uno de los servicios del hospital al que corresponde el módulo de la unidad de apoyo.

Módulos

La unidad de apoyo comprenderá nueve módulos.

Módulo de hemodinámica fetal

Su función será el diagnóstico prenatal de las cardiopatías congénitas y estudio de los flujos vasculares, con una dotación de un médico ecocardiografista, una unidad de ecocardiografía Doppler y una unidad de electrocardiografía, ambas informatizadas. El horario será el propio de su servicio y su disponibilidad para nuestra sección sería un día a la semana.

Módulo de laboratorio

Su función será el estudio de los errores congénitos del metabolismo y la determinación de parámetros bioquímicos en suero materno en el estudio de *screening* y el líquido amniótico en los casos necesarios, para el estudio de las malformaciones del tubo neural y cromosomopatías, con personal y horarios propios del servicio de laboratorio.

Módulo de medicina fetal

Su función será el control del embarazo y evaluación del bienestar fetal durante el mismo, en las pacientes de la sección y la correcta asistencia al parto, según los protocolos desarrollados por nuestra sección. El personal será un médico adjunto de la sección de alto riesgo obstétrico, con horario propio de la consulta de alto riesgo obstétrico.

Módulo de resonancia nuclear magnética

Su función será de apoyo diagnóstico en los casos de las dismorfias fetales, cuando el diagnóstico ecográfico sea dudoso y la exploración por resonancia nuclear magnética pueda ser eficaz. Será desarrollada por un Radiólogo del departamento de radiología de nuestro hospital.

Módulo de hematología

Su función será la de ayudar en el diagnóstico prenatal de las hemoglobinopatías y otras hemopatías fetales y colaborar en el equipo de trasplante fetal de *stem cells*, siendo desarrollada por un médico del servicio y su laboratorio.

Módulo de psicología

Su función será la de hacer un estudio psicológico de la paciente que se va a someter al diagnóstico prenatal, y sobre todo a la que va a requerir tratamiento prenatal. El personal será un psicólogo del servicio de psiquiatría y psicología clínica de nuestro hospital, con horario propio y colaboración con nuestra sección, un día por semana.

Módulo de asistencia social

Su función será asistir en los aspectos sociales a la paciente o familia en la sección.

Módulo de neonatología-pediatría

Su función consistirá en el estudio y seguimiento del neonato con malformaciones congénitas o con falsos positivos durante el embarazo, por un neonatólogo, un médico adjunto de nuestra sección y un pediatra específico de cada sistema malformativo, con horario propio de su departamento y colaboración y apoyo a nuestra sección de un día a la semana.

Módulo de anatomía patológica

Es de fundamental importancia el estudio anatomopatológico del feto o neonato que muere con un diagnóstico prenatal de malformación congénita, no sólo para evaluar continuamente nuestra actividad asistencial, sino para obtener un soporte objetivo para el Consejo Genético de la pareja o familia, en relación con su diagnóstico reproductivo. Su función será desarrollada por personal específico del servicio de anatomía patológica de nuestro hospital.

Personal sanitario

Será el personal establecido por los servicios correspondientes de nuestro hospital, previa autorización y acuerdo con el jefe de servicio correspondiente.

Material

Será el propio de los servicios correspondientes de nuestro hospital.

Organización

La unidad de apoyo funcionará en forma multidisciplinaria pero integrada.

Unidad de tratamiento prenatal

Volvemos a insistir en la unión del binomio diagnóstico prenatal–tratamiento prenatal, por razones ya expuestas.

Funciones

1. Realizar el tratamiento médico prenatal.
2. Realizar el trasplante fetal.
3. Realizar la cirugía fetal.
4. Programas de cirugía experimental animal.

Ubicación

Tendrá una triple localización, en función del tipo de tratamiento prenatal efectuado: planta de encame (t. médico), módulo de la unidad de ecografía (t. invasivo y trasplante fetal) y quirófano (t. quirúrgico fetal).

Módulos

La unidad de tratamiento prenatal constará de 5 módulos.

Módulo de tratamiento médico

Su función será el tratamiento prenatal de la patología fetal susceptible de ello y expuesta en el capítulo anterior. Será realizada por un médico y un ATS de la sección en la planta de encame de nuestras pacientes.

Módulos de trasplante fetal

Su función será el tratamiento fetal por trasplante de médula ósea (*stem cells*) y, en un futuro próximo, de genes específicos. Será realizada por el jefe de la sección o adjunto clínico, adjunto ecografista, con un ATS y la colaboración del módulo de hematología de la unidad de apoyo.

Módulo de tratamiento invasivo fetal

Su función será el tratamiento de los procesos que requieren cirugía fetal sin útero abierto. Será realizada por la unidad de ecografía, en su módulo de técnicas invasivas fetales.

Módulo de cirugía fetal

Su función será el tratamiento de los procesos que requieren cirugía fetal con útero abierto y que son fundamentalmente: hernia diafragmática congénita, uropatía obstructiva y quistes pulmonares. Será realizada por el equipo de cirugía fetal compuesto por los siguientes profesionales: obstetra jefe de sección, obstetra ecografista de la sección, cirujano pediátrico y ATS especialmente preparada para este tipo de cirugía.

Módulo de cirugía experimental animal

Su función será la de perfeccionar técnicas de cirugía fetal en animales de experimentación, cumpliendo las normas éticas internacionales sobre este campo. Será desarrollada por médicos de la sección, cirujanos pediátricos y ATS del módulo de cirugía fetal.

Personal sanitario

Será el personal de la sección al completo, más dos miembros del servicio de cirugía pediátrica de nuestro hospital, con dependencia administrativa de su servicio.

Material

El material inventariable será el ya existente en el hospital más el que se vaya necesitando en función de las técnicas invasivas y de cirugía que hagamos. El material fungible es específico de cada técnica de tratamiento.

Unidad administrativa

Funciones

1. Realizar la informatización de la sección.
2. Realizar el archivo de la sección.
3. Correspondencia de la sección.
4. Documentación interna de la sección.
5. Relaciones externas de la sección.
6. Estadística de la sección.
7. Memoria de la sección.
8. Publicaciones de la sección.

Ubicación

Tendrá un despacho propio, en la sala de encame.

Módulos

La unidad administrativa constará de tres módulos.

Módulo de actividad preventiva y asistencial

Tendrá funciones administrativas en las facetas de asistencia y prevención.

Módulo de actividad docente

Tendrá funciones administrativas en la faceta de docencia de la sección.

Módulo de actividad investigadora

Hará funciones administrativas en la faceta de investigación de la sección.

Personal sanitario

Será una secretaria auxiliar administrativa de la plantilla del hospital.

Material

El material inventariable será el mobiliario normal de una secretaría más un equipo completo de informática.

Organización

Propia de una secretaría administrativa, con horario de trabajo de 8.00 a 15.00 horas, cinco días semanales.

PROTOCOLO A SEGUIR CON UNA PACIENTE DE LA SECCIÓN

Aquí detallaremos brevemente cuáles son las etapas a seguir con una paciente, o mejor con una familia, que acude a nuestro hospital solicitando servicios de diagnóstico prenatal.

El contenido de este protocolo es, fundamentalmente no técnico, sino organizativo en relación a las dimensiones humanas y profesionales de nuestra actividad medica.

El protocolo de una paciente o familia que requiere diagnóstico prenatal puede ser esquematizado en 7 fases:

- *Fase 1*: cita y consejo genético.
- *Fase 2*: test y espera de los resultados.
- *Fase 3*: resultados y decisión.

- *Fase 4:* procedimiento terapéutico y/o conducta.
- *Fase 5:* examen del feto.
- *Fase 6:* apoyo psicológico a la familia.
- *Fase 7:* el próximo embarazo.

A continuación expondremos brevemente las directrices a seguir por nuestra sección en este protocolo.

Fase 1. Cita y consejo genético

Es el primer contacto con la paciente y su pareja y como todo primer contacto debemos ser conscientes de la importancia, sobre todo psicológica, que lleva consigo. Esta fase puede producirse antes o durante el embarazo.

Durante el período preconcepcional debe (y es una de nuestras acciones en el terreno preventivo que vamos a fomentar) solicitarse un consejo genético por aquellas pacientes con factores existentes de alto riesgo genético. Un ejemplo de ello sería el caso de la fibrosis quística, hoy día diagnosticable en las familias por la tecnología del DNA recombinante.

Durante el transcurso del embarazo, por ahora en la mayoría de las ocasiones, y tras la identificación de factores de riesgo genético en la clínica de control de embarazo, también se hará un consejo genético en aquellas pacientes con estas características. Un ejemplo de ello es la pareja que tiene un familiar con síndrome de Down y solicita angustiadamente saber si su hijo tiene trisomía 21.

Esta fase 1 será realizada en la consulta de diagnóstico prenatal, por el genetista, el obstetra y ATS o matrona.

Fase 2. Realización de test diagnósticos y espera de los resultados

Una vez que la pareja ha tomado la decisión, tras la primera toma de contacto con ella en el consejo genético, de someterse a los test y pruebas diagnósticas en relación con su hijo, éstos deben realizarse tan pronto como sea técnicamente posible y debe intentarse obtener un resultado lo más exacto posible, dentro de las limitaciones de cada test.

La espera de los resultados puede ser breve (biopsia corial o cordocentesis) o larga (amniocentesis). En ambos casos las pacientes deben ser informadas detalladamente sobre las características de cada test al que va a someterse, incluyendo fiabilidad de los resultados y posibles efectos adversos sobre todo con respecto a la producción de un aborto espontáneo. Asimismo, deben ser informadas sobre las medidas a tomar después de la realización del test, en relación con su bienestar y ser notificadas sobre dónde y a quién deben dirigirse en el caso de presentarse alguna complicación o duda.

Esta fase 2 se realizará en el módulo de ecografía dedicado a técnicas invasivas, por el jefe de la sección, el ecografista de la sección y un diplomado de enfermería.

Fase 3. Comunicación de los resultados del test y toma de decisiones

Cuando no hay espera, porque los resultados de los test están disponibles inmediatamente después de su realización (ecografía, fetoscopia), el factor clave consiste en la uniformidad de criterio diagnóstico si éste es realizado por un equipo de profesionales. Es importante conocer que en un correcto diagnóstico, a veces no se puede conocer la extensión de la lesión, la presencia o ausencia de otras anomalías asociadas, e incluso, la incidencia de alteraciones cromosómicas fetales asociadas a malformaciones estructurales.

En la mayoría de nuestros casos, los resultados serán normales o negativos, produciendo, como es lógico, una gran satisfacción y alivio a la pareja. No obstante, en los casos positivos, con diagnóstico de patología fetal, los resultados deben ser comunicados inmediatamente a la pareja, en forma oral, previa citación, a fin de dar, no sólo nuestro apoyo psicológico a la familia, sino de resolver todas las dudas que en ese momento tendrán y darle toda la información posible para la decisión que van a tomar.

La decisión a tomar por la pareja es absolutamente personal y nosotros debemos respetarla en todo su contenido. Nuestra obligación es la información técnica del proceso, y la toma de decisiones corresponde únicamente a la familia.

Esta fase 3 se realizará en la consulta de diagnóstico prenatal por un miembro de la sección y ATS.

Fase 4. Procedimiento terapéutico y/o conducta

Se basará en la decisión personal de la paciente o familia y puede ser de tres tipos:

A) *Continuación del embarazo sin tratamiento*. Si ha sido la decisión de la paciente o familia. En estos casos puede ser de gran ayuda el apoyo psicológico a la paciente, sobre todo al final del embarazo, y se implementará una supervisión periódica intensiva durante el curso del embarazo.
B) *Tratamiento fetal*. Puede ser de tipo médico vía materna, invasivo intrauterino, de trasplante fetal y de cirugía fetal con útero abierto. Será realizado en la unidad correspondiente de nuestra sección, siguiendo los protocolos establecidos.
C) *Aborto terapéutico*. Será realizado por la unidad correspondiente autorizada y según la legislación vigente.

Fase 5. Examen del feto

Es de fundamental importancia en diagnóstico prenatal, así como lo es en medicina en general, pero en nuestro terreno adquiere unas dimensiones especiales, no sólo por realizar un control de calidad de los test usados y nuestra sensibilidad diagnóstica, sino para establecer el diagnóstico global con exactitud y con ello tener una información muy valiosa para el consejo genético de la familia en el caso de un futuro embarazo.

La fase 5 se realizará en el servicio de anatomía patológica de nuestro hospital, que colabora como módulo de la unidad de apoyo de la sección.

Fase 6. Apoyo psicológico a la familia

De extraordinaria importancia, ya que ha sido demostrado que se producen secuelas psicológicas adversas después de la elección de la pareja de terminación del embarazo y nuestra obligación profesional y humana es desarrollar nuestra actividad médica desde el principio hasta el final del proceso.

Igualmente es de gran importancia el apoyo psicológico a la familia que ha elegido que el embarazo continúe y tener el hijo con algún defecto.

Esta fase 6 será desarrollada por los servicios de psicología clínica y de asistencia social de nuestro hospital, que colaboran como módulos de la unidad de apoyo de la sección. Este último encargado de proporcionar apoyo social e información a las parejas con respecto a organizaciones dedicadas a prestar apoyo a parejas con esta problemática.

Fase 7. El próximo embarazo

Se sabe que cuando una pareja, tras la finalización del embarazo anterior por un diagnóstico prenatal positivo o después de tener un hijo con una malformación, vive un nuevo embarazo, éste es causa de una gran ansiedad e incertidumbre. El equipo de diagnóstico prenatal debe estar preparado para hacer un consejo genético correcto, test diagnóstico, resultado y apoyo psicológico durante todo el procedimiento médico. Este apoyo psicológico debe extenderse durante todo el embarazo y sobre todo en el período de tiempo inmediatamente anterior al parto.

INTRODUCCIÓN A DOCUMENTOS DEL SERVICIO DE MEDICINA FETAL

Los documentos relacionados con la exploración ecográfica en I, II y III trimestre del embarazo, que recomienda el Instituto de Medicina Fetal Andaluz (IMFA), son los siguientes:

1. Consentimiento Informado (modelo de la SEGO) en español e ingles.

2. Información general a la paciente y familia sobre la Ecografía.
3. Informe de la ecografía de Diagnóstico Prenatal de I trimestre de embarazo simple (español).
4. Informe de la ecografía de Diagnóstico Prenatal de I trimestre de embarazo simple (ingles).
5. Informe de la ecografía de Diagnóstico Prenatal de I trimestre de embarazo gemelar.
6. Informe de la ecografía de Diagnóstico Prenatal de II trimestre de embarazo simple (español).
7. Informe de la ecografía de Diagnóstico Prenatal de II trimestre de embarazo simple (ingles).
8. Informe de la ecografía de Diagnóstico Prenatal de II trimestre de embarazo gemelar.
9. Informe de la ecografía de Diagnóstico Prenatal de III trimestre de embarazo simple (español).
10. Informe de la ecografía de Diagnóstico Prenatal de III trimestre de embarazo simple (ingles).

DOCUMENTOS OFICIALES DE LA EXPLORACIÓN ECOGRÁFICA DE PRIMER TRIMESTRE DE EMBARAZO

Durante un embarazo de curso normal, diversas Sociedades Científicas, como la Sociedad Española de Ginecología y Obstetricia, SEGO[1] y la Sociedad Iberoamericana de Diagnóstico y Tratamiento Prenatal, SIADTP[2], recomiendan realizar tres exploraciones ecográficas fundamentales: 1ª) Entre la 11ª y 14ª semanas (I trimestre), 2ª) Entre la 18ª y 22ª semanas (II trimestre), y 3ª) Entre la 32ª y 36ª semanas (III trimestre). Las dos primeras exploraciones ecográficas se deberían considerar hoy día como de Diagnóstico Prenatal, por la posibilidad cada vez mayor de poder detectar anomalías fetales y se recomienda que sean efectuadas por especialistas en Ecografía de Diagnóstico Prenatal.

La SEGO en España, tiene establecidos unos niveles ecográficos para sus miembros que van del I al IV, que es el nivel máximo y por lo tanto sería recomendable que los ecografistas que realicen las ecografías de semana 11-14 y semana 18-22 tengan el nivel IV, que les acredita para realizar esas ecografías con suficiente garantía.

La SIADTP en Latinoamérica, tiene como uno de sus proyectos, en colaboración mutua con las distintas Sociedades de Ecografía en Obstetricia y Ginecología, de los países que ya las constituyeron (Perú, Nicaragua y Venezuela, por ahora) o de Obstetricia y Ginecología en su defecto, realizar unos Cursos de Acreditación de Ecografistas especialistas en Diagnóstico Prenatal, con el objeto de obtener un mayor rendimiento y organización del estudio ecográfico durante el embarazo en todas las pacientes del área Latinoamericana.

Los documentos relacionados con la exploración ecográfica en primer trimestre del embarazo, que recomendaría el Instituto de Medicina Fetal Andaluz (IMFA), son los siguientes:

1. Información general a la paciente y familia sobre la Ecografía.
2. Informe de Consentimiento Informado para la embarazada.
3. Informe del Resultado de la Ecografía de nivel básico.
4. Informe del resultado de la ecografía de Diagnóstico Prenatal de embarazo simple.
5. Informe del Resultado de la ecografía de Diagnóstico Prenatal de embarazo gemelar.

Documento de información general a paciente y familia

Es un documento que puede ser de utilidad entregarlo a la paciente y familiares cuando está en la sala de espera, antes de realizar la exploración ecográfica. Este documento tiene las siguientes características (Anexo 1):

1. Se le informa sobre las semanas del embarazo para realizar la Ecografía de Diagnóstico Prenatal
2. Se le informa del Consentimiento Informado
3. Se le informa de cómo y con quién debe pasar a la sala de exploración

4. Se le informa de la posibilidad de entregarle un video o DVD con un resumen de la exploración ecográfica, para verlo en casa con la familia
5. Se le informa de lo que debe hacer con el Informe Ecográfico

Documento de Consentimiento Informado (CI)

En este momento, la situación jurídica española ha aconsejado que los ecografistas, antes de realizar la exploración durante el embarazo, entreguemos a la paciente un documento oficial de la Sección de Ecografía de la SEGO, que es el documento de Consentimiento Informado para realizar una Ecografía de Diagnóstico Prenatal, durante el Embarazo. Este documento (Anexo 2) tiene las siguientes características:

1. Es un documento oficial de una Sociedad Científica, en este caso la SEGO. No se aconseja entregar documentos particulares, sino el oficial de una Sociedad Científica, elaborado por un equipo de especialistas médico y jurídicos, por las posibles connotaciones positivas que podría tener para el ecografista, al recibir una demanda judicial.
2. Es un documento que cumple con un requisito fundamental hoy en todo acto médico: informar a la embarazada, sobre las características, posibilidades reales diagnósticas de la ecografía durante el embarazo y sus limitaciones diagnósticas. La paciente debe leerlo y realizar todas las preguntas que estime oportunas, sobre aspectos que no haya entendido bien, antes de la exploración ecográfica.
3. Este documento de CI debe ser entregado a la paciente antes de realizar la exploración Ecográfica, siendo lo aconsejable entregarlo en la consulta desde donde se le prescribe la Ecografía de Diagnóstico Prenatal, con objeto de que tenga tiempo de leerlo detenidamente.
4. Es un documento que debe ser cumplimentado y firmado por la embarazada, una vez leído y aclarado todas sus dudas, aceptando la realización de la exploración ecográfica.
5. Existe un apartado para el/la acompañante de la embarazada que debe rellenarse igualmente y firmarse por el mismo.
6. Finalmente el médico ecografista debe firmar el documento, dejando constancia de la fecha y lugar de realización de la ecografía.
7. Es un documento, que incluye siempre un apartado de revocación, el cual debe ser cumplimentado en dos circunstancias: a) La paciente no quiere realizarse la exploración ecográfica una vez leída la información que contiene el documento y b) La paciente habiendo firmado previamente la aceptación a realizarse la ecografía, cambia de opinión y decide no hacerla.
8. En el caso de pacientes que no hablen el idioma español, se recomienda entregarles el documento de Consentimiento Informado, en su lengua materna. La SEGO ha hecho traducción oficial del CI a 6 idiomas: Inglés, Francés, Árabe, Polaco, Rumano y Chino. En el caso de que la paciente no hable ninguno de estos idiomas, se recomienda acceder al servicio de traducción del hospital o de otra índole, con objeto de que la paciente reciba la información en su lengua materna.

Se adjunta el modelo de Consentimiento Informado de la SEGO, originalmente en idioma español.

Documento de informe de la exploración ecográfica

La Sección de Ecografía de la SEGO ha recomendado un modelo de Informe para las Ecografías de Nivel Básico (ver Anexo 2) y de Diagnóstico Prenatal durante el embarazo. El IMFA, ha diseñado un modelo de informe de Ecografía de I Trimestre de Diagnóstico Prenatal, para embarazo simple y gemelar que se puede ver en los Anexos 3 y 4.

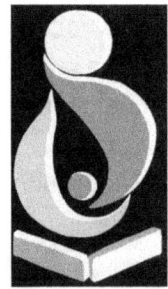

ANEXO 1

INSTITUTO DE MEDICINA FETAL ANDALUZ
(IMFA) (www.imfa.es)
Director: **Dr. Manuel Gallo**

INFORMACIÓN IMPORTANTE SOBRE LA ECOGRAFÍA

Estimada Señora:

Esta es una información sobre la **Ecografía-Doppler Color de Alta Resolución** que le vamos a realizar en el día de hoy.

1. El momento idóneo para realizarla en el embarazo es **entre las semanas 11-14** para la Ecografía-Doppler Color del I trimestre del embarazo y **entre las semanas 18-22** para el II trimestre del embarazo. También a lo largo de todo el embarazo, cuando su ginecólogo/a lo considere oportuno.

2. Según normas de la Sociedad Española de Obstetricia y Ginecología, es necesario que Vd. esté correctamente informada sobre las características de esta Ecografía. Por ello **se le entrega un Documento de Consentimiento Informado** que Vd. debe leer y firmar, si está de acuerdo con la información recibida. Si tiene cualquier duda ó dudas, debe preguntarlas antes de hacerse la exploración y, una vez aclaradas, firmar el documento, si su deseo es realizarse la exploración.

3. Esta es una de las Ecografías más importantes que se le van a realizar a lo largo del embarazo y, **para su beneficio** y la correcta realización de la exploración ecográfica, **le rogamos que, por favor:**

   - Apague su teléfono móvil, así como los de sus acompañantes.
   - Los niños permanezcan en la sala de espera
   - Nos facilite cualquier informe que le haya dado su ginecólogo/a
   - Nos facilite la fecha de la última menstruación

4. Para su comodidad y la de su acompañante, en la sala de exploración hay un monitor de TV para que Vd. vea la exploración ecográfica y **otro monitor de TV** para su acompañante.

5. Tras la exploración, **se le dará un DVD,** que recoja imágenes de su hijo/a, excepto la parte técnica de la exploración, para que puedan verlo en casa con sus familiares e hijos.

6. **El Informe completo** de la Ecografía-Doppler Color de Alta Resolución, con texto y fotos en color, se le dará, tras terminar la exploración, con objeto de que pueda entregarlo a su Ginecólogo/a, cuando se le haya solicitado ó Vd. estime oportuno.

Muchas gracias por su colaboración

Dr: ……………. (Director de la Unidad)

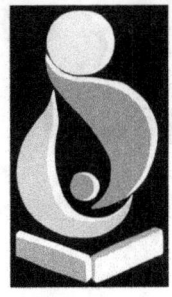

ANEXO 2

INSTITUTO DE MEDICINA FETAL ANDALUZ
(IMFA) (www.imfa.es)
Director: **Dr. Manuel Gallo**

SECCIÓN DE ECOGRAFÍA (SESEGO) DE LA
SOCIEDAD ESPAÑOLA DE GINECOLOGÍA Y OBSTETRICIA (SEGO)

**DOCUMENTO DE CONSENTIMIENTO INFORMADO PARA
ECOGRAFíA DE DIAGNOSTICO PRENATAL**

DOÑA ....
(NOMBRE Y DOS APELLIDOS DE LA PACIENTE) DE ....AÑOS DE EDAD CON
DOMICILIO EN.. y DNI ....

DON ....
(NOMBRE Y DOS APELLIDOS) DE ....AÑOS DE EDAD
CON DOMICILIO EN.. ....y DNI ....
EN CALIDAD DE..(REPRESENTANTE LEGAL,
FAMILIAR O ALLEGADO) DE
....
(NOMBRE Y DOS APELLIDOS DE LA PACIENTE).

DECLARO:

QUE EL DOCTOR/A ....(NOMBRE
Y DOS APELLIDOS DEL FACULTATIVO QUE PROPORCIONA LA INFORMACIÓN) me
ha informado de la conveniencia de efectuar un estudio ecográfico periódico de mi gestación, de acuerdo con el PROTOCOLO establecido en el ....cuya frecuencia y tipo de exámenes dependerá de las condiciones específicas de mi embarazo.

Se me ha explicado, he comprendido y he aceptado que:

1. Se trata de una técnica que puede ser practicada por vía vaginal y/o abdominal (según época de la gestación y condiciones) que permite la visualización del feto y su entorno (placenta, líquido amniótico, etc.)

2. La ecografía sólo puede informar de la existencia de posibles anomalías morfológicas físicas y no defectos congénitos de otra naturaleza (bioquímicos, metabólicos, genéticos, cromosómicos, etc.). Por tanto el resultado normal de mi estudio ecográfico no garantiza que el niño nacerá sin alteraciones o retraso mental.

3. Si bien la ecografía permite detectar anomalías morfológicas fetales, la precisión de la técnica depende de la época de la gestación (más fiable alrededor de las 20 semanas), el tipo de anomalías (algunas tienen poca o nula expresividad ecográfica), de las condiciones de la gestante (la obesidad, oligoamnios, etc.) que pueden dificultar la exploración y de la propia posición fetal. La sensibilidad media del diagnóstico ecográfico es del 56%, entre 85% y 18%.

4. En algunos casos la detección será forzosamente tardía (infecciones fetales, algunas anomalías digestivas, obstrucciones urinarias o intestinales, displasias esqueléticas, etc.) dado que tales patologías se originan y/o manifiestan en una etapa avanzada de la gestación.

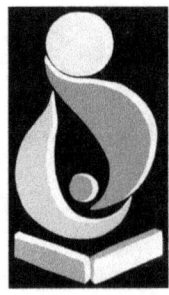

INSTITUTO DE MEDICINA FETAL ANDALUZ
(IMFA) (www.imfa.es)
Director: **Dr. Manuel Gallo**

5. La ecografía, aunque orienta sobre la condición fetal, no tiene por si sola un valor absoluto para asegurar el bienestar fetal.

Así pues se me ha informado sobre las limitaciones inherentes a la técnica ecográfica. He comprendido las explicaciones que se me han facilitado en un lenguaje claro y sencillo, y el facultativo me ha permitido realizar todas las observaciones y me ha aclarado las dudas que le he planteado. También comprendo que, en cualquier momento y sin necesidad de ninguna explicación, puedo revocar el consentimiento que ahora presto.

Por ello, manifiesto que estoy satisfecha con la información recibida y que comprendo el alcance del examen ecográfico. Y en tales condiciones,

CONSIENTO

En que se me realice un control ecográfico de mi gestación.

En ……………………………………………………………………(LUGAR Y FECHA)

Fdo. EL MÉDICO,   Fdo. LA PACIENTE

REVOCACIÓN

Doña:……………………………………………………………………………………
(NOMBRE Y DOS APELLIDOS DE LA PACIENTE) DE …….. AÑOS DE EDAD, CON DOMICILIO EN …………………………………………………... y DNI nº …………….

DON ……………………………………………………………………………………
(NOMBRE Y DOS APELLIDOS) DE …………..… AÑOS DE EDAD. CON DOMICILIO EN ………………………………… ……………………........y DNI nº …………………………..
EN CALIDAD DE ……………………….................................. (REPRESENTANTE LEGAL, FAMILIAR O ALLEGADO) DE ………..
(NOMBRE Y DOS APELLIDOS DE LA PACIENTE).

Revoco el consentimiento prestado en fecha ……………………………………. y no deseo proseguir las exploraciones ecográficas, que doy con esta fecha finalizadas.

En ……………………………………………….....................................
(FECHA y LUGAR)

Fdo. EL MÉDICO,   Fdo. LA PACIENTE.

ANEXO 3

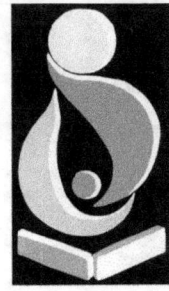

INSTITUTO DE MEDICINA FETAL ANDALUZ
(IMFA) (www.imfa.es)
Director: **Dr. Manuel Gallo**

SECCIÓN DE ECOGRAFÍA (SESEGO)
DE LA SOCIEDAD ESPAÑOLA DE GINECOLOGÍA Y OBSTETRICIA (SEGO)

INFORME PARA LA EXPLORACIÓN ECOGRÁFICA OBSTÉTRICA DE NIVEL BÁSICO

1. **Estática fetal**

Gestación:	Única	Múltiple	
Situación:	Longitudinal	Transversa	Oblicua
Presentación:	Cefálica	Podálica	

2. **Vitalidad fetal**

Movimiento cardiaco:	Positivo	Negativo
Movimiento respiratorio:	Positivo	Negativo
Movimiento tronco:	Positivo	Negativo

3. **Biometría fetal**

Saco:	mm	*LCC:*	mm	
DBP:	mm	*CC:*	mm	
DAM:	mm	*CA:*	mm	
LF:	mm			

   Corresponde a: ±   semanas

4. **Anejos ovulares**

Placenta:	Anterior	Posterior	Izquierda	Derecha
	Oclusiva total	Oclusiva parcial	Inserción baja	

Tipo placentario:	I	II	III	IV

Liquido amniótico:	Normal	Oligoamnios
	Hidramnios	ILA: cm

5. **Observaciones**

Esta ecografía es de nivel básico, solo destinada a la valoración de la estática fetal, vitalidad fetal, biometría y anejos ovulares.

Fdo. Gestante   Fdo. Médico

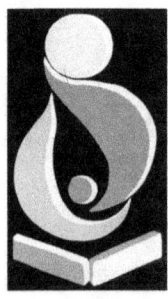

ANEXO 4

INSTITUTO DE MEDICINA FETAL ANDALUZ
(IMFA) (www.imfa.es)
Director: Dr. Manuel Gallo

INFORME DE ECOGRAFÍA DE I TRIMESTRE DE EMBARAZO
(Informe Oficial del Instituto de Medicina Fetal Andaluz)
(Embarazo único)

Nombre y Apellidos:

Médico Remitente: **Dr.**

Indicación: **Ecografía de I Trimestre de Embarazo**

F.U.R.: ;   *F.P.P.:*   ;   *Amenorrea:*   semanas.

Ecografista: **Dr.**

DATOS TÉCNICOS. El examen ultrasónico efectuado en modo B, tiempo real, mediante una sonda vaginal de multifrecuencia, realizado mediante técnica computarizada electrónicamente, con un aparato................, con Doppler Color, revela los siguientes datos:

DATOS DEL ESTUDIO FETAL. En el examen efectuado se aprecia **un feto** en situación **longitudinal** y presentación **cefálica,** con la siguiente biometría**.**

DBP =   mm,   CA: mm,   CRL: mm (acorde a   +/- 1 semanas)

El feto presenta **movimientos** espontáneos. No se observan anomalías morfológicas mayores en este momento.

MARCADORES ECOGRÁFICOS DE CROMOSOMOPATÍAS

Translucencia nucal: mm

Ductus Venoso: Onda de velocidad de flujo, morfológicamente ....

Frecuencia Cardiaca Fetal: La frecuencia del **ritmo cardiaco** es normal en el momento de la exploración (l/m) y no se observan alteraciones del mismo.

Doppler en Arteria Umbilical: En la arteria **Umbilical** se comprueba la existencia de unos índices de Pulsatilidad y de Resistencia .... para la data gestacional.

Hueso Nasal: Presente

Onfalocele: Ausente

Restricción de Crecimiento Fetal: Ausente

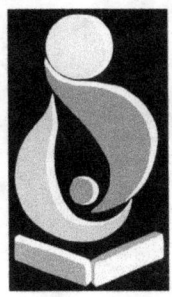

INSTITUTO DE MEDICINA FETAL ANDALUZ
(IMFA) (www.imfa.es)
Director: **Dr. Manuel Gallo**

ESTUDIO DE LOS ANEJOS

Placenta. Se halla implantada en cara .... del útero y muestra una ecoestructura compatible con un grado I de madurez, según la clasificación de Grannum.

Líquido Amniótico. En cantidad normal para la data.

Patología Anexial. No se observa

DIAGNÓSTICO ECOGRÁFICO.

1. Embarazo **único**
2. Ecografía con **medidas biométricas** acordes con   +/- 1 semanas (acorde ó no a amenorrea)**.**
3. **Marcadores Ecográficos** de Cromosomopatías ....
4. En este momento **no se observan anomalías morfológicas fetales mayores**, si bien no pueden descartarse las que no tienen expresión ecográfica o se presentan de forma tardía.
5. **Placenta** en cara .... de útero.
6. **Líquido amniótico** en cantidad ....
7. No se observa patología de los **Anejos**.

EXPLORACIÓN ECOGRÁFICA. Satisfactoria.

COMENTARIOS FINALES. Ninguno a destacar

Fdo. Dr.:

Málaga   de   de 20…

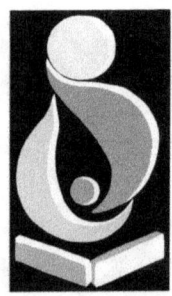

ANEXO 5

INSTITUTO DE MEDICINA FETAL ANDALUZ
(IMFA) (www.imfa.es)
Director: **Dr. Manuel Gallo**

INFORME DE ECOGRAFÍA DE I TRIMESTRE DE EMBARAZO
(Informe Oficial del Instituto de Medicina Fetal Andaluz)
(Embarazo Gemelar)

Nombre y Apellidos:

Médico Remitente: **Dr.**

Indicación: **Ecografía de I Trimestre de Embarazo**

F.U.R.:   ;   *F.P.P.*:   ;   *Amenorrea:*   semanas.

Ecografista: **Dr.**

DATOS TÉCNICOS. El examen ultrasónico efectuado en modo B, tiempo real, mediante una sonda vaginal de multifrecuencia, realizado mediante técnica computarizada electrónicamente, con un aparato................, con Doppler Color, revela los siguientes datos:

DATOS DEL ESTUDIO FETAL. En el examen efectuado se aprecian **DOS FETOS,** uno en situación .... y presentación ...., que ocupa la parte .... del útero **(feto nº 1)** y otro en situación .... y presentación ...., que ocupa la parte .... del útero **(feto nº 2)**.

Asimismo, se observa la presencia de .... placenta, inserta en ...., siendo por lo tanto una gestación ....

La **biometría** en ambos fetos es la siguiente:

Feto nº 1: **DBP =**   mm, **CA =**   mm y **CRL:**   mm (acorde a   +/- 1 semanas)

Feto nº 2: **DBP =**   mm, **CA =**   mm y **CRL:**   mm (acorde a   +/- 1 semanas)

El feto nº 1, presenta **movimientos** espontáneos. No se observan anomalías morfológicas en este momento.

El feto nº 2, presenta **movimientos** espontáneos. No se observan anomalías morfológicas en este momento.

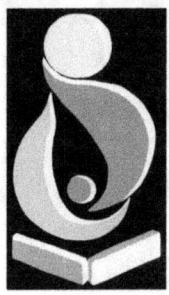

INSTITUTO DE MEDICINA FETAL ANDALUZ
(IMFA) (www.imfa.es)
Director: **Dr. Manuel Gallo**

MARCADORES ECOGRÁFICOS DE CROMOSOMOPATÍAS del FETO nº 1

Translucencia nucal: mm

Ductus Venoso: Ondas de velocidad de flujo compatibles con la ....

Frecuencia Cardiaca Fetal: La frecuencia del **ritmo cardiaco** es normal en el momento de la exploración (l/m) y no se observan alteraciones del mismo.

Doppler en Arteria Umbilical: En la arteria **Umbilical** se comprueba la existencia de unos índices de Pulsatilidad y de Resistencia .... para la data gestacional.

Hueso Nasal: Presente

Onfalocele: Ausente

Retardo de Crecimiento Fetal: Ausente

MARCADORES ECOGRÁFICOS DE CROMOSOMOPATÍAS del FETO nº 2

Translucencia nucal: mm

Ductus Venoso: Ondas de velocidad de flujo compatibles con la ....

Frecuencia Cardiaca Fetal: La frecuencia del **ritmo cardiaco** es normal en el momento de la exploración (l/m) y no se observan alteraciones del mismo.

Doppler en Arteria Umbilical: En la arteria **Umbilical** se comprueba la existencia de unos índices de Pulsatilidad y de Resistencia .... para la data gestacional.

Hueso Nasal: Presente

Onfalocele: Ausente

Retardo de Crecimiento Fetal: Ausente

ESTUDIO DE LOS ANEJOS

<u>Placenta</u>. Se halla(n) implantada(s) en   del útero y muestra(n) una ecoestructura compatible con un grado I de madurez, según la clasificación de Grannum, siendo por lo tanto una gestación ....

<u>Líquido Amniótico</u>. En cantidad .... para la data, en ambos fetos.

<u>Patología Anexial</u>. No se observa

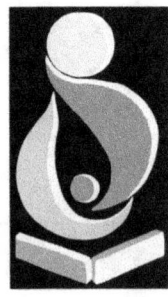

INSTITUTO DE MEDICINA FETAL ANDALUZ
(IMFA) (www.imfa.es)
Director: **Dr. Manuel Gallo**

DIAGNÓSTICO ECOGRÁFICO.

1. Embarazo **Gemelar** ....
2. Ecografía con **medidas biométricas** acordes con   +/- 1 semanas (acorde a amenorrea), en feto nº 1.
3. **Marcadores Ecográficos** de Cromosomopatías ...., en feto nº 1.
4. En este momento **no se observan anomalías morfológicas fetales mayores**, en feto nº 1, si bien no pueden descartarse las que no tienen expresión ecográfica o se presentan de forma tardía.
5. **Líquido Amniótico** .... en feto nº 1.
6. Ecografía con **medidas biométricas** acordes con   +/- 1 semanas (acorde a amenorrea), en feto nº 2.
7. **Marcadores Ecográficos** de Cromosomopatías ...., en feto nº 2.
8. En este momento **no se observan anomalías morfológicas fetales mayores**, en feto nº 2, si bien no pueden descartarse las que no tienen expresión ecográfica o se presentan de forma tardía.
9. **Líquido Amniótico** .... en feto nº 2.
10. **No se observa** patología de los Anejos.

EXPLORACIÓN ECOGRAFÍCA. Satisfactoria.

COMENTARIOS FINALES. Ninguno a destacar

Fdo. Dr.:

Málaga   de   de 20…

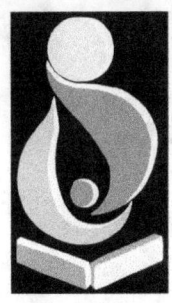

INSTITUTO DE MEDICINA FETAL ANDALUZ
(IMFA) (www.imfa.es)
Director: **Dr. Manuel Gallo**

INFORME DE ECOGRAFÍA DE I TRIMESTRE DE EMBARAZO
(Informe Oficial del Instituto de Medicina Fetal Andaluz)
(Embarazo único) (Informe en inglés)
ULTRASOUND PRENATAL DIAGNOSTIC REPORT

Name:

Requested by Dr.:

Indication for Scan: **I Trimester Scan**

D.L.M: *E.D.D:*   *Amenorrhea:* **weeks**

Sonographer Dr: **Gallo**

TECHNICAL DETAILS: The ultrasound examination was carried out using mode B (bi-dimentional scan), real time, using a 3-6 Mhz multi-frequency convex type abdominal probe. The electronically computerized technique was carried out with a Toshiba Nemio 20, with colour Doppler, revealing the following;

DATA OF FETAL STUDY. In the examination carried out a fetus is identified in a Longitudal position and cephalic presentation.

Fetal biometry: BPD=   CRL=   (Corresponding to   weeks)

Fetal Morphology: At this time, **no major fetal morphological anomalies** are observed, those which have no ultrasound expression or which develop later cannot be outruled..

ULTRSOUND MARKERS OF CRHOMOSOMOPATY

Nuchal Translucency: mm   **Nasal Bone**: Present

Ductus Venosus: Normal Waves

Fetal heart rate: Normal at the time of the examination and no alterations of the rhythm were observed.

Doppler in Umbilical Artery: Normal pulsatility and resistence Indices.

Early growth fetal retardation: Not shown

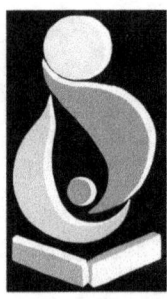

INSTITUTO DE MEDICINA FETAL ANDALUZ
(IMFA) (www.imfa.es)
Director: **Dr. Manuel Gallo**

STUDY OF ADNEXA

Placenta. Found to be implanted normally facing the ....wall high at a distance of the internal os of the uterus and shows an ecostructure compatible with a grade I of maturity, according to the classification of Grannum.

Umbilical cord . No alterations observed.

Amniotic fluid. Normal quantity in relation to data of the pregnancy

Coments: Nothing to highlight

ULTRASOUND DIAGNOSIS

1. **Single** Pregnancy
2. **Fetal Biometry** according to …….. +/- 1 semanas (according to data).
3. ……………… **ultrasound markers** of Chromosomopaties.
4. At this time, **no major fetal morphological anomalies** are observed, those which have no ultrasound expression or which develop later cannot be outruled..
5. **Placenta in** of the uterus, Grade I
6. ………….. **Amniotic Fluid**.
7. **Adnexa** pathology not observed.

ULTRASOUND EXAMINATION. Satisfactory

FINAL COMMENTS. Nothing to highlight

Malaga   th   20

Signed: **Dr. M. Gallo Vallejo.**

DOCUMENTOS DE LA EXPLORACIÓN ECOGRÁFICA DE SEGUNDO TRIMESTRE DE EMBARAZO

Los documentos relacionados con la exploración ecográfica en II trimestre del embarazo, que recomienda el Instituto de Medicina Fetal Andaluz (IMFA), son los siguientes:

1. Consentimiento Informado (modelo de la SEGO).
2. Información general a la paciente y familia sobre la Ecografía.
3. Informe de la ecografía de Diagnóstico Prenatal de embarazo simple.
4. Informe de la ecografía de Diagnóstico Prenatal de embarazo gemelar.

Documento de Consentimiento Informado (CI)

Este documento tiene las siguientes características:

1. Es un documento oficial de un Sociedad Científica, en este caso la SEGO. No se aconseja entregar documentos particulares, sino el oficial de una Sociedad Científica, elaborado por un equipo de especialistas médico y jurídicos, por las posibles connotaciones positivas que podría tener para el ecografista, al recibir una demanda judicial.
2. Es un documento que cumple con un requisito fundamental hoy en todo acto médico: informar a la embarazada, sobre las características, posibilidades reales diagnósticas de la ecografía durante el embarazo y sus limitaciones diagnosticas. La paciente debe leerlo y realizar todas las preguntas que estime oportunas, sobre aspectos que no haya entendido bien, antes de la exploración ecográfica.
3. Uno de los puntos fundamentales del CI es la información a la paciente acerca de las características de la Ecografía que le vamos a realizar a la embarazada:

   - *Qué puede diagnosticar y que no*. La ecografía sólo puede informar de la existencia de posibles anomalías morfológicas físicas y no defectos congénitos de otra naturaleza (bioquímicos, metabólicos, genéticos, cromosómicos, etc.). Por tanto el resultado normal de mi estudio ecográfico no garantiza que el niño nacerá sin alteraciones o retraso mental.
   - *De qué depende el posible diagnóstico ecográfico*. Si bien la ecografía permite detectar anomalías morfológicas fetales, la precisión de la técnica depende de la época de la gestación (más fiable alrededor de las 20 semanas), el tipo de anomalías (algunas tienen poca o nula expresividad ecográfica), de las condiciones de la gestante (la obesidad, oligoamnios, etc.) que pueden dificultar la exploración y de la propia posición fetal.
   - *Cual es la Sensibilidad del Diagnóstico Ecográfico*. La sensibilidad media del diagnostico ecográfico es del 56%, entre 85% y 18%.
   - *Diagnóstico y tipo de patología fetal*. En algunos casos la detección será forzosamente tardía (infecciones fetales, algunas anomalías digestivas, obstrucciones urinarias o intestinales, displasias esqueléticas, etc.) dado que tales patologías se originan y/o manifiestan en una etapa avanzada de la gestación.
   - *No hace diagnóstico de bienestar fetal*. La ecografía, aunque orienta sobre la condición fetal, no tiene por si sola un valor absoluto para asegurar el bienestar fetal.

4. Es un documento que debe ser cumplimentado y firmado por la embarazada, una vez leído y aclarado todas sus dudas, aceptando la realización de la exploración ecográfica. Existe un apartado para el/la acompañante de la embarazada que debe rellenarse igualmente. Finalmente el médico ecografista debe firmar el documento, dejando constancia de la fecha y lugar de realización de la ecografía.
5. Es un documento, que incluye siempre un apartado de revocacion, el cual debe ser cumpli-

mentado en dos circunstancias: a) La paciente no quiere realizarse la exploración ecografica una vez leída la información que contiene el documento y b) La paciente habiendo firmado previamente la aceptación a realizarse la ecografía, cambia de opinión y decide no hacerla.
6. En el caso de pacientes que no hablen el idioma español, se recomienda entregarles el documento de Consentimiento Informado, en su lengua materna. La SEGO ha hecho traducción oficial del CI a 6 idiomas: Inglés, Frances, Arabe, Polaco, Rumano y Chino. En el caso de que la paciente no hable ninguno de estos idiomas, se recomienda acceder al servicio de traducción del hospital o de otra índole, con objeto de que la paciente reciba la información en su lengua materna.

Se adjunta el modelo de Consentimiento Informado de la SEGO, originalmente en español (Anexo 3).

Documento de informe de la exploración ecográfica

El IMFA, ha diseñado un modelo de informe de Ecografía de II Trimestre de Diagnóstico Prenatal, para embarazo simple y gemelar, modificado del informe de la SEGO, que se puede ver en los Anexos 6 y 7.

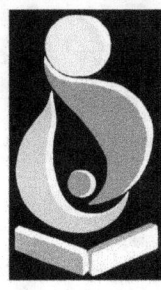

ANEXO 6

INSTITUTO DE MEDICINA FETAL ANDALUZ
(IMFA) (www.imfa.es)
Director: **Dr. Manuel Gallo**

INFORME DE ECOGRAFIA DE DIAGNOSTICO PRENATAL
(Informe modificado de la Sección de Ecografía de la Sociedad Española de Ginecología y Obstetricia, SESEGO)

Nombre de la Paciente:

Médico solicitante.: **Dr.**

Indicación: **Ecografía de Semana 20**

F.U.R.: ; *F.P.P.*: ; *Amenorrea*: s.

Ecografista: **Dr. Gallo**

DATOS TÉCNICOS. El examen ultrasónico efectuado en modo B, tiempo real, mediante una sonda abdominal tipo convex de multifrecuencia 3-6 Mhz, realizado mediante técnica computerizada electrónicamente, con un aparato Voluson 730, con Doppler Color, revela los siguientes datos:

En el examen efectuado se aprecia **un feto** en situación longitudinal y presentación podálica.

ECOBIOMETRIA FETAL. Realizada mediante técnica computerizada electrónicamente, revela los siguientes datos:

DBP: mm *DFO*: mm *C.C*: mm *C.A*: mm *F.L*: mm

Estas medidas corresponden teóricamente a .... semanas de gestación (± 1 semana).

ESTUDIO DE LA MORFOLOGIA DEL FETO

Cabeza

La **cabeza** presenta sus estructuras encefálicas simétricas y de configuración normal (ventrículos, plexos coroideos, tálamos, pedúnculos, fosa posterior y cerebelo).
En la **cara**, además de las estructuras óseas, podemos observar las órbitas, así como la nariz y la boca que no presentan anomalías.

Marcadores Ecográficos de Cromosomopatías

Quistes de Plexos Coroideos:	Ausente
Diámetro frontooccipital acortado:	Ausente
Higroma quístico:	Ausente
Pliegue nucal:	Ausente
Micrognatia:	Ausente
Hipertelorismo:	Ausente

Comentarios: Ninguno a destacar

Tórax

La observación del **corazón** muestra, en el corte de cuatro cámaras, las aurículas y los ventrículos de configuración normal y correctamente relacionados entre sí.

La situación de las válvulas mitral y tricúspide es correcta y se observa el foramen oval permeable.

La frecuencia del **ritmo cardiaco** es de .... latidos por minuto en el momento de la exploración y no se observan alteraciones del mismo.

Los **parénquimas pulmonares** son homogéneos y la **configuración torácica** es normal.

Marcadores Ecográficos de Cromosomopatías.

Ecorrefringencia del m. papilar cardiaco:	Ausente
Cardiopatía :	Ausente

Comentarios: Ninguno a destacar

Abdomen

Cúpulas **diafragmáticas** y **pared anterior** del abdomen sin anomalías.
La **cámara gástrica** está correctamente situada y con apariencia normal.
El **hígado** y la **vesícula biliar** presentan una configuración normal.
El aspecto de las **asas intestinales** es normal.
La morfología de los **riñones** es normal. No se observan la pelvis ni los uréteres dilatados y la **vejiga** presenta una apariencia normal.
Los **genitales** son .... y no presentan alteración alguna aparente.

Marcadores Ecográficos de Cromosomopatías

Intestinos hiperecogénicos:	Ausente
Ectasia Pielocalicial:	Ausente
Arcada pubiana aumentada:	Ausente

Comentarios: Ninguno a destacar

Columna Vertebral

No se observan defectos aparentes de tipo óseo ni tampoco en tejidos blandos.

Extremidades

Las cuatro **extremidades** muestran sus huesos largos de forma y ecorrefringencia normales.

En las **extremidades superiores** se observan ambas **manos** que parecen normales.

En las **extremidades inferiores** se observan ambos **pies** bien orientados en relación con el resto de la extremidad.

El feto presenta **movimientos** espontáneos

Marcadores Ecográficos de Cromosomopatías

Fémur corto:	Ausente
Manos anómalas:	Ausente
Pies anómalos:	Ausente

Comentarios: Ninguno a destacar

ESTUDIO DE LOS ANEJOS

Placenta. Se halla normoimplantada en la cara .... del útero y muestra una ecoestructura compatible con un grado I de madurez, según la clasificación de Grannum.

Cordón umbilical. Se inserta en la zona central de la placenta y **es trivascular**.

Líquido Amniótico. En cantidad normal para la data.

Patología Anexial. No se observa

Marcadores Ecográficos de Cromosomopatías

Arteria Umbilical Única	Ausente
Placenta gruesa	Ausente
Oligoamnios:	Ausente

DOPPLER UTERO - FETO- PLACENTARIO.

En la arteria **Umbilical** se comprueba la existencia de índices de pulsatilidad y de resistencia **adecuados** para la data gestacional.

En la arteria **Uterina derecha** se comprueba la existencia de índices de pulsatilidad y de resistencia **adecuados** para la data gestacional.

En la arteria **Uterina izquierda** se comprueba la existencia de índices de pulsatilidad y de resistencia **adecuados** para la data gestacional

DIAGNOSTICO ECOGRAFICO.

1. Embarazo **único**
2. Ecografía con **medidas biométricas** acordes con .... +/- 1 semanas (acorde a amenorrea).
3. **Marcadores Ecográficos** de Cromosomopatías ....
4. En este momento **no se observan anomalías morfológicas fetales mayores**, si bien no pueden descartarse las que no tienen expresión ecográfica o se presentan de forma tardía.
5. Estudio **Doppler,** con resultado ....
6. **Placenta** en cara   del útero, Grado
7. **Liquido Amniótico** en cantidad ....
8. No se observa patología de los **Anejos**.

EXPLORACION ECOGRAFICA. Satisfactoria.

COMENTARIOS FINALES. Ninguno

Fdo. Dr.: Gallo

Málaga   de   de 20

ANEXO 7

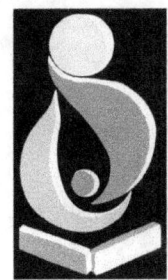

INSTITUTO DE MEDICINA FETAL ANDALUZ
(IMFA) (www.imfa.es)
Director: Dr. Manuel Gallo

INFORME DE ECOGRAFIA DE DIAGNOSTICO PRENATAL

(Embarazo Gemelar)

Nombre de la Embarazada:

Medico Remitente: **Dr.**

Indicación: **Ecografía de Semana 20**

F.U.R.: / / ;   *F.P.P.*: / / ;   *Amenorrea*:   s.

Ecografista: **Dr.**

DATOS TÉCNICOS. El examen ultrasónico efectuado en modo B, tiempo real, mediante una sonda vaginal de multifrecuencia, realizado mediante técnica computerizada electrónicamente, con un aparato Voluson 730, con Doppler Color, revela los siguientes datos:

En el examen efectuado se aprecian **DOS FETOS,** uno en situación **longitudinal** y presentación **cefálica,** que ocupa la parte .... del útero **(feto nº 1)** y otro en situación **longitudinal** y presentación de **nalgas**, que ocupa la parte .... del útero **(feto nº 2)**.

Asimismo, se observa la presencia de .... placenta, inserta en ...., siendo por lo tanto una gestación ....

ECOBIOMETRIA FETAL. Realizada mediante técnica computerizada electrónicamente, revela los siguientes datos:

Feto nº 1:   **DBP**:   mm   **DFO**:   mm   **C.C**:   mm   **C.A**:   mm   **F.L**:   mm

Estas medidas corresponden teóricamente a .... semanas de gestación (± 1 semana).

Feto nº 2:   **DBP**:   mm   **DFO**:   mm   **C.C**:   mm   **C.A**:   mm   **F.L**:   mm

Estas medidas corresponden teóricamente a .... semanas de gestación (± 1 semana).

ESTUDIO DE LA MORFOLOGIA DEL FETO nº 1

Cabeza

La **cabeza** presenta sus estructuras encefálicas simétricas y de configuración normal (ventrículos, plexos coroideos, tálamos, pedúnculos, fosa posterior y cerebelo).

En la **cara**, además de las estructuras óseas, podemos observar las órbitas, así como la nariz y la boca que no presentan anomalías.

Marcadores Ecográficos de Cromosomopatías

Quistes de Plexos Coroideos:	Ausente
Diámetro frontooccipital acortado:	Ausente
Higroma quístico:	Ausente
Pliegue nucal:	Ausente
Micrognatia:	Ausente
Hipertelorismo:	Ausente

Comentarios: Ninguno a destacar

Tórax

La observación del **corazón** muestra, en el corte de cuatro cámaras, las aurículas y los ventrículos de configuración normal y correctamente relacionados entre sí.

La situación de las válvulas mitral y tricúspide es correcta y se observa el foramen oval permeable.

La frecuencia del **ritmo cardiaco** es de ...... latidos por minuto en el momento de la exploración y no se observan alteraciones del mismo.

Los **parénquimas pulmonares** son homogéneos y la **configuración torácica** es normal.

Marcadores Ecográficos de Cromosomopatías.

Ecorrefringencia del m. papilar cardiaco:	Ausente
Cardiopatía :	Ausente

Comentarios: Ninguno a destacar

Abdomen

Cúpulas **diafragmáticas** y **pared anterior** del abdomen sin anomalías.
La **cámara gástrica** está correctamente situada y con apariencia normal.
El **hígado** y la **vesícula biliar** presentan una configuración normal.
El aspecto de las **asas intestinales** es normal.
La morfología de los **riñones** es normal. No se observan la pelvis ni los uréteres dilatados y la **vejiga** presenta una apariencia normal.
Los **genitales** son .... y no presentan alteración alguna aparente.

Marcadores Ecográficos de Cromosomopatías

    Intestinos hiperecogénicos: .... Ausente
    Ectasia Pielocalicial: .... Ausente
    Arcada pubiana aumentada: .... Ausente

Comentarios: Ninguno a destacar

Columna Vertebral

No se observan defectos aparentes de tipo óseo ni tampoco en tejidos blandos.

Extremidades

Las cuatro **extremidades** muestran sus huesos largos de forma y ecorrefringencia normales.
En las **extremidades superiores** se observan ambas **manos** que parecen normales.
En las **extremidades inferiores** se observan ambos **pies** bien orientados en relación con el resto de la extremidad.
El feto presenta **movimientos** espontáneos

Marcadores Ecográficos de Cromosomopatías

    Fémur corto: .... Ausente
    Manos anómalas: .... Ausente
    Pies anómalos: .... Ausente

Comentarios: Ninguno a destacar

ESTUDIO DE LA MORFOLOGIA DEL FETO nº 2

Cabeza

La **cabeza** presenta sus estructuras encefálicas simétricas y de configuración normal (ventrículos, plexos coroideos, tálamos, pedúnculos, fosa posterior y cerebelo).

En la **cara**, además de las estructuras óseas, podemos observar las órbitas, así como la nariz y la boca que no presentan anomalías.

Marcadores Ecográficos de Cromosomopatías

Quistes de Plexos Coroideos: .... Ausente
Diámetro frontooccipital acortado: .... Ausente
Higroma quístico: .... Ausente
Pliegue nucal: .... Ausente
Micrognatia: .... Ausente
Hipertelorismo: .... Ausente

Comentarios: Ninguno a destacar

Tórax

La observación del **corazón** muestra, en el corte de cuatro cámaras, las aurículas y los ventrículos de configuración normal y correctamente relacionados entre sí.

La situación de las válvulas mitral y tricúspide es correcta y se observa el foramen oval permeable.

La frecuencia del **ritmo cardiaco** es de .... latidos por minuto en el momento de la exploración y no se observan alteraciones del mismo.

Los **parénquimas pulmonares** son homogéneos y la **configuración torácica** es normal.

Marcadores Ecográficos de Cromosomopatías.

Ecorrefringencia del m. papilar cardiaco: .... Ausente
Cardiopatía : .... Ausente

Comentarios: Ninguno a destacar

Abdomen

Cúpulas **diafragmáticas** y **pared anterior** del abdomen sin anomalías.
La **cámara gástrica** está correctamente situada y con apariencia normal.
El **hígado** y la **vesícula biliar** presentan una configuración normal.
El aspecto de las **asas intestinales** es normal.
La morfología de los **riñones** es normal. No se observan la pelvis ni los uréteres dilatados y la **vejiga** presenta una apariencia normal.
Los **genitales** son .... y no presentan alteración alguna aparente.

Marcadores Ecográficos de Cromosomopatías

Intestinos hiperecogénicos:	Ausente
Ectasia Pielocalicial:	Ausente
Arcada pubiana aumentada:	Ausente

Comentarios: Ninguno a destacar

Columna Vertebral

No se observan defectos aparentes de tipo óseo ni tampoco en tejidos blandos.

Extremidades

Las cuatro **extremidades** muestran sus huesos largos de forma y ecorrefringencia normales.
En las **extremidades superiores** se observan ambas **manos** que parecen normales.
En las **extremidades inferiores** se observan ambos **pies** bien orientados en relación con el resto de la extremidad.
El feto presenta **movimientos** espontáneos

Marcadores Ecográficos de Cromosomopatías

Fémur corto:	Ausente
Manos anómalas:	Ausente
Pies anómalos:	Ausente

Comentarios: Ninguno a destacar

ESTUDIO DE LOS ANEJOS

Placenta. Se halla implantada en la cara .... del útero y muestra una ecoestructura compatible con un grado I de madurez, según la clasificación de Grannum, siendo por lo tanto una gestación ....

Cordón umbilical. Se inserta en la zona central de la placenta y **es trivascular,** en ambos fetos.

Líquido Amniótico. En cantidad .... para la data, en ambas bolsas.

Marcadores Ecográficos de Cromosomopatías de feto nº 1
    Arteria Umbilical Única .... Ausente
    Placenta gruesa .... Ausente
    Oligoamnios: .... Ausente

Marcadores Ecográficos de Cromosomopatías de feto nº 2
    Arteria Umbilical Única .... Ausente
    Placenta gruesa .... Ausente
    Oligoamnios: .... Ausente

DOPPLER UTERO - FETO - PLACENTARIO.

En la arteria **Umbilical** se comprueba la existencia de índices de pulsatilidad y de resistencia **adecuados** para la data gestacional, en ambos fetos.

En la arteria **Uterina derecha** se comprueba la existencia de índices de pulsatilidad y de resistencia **adecuados** para la data gestacional.

En la arteria **Uterina izquierda** se comprueba la existencia de índices de pulsatilidad y de resistencia **adecuados** para la data gestacional

DIAGNOSTICO ECOGRAFICO.

1. Embarazo **gemelar**
2. Ecografía con **medidas biométricas** acordes con   +/- 1 semanas (acorde a amenorrea) en feto nº 1.
3. **Marcadores Ecográficos** de Cromosomopatías .... en feto nº 1.
4. En este momento **no se observan anomalías morfológicas fetales mayores**, si bien no pueden descartarse las que no tienen expresión ecográfica o se presentan de forma tardía, en feto nº 1.
5. **Liquido amniótico** en cantidad .... en feto nº 1.
6. Estudio **Doppler,** con resultado ...., en feto nº 1.
7. Ecografía con **medidas biométricas** acordes con   +/- 1 semanas (acorde a amenorrea) en feto nº 2.
8. **Marcadores Ecográficos** de Cromosomopatías .... en feto nº 2.
9. En este momento **no se observan anomalías morfológicas fetales mayores**, si bien no pueden descartarse las que no tienen expresión ecográfica o se presentan de forma tardía, en feto nº 2.
10. **Liquido amniótico** en cantidad .... en feto nº 2.
11. Estudio **Doppler**, con resultado ...., en feto nº **2.**
12. **Placenta** ....
13. No se observa patología de los **Anejos**.

EXPLORACION ECOGRAFICA. Satisfactoria.

COMENTARIOS FINALES. Ninguno a destacar.

Fdo. Dr.: Gallo
Málaga ... de .... de 20

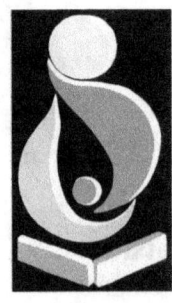

INSTITUTO DE MEDICINA FETAL ANDALUZ
(IMFA) (www.imfa.es)
Director: **Dr. Manuel Gallo**

(Informe en inglés)
ULTRASOUND PRENATAL DIAGNOSTIC REPORT

Name:

Requested by Dr.:

Indication for scan: **II Trimester Scan**

D.L.M: *E.D.D:*   *Amenorrhea:*   **weeks**

Sonographer Dr: **Gallo**

TECHNICAL DETAILS: The ultrasound examination was carried out using mode B (bi-dimentional scan),real time, using a 3-6 Mhz multi-frequency convex type Abdominal probe.The electronically computerized technique was carried out with a Toshiba Nemio 20, with colour Doppler, revealing the following;

DATA OF FETAL STUDY.In the examination carried out a fetus is identified in a Longitudal position and cephalic presentation.

Fetal biometry: BPD=   OFD=   HC=
(Corresponding to   weeks)

FETAL MORPHOLOGY

Head

The **head** shows its symmetrical encephalic structures and of normal configuration (ventricles,coroide plexus, thalamus,stems,posterior fosa and cerebellum)
In the face apart from boney structures, orbits can be seen as well as the nose and mouth which show no abnormalities .

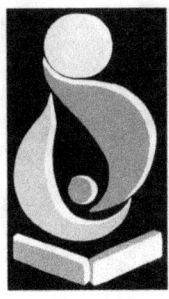

INSTITUTO DE MEDICINA FETAL ANDALUZ
(IMFA) (www.imfa.es)
Director: **Dr. Manuel Gallo**

      Ultrasound markers of Cromosomopathy
      Coroid Plexus Cysts.. Absent
      Short Frontooccipital Diametre.. Absent
      Cystic Higroma.. Absent
      Neck fold.. Absent
      Micrognatia.. Absent
      Hypertelorism.. Absent

Comments: Nothing of interest

Thorax

The observation of the **heart** shows the four chambers, the auricles and ventricles of normal configuration and correctly interrelated. The position of the mitral and tricuspid valve is correct and the foramen oval can be observed, and permeable.
Fetal heart rate: ……… beats per minute, no alterations of rhythm observed.
The pulmonary tissue is homogenous and the thoracic configuration is normal

      Ultra sound Markers of Chromosomopathy
      Intracardiac hyperechogenic foci.......................... Absent
      Major Cardiopathy.. Absent

Comments: Unremarkable

Abdomen   C.A: **mm** (corresponding to   weeks)

The **diaphragm** and **anterior wall** of the abdomen show no anomalies
The **gastric chamber** is correctly situated and with normal appearance.
The **liver** and **gall bladder** show normal configuration
The **bowel** shows no anomalies.
The morphology of the **kidneys** show normal configuration. The pelvis and ureters are not dilated. and the **bladder** shows a normal appearance.
The **genitalia** are .... and show no apparent alteration.

      Ultrasound markers of Chromosomopathy
        Hyperecogenic bowel .... Absent
        Pielocalicial ectasy .... Absent
        Enlarged pubic angle .... Absent

Comments: Unremarkable

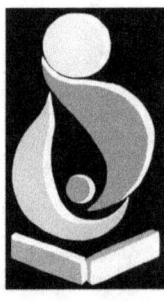

INSTITUTO DE MEDICINA FETAL ANDALUZ
(IMFA) (www.imfa.es)
Director: **Dr. Manuel Gallo**

Spinal Column

No apparent bone or soft tissues defects, are observed.

Comments: Unremarkable

Extremities FL=   mm   (corresponding to   weeks)

The four extremities show their long bones normal both in shape and echorrefringency.
The **upper limbs** show **hands** that appear normal.
The **lower limbs** show both **feet** are well placed in relation to the rest of the limb.
The fetus shows spontaneous **movements**

Ultrasound markers of Chromosopathy
Short femur .... Absent
Hands anomaly .... Absent
Feet anomaly .... Absent

Comments: Unremarkable

STUDY OF ADNEXA

Placenta. Found to be implanted normally facing the ....wall, high at a distance from the internal os of the uterus and showes an ecostructure compatible with degree I of maturity, according to Grannum´s classification.

Umbilical cord. It is inserted in the central area of the placenta and is **trivascular.**

Amniotic fluid. .... quantity in relation to data of the pregnancy

Ultrasound markers of Chromosopathy
Single umbilical artery .... Absent
Thickened placenta .... Absent
Oligamnios .... Absent

Comments: Nothing to highlight

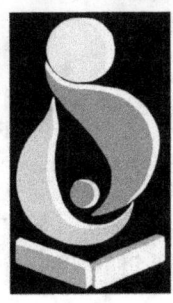

INSTITUTO DE MEDICINA FETAL ANDALUZ
(IMFA) (www.imfa.es)
Director: **Dr. Manuel Gallo**

FETAL AND PLACENTA DOPPLER

Umbilical Artery: normal indices of pulsatillity and resistence, to the gestational age.

Left Uterine Artery: normal indices of pulsatillity and resistence, to the gestational age.

Rigth Uterine Artery: normal indices of pulsatillity and resistence, to the gestational age.

ULTRASOUND DIAGNOSIS

1. **Single** Pregnancy
2. **Fetal Biometry** according to .... +/- 1 weeks (according to data)**.**
3. .... **ultrasound markers** of Chromosomopathies.
4. At this time, **no major fetal morphological anomalies** are observed, those which have no ultrasound expression or which develop later cannot be outruled..
5. **Doppler** study, with .... result.
6. **Placenta in**   of the uterus, Grade I
7. .... **Amniotic Fluid**.
8. **Adnexa** pathology not observed.

ULTRASOUND EXAMINATION. Satisfactory

FINAL COMMENTS. Nothing to highlight

Malaga   th   20

Signed: **Dr. M. Gallo Vallejo.**

DOCUMENTOS DE LA EXPLORACIÓN ECOGRÁFICA DE TERCER TRIMESTRE DE EMBARAZO

Los documentos relacionados con la exploración ecográfica en III trimestre del embarazo, que recomienda el Instituto de Medicina Fetal Andaluz (IMFA), son los siguientes:

1. Consentimiento Informado (modelo de la SEGO).
2. Información general a la paciente y familia sobre la Ecografía.
3. Informe de la ecografía de Diagnóstico Prenatal de embarazo simple.
4. Informe de la ecografía de Diagnóstico Prenatal de embarazo gemelar.

Documento de informe de la exploración ecográfica

El IMFA, ha diseñado un modelo de informe de Ecografía de III Trimestre de Diagnóstico Prenatal, para embarazo simple y gemelar, modificado del informe de la SEGO, que se puede ver en los Anexos 8 y 9.

REFERENCIAS BIBLIOGRÁFICAS

1. Carrera JM. Diagnóstico Prenatal. Ed. Salvat. 1987
2. Gallo M. Conceptos Fundamentales en Medicina Fetal y Perinatal. Colección de Medicina Fetal y perinatal. Volumen 1. Editorial Amolca 2011
3. Reglamento General de Estructura, Organización y Funcionamiento de los Hospitales de la Seguridad Social. BOE de 5 marzo de 1985.
4. Gallo M. *Memoria de una unidad de diagnóstico y tratamiento prenatal.* Málaga, 1991.
5. Gallo JL y Gallo M. Conceptos y Definiciones Perinatológicas Oficiales. En: Meconio en el Parto. Colección de Medicina Fetal y perinatal. Volumen 7. Editorial Amolca 2013

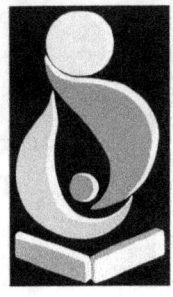

ANEXO 8

INSTITUTO DE MEDICINA FETAL ANDALUZ
(IMFA) (www.imfa.es)
Director: **Dr. Manuel Gallo**

INFORME DE ECOGRAFIA DE III TRIMESTRE + DOPPLER

Nombre de la Paciente:
Médico solicitante.: **Dr.**
Indicación: **Control Ecográfico + Doppler**

F.U.R.: ; *F.P.P.*: ; *Amenorrea*: s.

Ecografista: **Dr. Manuel Gallo**

DATOS TÉCNICOS. El examen ultrasónico efectuado en modo B, tiempo real, mediante una sonda abdominal tipo convex de multifrecuencia 3-6 Mhz, realizado mediante técnica computerizada electrónicamente, con un aparato Toshiba Nemio 20, con Doppler Color, revela los siguientes datos:

En el examen efectuado se aprecia **un feto** en situación .... y presentación ....

ECOBIOMETRIA FETAL. Realizada mediante técnica computerizada electrónicamente, revela los siguientes datos:

DBP: mm *DFO*: mm *C.C*: mm *C.A*: mm *F.L*: mm

Estas medidas corresponden teóricamente a .... semanas de gestación (± 1 semana).

ESTUDIO DE LOS ANEJOS

Placenta. Se halla implantada en la cara .... del útero y muestra una ecoestructura compatible con un grado .... de madurez, según la clasificación de Grannum.
Cordón umbilical. Se inserta en la zona central de la placenta y **es trivascular**.

Líquido Amniótico. En cantidad .... para la data, con ILA =

Patología Anexial. No se observa

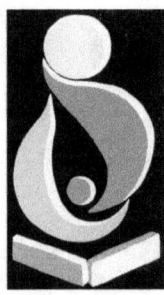

INSTITUTO DE MEDICINA FETAL ANDALUZ
(IMFA) (www.imfa.es)
Director: **Dr. Manuel Gallo**

DOPPLER FETAL.

En la arteria **Umbilical** se comprueba la existencia de índices de Pulsatilidad y de resistencia **adecuados** para la data gestacional.

En la arteria **Aorta** se comprueba la existencia de índices de Pulsatilidad y de resistencia **adecuados** para la data gestacional.

En la arteria **Cerebral Media** se comprueba la existencia de índices de Pulsatilidad y de resistencia **adecuados** para la data gestacional.

DIAGNOSTICO ECOGRAFICO.

1. Embarazo **único**
2. Ecografía con **medidas biométricas** acordes con .... +/- 1 semanas (acorde a amenorrea).
3. Estudio **Doppler,** con resultado ....
4. **Placenta** en cara   del útero, Grado ...... de Grannum.
5. **Liquido Amniótico** en cantidad ....
6. No se observa patología de los **Anejos**.

EXPLORACION ECOGRAFICA. Satisfactoria.

COMENTARIOS FINALES. Ninguno

                Fdo. Dr.: Manuel Gallo
         Málaga   de   de 20

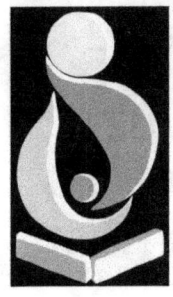

ANEXO 9

INSTITUTO DE MEDICINA FETAL ANDALUZ
(IMFA) (www.imfa.es)
Director: **Dr. Manuel Gallo**

INFORME DE ECOGRAFIA DE III TRIMESTRE + DOPPLER

Embarazo Gemelar

Nombre de la Paciente:
Médico solicitante.: **Dr.**
Indicación: **Control Ecográfico + Doppler**

F.U.R.:   ;   *F.P.P.*:   ;   *Amenorrea:*   s.

Ecografista: **Dr. Manuel Gallo**

DATOS TÉCNICOS. El examen ultrasónico efectuado en modo B, tiempo real, mediante una sonda abdominal tipo convex de multifrecuencia 3-6 Mhz, realizado mediante técnica computerizada electrónicamente, con un aparato Toshiba Nemio 20, con Doppler Color, revela los siguientes datos:

En el examen efectuado se aprecian **DOS FETOS,** uno en situación **longitudinal** y presentación **cefálica,** que ocupa la parte .... del útero **(feto nº 1)** y otro en situación **longitudinal** y presentación de **nalgas**, que ocupa la parte .... del útero **(feto nº 2)**.

Asimismo, se observa la presencia de .... placenta, inserta en ...., siendo por lo tanto una gestación ....

ECOBIOMETRIA FETAL. Realizada mediante técnica computerizada electrónicamente, revela los siguientes datos:

Feto nº 1:   **DBP**:   mm   **DFO**:   mm   **C.C**:   mm   **C.A**:   mm   **F.L**:   mm

Estas medidas corresponden teóricamente a **19** semanas de gestación (± 1 semana).

Feto nº 2:   **DBP**:   mm   **DFO**:   mm   **C.C**:   mm   **C.A**:   mm   **F.L**:   mm

Estas medidas corresponden teóricamente a .... semanas de gestación (± 1 semana).

Comentarios.

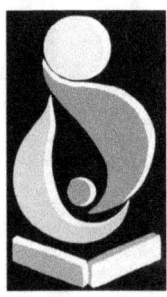

INSTITUTO DE MEDICINA FETAL ANDALUZ
(IMFA) (www.imfa.es)
Director: **Dr. Manuel Gallo**

ESTUDIO DE LOS ANEJOS

<u>Placenta.</u> Se halla implantada en la cara .... del útero y muestra una ecoestructura compatible con un grado .... de madurez, según Grannum.

<u>Cordón umbilical.</u> Inserción correcta en la placenta y **es trivascular,** en ambos fetos.

<u>Líquido Amniótico.</u> En cantidad .... para la data, en ambos fetos.

Comentarios.

DOPPLER FETAL (Feto nº 1).

En la arteria **Umbilical** se comprueba la existencia de índices de Pulsatilidad y de resistencia **adecuados** para la data gestacional.

En la arteria **Aorta** se comprueba la existencia de índices de Pulsatilidad y de resistencia **adecuados** para la data gestacional.

En la arteria **Cerebral Media** se comprueba la existencia de índices de Pulsatilidad y de resistencia **adecuados** para la data gestacional.

DOPPLER FETAL (Feto nº 2).

En la arteria **Umbilical** se comprueba la existencia de índices de Pulsatilidad y de resistencia **adecuados** para la data gestacional.

En la arteria **Aorta** se comprueba la existencia de índices de Pulsatilidad y de resistencia **adecuados** para la data gestacional.

En la arteria **Cerebral Media** se comprueba la existencia de índices de Pulsatilidad y de resistencia **adecuados** para la data gestacional.

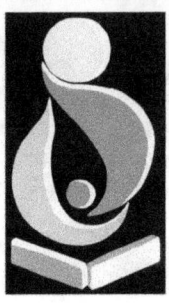

INSTITUTO DE MEDICINA FETAL ANDALUZ
(IMFA) (www.imfa.es)
Director: **Dr. Manuel Gallo**

DIAGNOSTICO ECOGRAFICO.

1. Embarazo **gemelar** ....
2. Ecografía con **medidas biométricas** acordes con   +/- 1 semanas (acorde a amenorrea) en feto nº 1.
3. **Liquido amniótico** en cantidad .... en feto nº 1.
4. Estudio **Doppler,** con resultado ...., en feto nº 1.
5. Ecografía con **medidas biométricas** acordes con   +/- 1 semanas (acorde a amenorrea) en feto nº 2.
6. **Liquido amniótico** en cantidad .... en feto nº 2.
7. Estudio **Doppler**, con resultado ...., en feto nº 2.
8. **Placenta** ....
9. No se observa patología de los **Anejos**.

EXPLORACION ECOGRAFICA. Satisfactoria.

COMENTARIOS FINALES. Ninguno a destacar.

            Fdo. Dr.: **Manuel Gallo Vallejo**
            Málaga ... de .... de 20

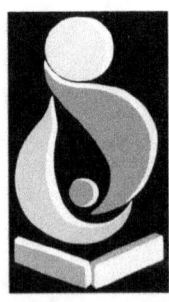

INSTITUTO DE MEDICINA FETAL ANDALUZ
(IMFA) (www.imfa.es)
Director: Dr. Manuel Gallo

ULTRASOUND PRENATAL DIAGNOSTIC REPORT

Name:

Requested by Dr: **Dr. Gallo**

Indication for Scan: **III Trimester Scan + Doppler**

D.L.M: 19/04/2004   *E.D.D: 24/01/2005*   *Amenorrhea:* **31weeks**

Sonographer: **Dr. Gallo**

TECHNICAL DETAILS: The ultrasound examination was carried out using mode B (bi-dimentional scan), real time, using a 3-6 Mhz multi-frequency convex type abdominal probe. The electronically computerized technique was carried out with a Toshiba Nemio 20, with colour Doppler, revealing the following;

DATA OF FETAL STUDY. In the examination carried out a fetus is identified in a longitudinal position and cephalic presentation.

Fetal biometry: **BPD= 78mm, AC= 244 mm, FL= 59 mm (Corresponding to 29 weeks)**

STUDY OF ADNEXA

Placenta. Found to be implanted normally facing the **posterior** wall high at a distance of the internal os of the uterus and shows an ecostructure compatible with a **grade II of maturity**, according to the classification of Grannum.

Umbilical cord. It is inserted in the central area of the placenta and is **trivascular.**

Amniotic fluid. Normal quantity in relation to data of the pregnancy

Comments: Nothing to highlight

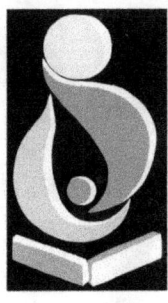

INSTITUTO DE MEDICINA FETAL ANDALUZ
(IMFA) (www.imfa.es)
Director: **Dr. Manuel Gallo**

FETAL DOPPLER

Umbilical Artery: normal indices of pulsatillity and resistence, to the gestational age.

ULTRASOUND DIAGNOSIS

1. **Single** Pregnancy
2. **Fetal Biometry** according to 29 +/- 1 weeks (2 weeks less to data).
3. **Doppler** study, with Normal result.
4. **Placenta in posterior wall** of the uterus, Grade II of Grannum
5. Normal **Amniotic Fluid,** with **AF Index = 10.2 mm**
6. **Adnexa** pathology not observed.

ULTRASOUND EXAMINATION. Satisfactory

FINAL COMMENTS. New scan in 2 weeks for fetal growth.

Malaga 22th November 20

Signed: **Dr. M. Gallo Vallejo.**

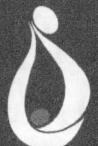

Proyecto Docente "Ágora Médica" (www.agoramedica.com)
Campus online de Medicina Materno-Fetal «Caldeyro Barcia»
Diplomado en "Conceptos Fundamentales en Medicina Materno-Fetal"
Unidad 3. Concepto de Alto Riesgo en Obstetricia

3

Concepto de Alto Riesgo en Obstetricia

Manuel Gallo
José Luis Gallo
Ana Espinosa
Miguel Ruoti Cosp

ÍNDICE

* Introducción
* Objetivos
* Factores de Riesgo Perinatal y Momento de Identificación
* Niveles de Detección de Riesgo
* Perfiles de Riesgo Perinatal
* Bibliografía Seleccionada

* Definiciones
* Factores de Riego Perinatal
* Etapas de Identificación del Riesgo Perinatal
* Tipos de Riesgo Perinatal
* Indices de Riesgo Perinatal
* Conclusiones

INTRODUCCIÓN

La reducción de la morbilidad perinatal es uno de los grandes desafíos de la medicina actual. Una gran parte de la patología perinatal la proporcionan un 20-35% de pacientes que presentan embarazos o partos complicados. Para identificar a estas pacientes, se sugirió el concepto de riesgo perinatal y comenzaron a publicarse los primeros índices o scores objetivándolos según diversos factores de riesgo[1].

Numerosos estudios epidemiológicos han llegado a la conclusión de la existencia de unos grupos de la población que son particularmente vulnerables a la aparición de problemas específicos asociados con la reproducción o con una mayor morbilidad y mortalidad perinatal. Es conocido que el 20-30% de la población obstétrica contribuye con el 70-80% a la mortalidad y morbilidad perinatales[2,3]. Ante esta evidencia, ha surgido el concepto de «embarazo, parto y neonato de alto riesgo», entendiendo como tal aquellos casos en los que por incidir durante la gestación, en el parto o en el neonato determinadas circunstancias sociales, médicas, obstétricas o de otra índole se acompañan de una morbilidad y mortalidad perinatal superior a la de la población general[4]. Los individuos que forman estos grupos, mujer embarazada, feto y/o recién nacido, son de «alto riesgo».

En consecuencia, es necesario identificar los factores de riesgo, estimar su importancia relativa en relación con el resultado perinatal y disponer de un sistema que prospectivamente discrimine las gestaciones en niveles de riesgo. El objetivo es introducir medidas correctoras que disminuyan las consecuencias adversas de los factores de riesgo.

DEFINICIONES

- *Riesgo perinatal*: «Es un concepto de salud pública que abarca la vida y la salud de la madre y su hijo».
- *Embarazo de alto riesgo*: Ajustándonos al concepto etimológico de riesgo, podemos definir el embarazo de alto riesgo, según la SEGO[5], como la «gestación que acontece en una mujer en la que existe una contingencia o proximidad de un daño o peligro, bien en forma de antecedente, bien de forma intermitente o bien estadísticamente asociado». A estos elementos se les conoce como factores de riesgo.
- *Factores de riesgo*: Serían «todas aquellas características o circunstancias determinables de una persona o grupo de personas que, según los conocimientos que se poseen, están asociadas a un riesgo anormal de aparición o evolución de un proceso patológico o de afectación especialmente desfavorable de tal proceso».

Los factores de riesgo pueden ser universales (edad), sociales o ambientales y biológicos. En ocasiones, pueden asociarse varios de ellos.

- *Índice de riesgo perinatal*: «Es el método de reconocer, documentar y objetivar factores anteparto o intraparto, a fin de predecir más tarde complicaciones posibles para la madre, el feto o el recién nacido».

OBJETIVOS

El objetivo fundamental de la identificación del riesgo perinatal es el de mejorar la calidad de la reproducción humana en aquella población que posee menos posibilidades.

La identificación de los factores de riesgo tiene, pues, como objetivo fundamental, disminuir la morbimortalidad perinatal y materna. Aunque existe una buena relación entre la existencia de factores de riesgo durante la gestación y el desarrollo de complicaciones, pueden ocurrir problemas en las embarazadas sin factores de riesgo. *Bajo riesgo no significa ausencia de riesgo*[6]. Debe valorarse el grado de riesgo obstétrico de forma exhaustiva en la primera visita y replantearse nuevamente en los sucesivos controles.

La identificación del riesgo perinatal durante el embarazo, tiene por objeto predecir los embarazos que precisarán de asistencia intensiva durante su desarrollo y el parto. La identificación del riesgo durante el parto, tiene por objetivo predecir los neonatos que necesitarán asistencia neonatal intensiva tras su nacimiento. Para esto, es necesario identificar precozmente a esta población y posteriormente, aplicar los recursos perinatales disponibles para ello.

FACTORES DE RIEGO PERINATAL

Un factor de riesgo es una característica o circunstancia identificable en una persona (embarazo, parto, feto y/o neonato) o grupo de personas que se asocia con un riesgo anormal de poseer, desarrollar o ser especialmente afectado de forma desfavorable por una enfermedad[7]. Los factores de riesgo seleccionados por los diferentes autores no son los mismos, ni tampoco su importancia relativa dentro de los diferentes sistemas de evaluación[8-10]. Normalmente, la elección de los factores de riesgo se apoya en estudios previos sobre la mortalidad perinatal y en la experiencia del autor en la materia. También sería interesante disponer de métodos de detección de las gestaciones con alto riesgo de morbilidad a largo plazo, pero no existen estudios bien diseñados sobre este aspecto. Es necesaria la realización de estudios sobre factores de riesgo gestacional que utilicen técnicas de análisis multivariante[11].

Un sistema de clasificación de la gestación en niveles de riesgo está condicionado por diferentes criterios, entre los que se deben considerar los siguientes:

- El resultado o la condición anómala que se quiera predecir, ya que no se puede elegir el mismo sistema para anticipar, por ejemplo, el riesgo de parto pretérmino o el riesgo de diabetes gestacional.
- El número de factores de riesgo que se decida incluir en el sistema de selección.
- La importancia relativa que se le asigne a cada factor de riesgo seleccionado.
- Los niveles de riesgo que se establezcan y sus límites.

En la actualidad, se han abandonado los intentos de cuantificar el riesgo, ya que no aportan ninguna ventaja a los sistemas cualitativos de asignación de riesgo gestacional. Por otra parte, aunque hay autores[12] que clasifican los niveles de riesgo en riesgo bajo, medio, alto y muy alto, hoy en día los niveles de riesgo se han simplificado, considerándose en la práctica clínica solo dos niveles: gestación de bajo riesgo y gestación de alto riesgo[13].

Podemos, pues, agrupar a las gestantes en dos subpoblaciones:

- Subpoblación con situación de alto riesgo que debe ser remitida a atención especializada y/o contar con otros profesionales en el seguimiento del embarazo.
- Subpoblación con bajo riesgo o sin riesgo cuyo embarazo puede ser atendido en atención primaria de salud.

La asistencia al embarazo de bajo riesgo tiene por objeto el seguimiento racional del embarazo y el asesoramiento de la gestante para conseguir la mayor salud posible para la madre y el feto, mientras que la asistencia a los embarazos de alto riesgo tienen por objeto la prevención, el diagnóstico precoz y el tratamiento de las complicaciones que pueden presentarse en el curso del embarazo, o como consecuencia de él y que pueden afectar a corto o largo plazo la salud de la madre o de su hijo[12].

En 1993 y 2001, la Sección de Medicina Perinatal de la Sociedad Española de Obstetricia y Ginecología[14,15], publicó unas tablas con los factores de riesgo perinatal que son los siguientes.

Factores Sociodemográficos

Se identifican en la primera consulta prenatal (Tabla 3-1). Los factores de riesgo sociodemográficos, como la edad, estado de nutrición, tabaquismo, etc. se identifican en la primera consulta prenatal. Posiblemente es en este grupo donde existen mayores discrepancias en la selección de los factores de riesgo, en los criterios que definen para cada condición, en cual es el límite del riesgo y en su importancia relativa dentro del sistema global de valoración del riesgo pregestacional o previo al embarazo.

Tabla 3-1. Factores de Riesgo: Sociodemográficos

• Edad materna < 15 años
• Edad materna > 35 años
• Relación peso/talla (IMC)*:
   – Obesidad: > 29
   – Delgadez: < 20
• Tabaquismo > 10 cigarros/día
• Alcoholismo
• Drogadicción
• Nivel socioeconómico bajo
• Riesgo laboral

Las edades extremas de la vida reproductiva se acompañan de un peor resultado perinatal. En relación con el peso materno, el principal problema es la obesidad, que incrementa[16] el riesgo de trastornos hipertensivos, diabetes gestacional, parto pretérmino, riesgo de distocia, complicaciones del postparto inmediato, muerte fetal intraútero, aumento de la mortalidad materna. En cuanto a las gestantes con hábitos tóxicos, se sabe que tienen una mayor proporción de recién nacidos con bajo peso al nacimiento.

Antecedentes Médicos (Tabla 3-2)

Las enfermedades médicas, que coinciden con la gestación, incrementan la morbimortalidad tanto materna como perinatal. La asociación de hipertensión y gestación es una de las principales causas de muerte materna, así como de muerte fetal, crecimiento intrauterino retardado, abruptio placentae y sufrimiento fetal agudo. La detección y el tratamiento precoz mejoran el resultado perinatal y disminuyen las complicaciones maternas. Como ejemplo de este hecho, tenemos el embarazo de la mujer con diabetes mellitus. Su detección precoz y su tratamiento correcto, iniciado antes de la gestación, han disminuido enormemente la morbimortalidad perinatal y materna, publicándose en la actualidad cifras muy semejantes a las de la población no diabética[17-18]. Sin embargo, en el análisis de las complicaciones médicas, tiene mayor importancia el reconocimiento de los individuos predispuestos o con enfermedad latente, ya que son ellos los que con mayor frecuencia no son valorados de forma adecuada en su nivel de riesgo.

Tabla 3-2. Factores de Riesgo: Antecedentes Médicos
• Hipertensión arterial • Enfermedad cardíaca • Enfermedad renal • Diabetes Mellitus • Endocrinopatías • Enfermedad respiratoria crónica • Enfermedad hematológica • Epilepsia y otras enf. neurológicas • Enfermedades psiquiátricas • Enfermedad hepática con insuficiencia. • Enfermedad autoinmune con afectación sistémica. • Tromboembolismo • Patología médico-quirúrgica grave.

Es de gran utilidad la consulta previa al embarazo[19] en mujeres con un proceso patológico médico crónico, puesto que permite[20]:

- Establecer si la enfermedad es causa de disminución de la fertilidad en la mujer.
- Comprobar que todas las pruebas diagnósticas necesarias para el correcto estudio de la enfermedad se han realizado, especialmente si algunas de ellas no son apropiadas durante el embarazo por riesgos para el feto.
- Determinar que el tratamiento ha sido el apropiado, si va a ser posible continuarlo o, por el contrario se deberá modificar o suspender.
- Informar a la paciente de los riesgos que la enfermedad o el tratamiento suponen para el feto:

viabilidad, prematuridad, malformación o alteraciones en el crecimiento y desarrollo.
- Informar a la paciente de los riesgos que el embarazo suponen para su enfermedad: aumento o no de la morbimortalidad.

Antecedentes Reproductivos (Tabla 3-3)

La existencia de estos factores en gestaciones anteriores deben alarmar por la posibilidad de repetición de los mismos, obligando a la búsqueda de las posibles causas, cuando son desconocidas. Se ha comprobado que hay una mayor incidencia de resultados perinatales adversos en gestantes que han requerido técnicas de reproducción asistida. Por otra parte, el bajo peso al nacimiento, por parto pretérmino o por CIR, es un hecho con alta tendencia a la repetición. También se ha observado que las madres con el antecedente de una muerte perinatal previa, el nacido tiene un riesgo de muerte dos veces más alto.

Tabla 3-3. Factores de Riesgo: Antecedentes Reproductivos
- Tromboembolismo
- Esterilidad en tratamiento al menos durante 2 años
- Aborto de repetición
- Antecedente de parto pretérmino
- Antecedente de nacido con CIR
- Antecedente de muerte perinatal
- Hijo con lesión residual neurológica
- Antecedente de nacido con defecto congénito
- Antecedente de cirugía uterina (excepto legrado instrumental
- Malformación uterina
- Incompetencia cervical

Factores del Embarazo Actual (Tabla 3-4)

La gestación es un proceso dinámico, por tanto, la valoración del riesgo debe realizarse considerando los factores de riesgo que vayan surgiendo a lo largo del embarazo. Su identificación se debe realizar en cada consulta prenatal.

Tabla 3-4. Factores de Riesgo: Embarazo Actual
- Hipertensión inducida por el embarazo
- Anemia grave
- Diabetes gestacional
- Infección urinaria de repetición
- Infección de transmisión perinatal
- Isoinmunización Rh
- Embarazo múltiple
- Polihidramnios
- Oligohidramnios
- Hemorragia genital
- Placenta previa asintomática (diagnóstico ecográfico > 32.ª semana)
- Crecimiento intrauterino retardado
- Defecto fetal congénito
- Estática fetal anormal > 36.ª semana
- Amenaza de parto pretérmino
- Embarazo pretérmino
- Rotura prematura de membranas ovulares
- Tumoración uterina
- Patología médico-quirúrgica grave

La aparición de alguno de los factores enunciados durante el embarazo puede requerir una estrategia de supervisión específica de la gestación, la consulta con otros especialistas, la realización de exploraciones complementarias específicas o la remisión de la mujer a un centro de asistencia especializada.

Otro sistema de identificación del riesgo perinatal es el cualitativo, es decir, en función de que la paciente tenga uno de los factores identificados con el riesgo perinatal. Es un método más simple, pero más práctico y de más fácil uso en los distintos niveles de atención sanitaria.

La Consejería de Salud de la Junta de Andalucía, en el año 1987, en un Manual de Asistencia Obstétrica en Atención Primaria[21], estableció una tabla de factores de riesgo para el embarazo y parto, para derivación de la embarazada al nivel superior y que se exponen a continuación:

1. Malos antecedentes obstétricos.
2. Esterilidad previa.
3. Cesárea anterior u otra cirugía uterina previa.

4. Edad materna superior a 35 años o inferior a 18 años.
5. Patología ginecológica asociada.
6. Diabetes mellitus.
7. Infección materna grave.
8. Enfermedad materna grave.
9. Toxemia.
10. Anemia (Hg<10 grs/dl).
11. Hemorragias vaginales.
12. Isoinmunización.
13. Sospecha de CIR.
14. Amenaza de parto prematuro.
15. Rotura prematura de membranas.
16. Embarazo múltiple.
17. Embarazo prolongado.
18. Tabaquismo.
19. Alcohol.
20. Drogas.
21. Problema psíquico.
22. Problema social.
23. Embarazo no vigilado.
24. Otros.

FACTORES DE RIESGO PERINATAL Y MOMENTO DE IDENTIFICACIÓN

Los factores de riesgo perinatal, según el momento en que pueden ser identificados, los dividimos en:

1. *Factores preconcepcionales*. Son aquellos cuya existencia es previa al embarazo. Están constituidos por los biológicos (edad, paridad, talla, alimentación, intervalo intergenésico, antecedentes obstétricos, patología general, etc.) y por los sociales (trabajo, estado civil, vivienda, educación, etc.).
2. *Factores del embarazo*. Son los que presentan cuando la gestación ya ha comenzado. Son, fundamentalmente factores dependientes de la atención médica durante el embarazo (control prenatal, tardío, discontinuo e incompleto) y de la propia embarazada (gestosis, incompatibilidades Rh, curva de peso, drogas, diabetes, etc.).
3. *Factores del parto*. Son los que se presentan en el transcurso del mismo. Dependen fundamentalmente de la característica del proceso de atención obstétrica durante el parto.
4. *Factores de postparto y del recién nacido*. De la misma manera aparecen en la madre y en el recién nacido y dependen de la atención médica durante el puerperio y también del propio recién nacido.

Resulta evidente que cada uno de los factores anteriormente expuestos influyen sobre los que aparecen en etapas sucesivas. El juego de interrelaciones puede esquematizarse en tres etapas (Fig. 4-1).

En la *etapa 1* (efectos a corto plazo) se muestra que los factores preconcepcionales son condicionantes de los del embarazo, parto, postparto y del recién nacido. Son efectos a corto plazo, que se evidencian sobre el estado de salud de la madre y de su hijo.

En la *etapa 2* (efectos a medio plazo), se señala la influencia que los factores preconcepcionales del embarazo, parto y postparto tienen a mediano plazo sobre la capacidad reproductiva de la embarazada para posteriores gestaciones.

En la *etapa 3* (efectos a largo plazo), se muestra que el efecto de los factores sobre el recién nacido, puede a largo plazo comprometer la capacidad reproductiva de éste cuando, si sobrevive, llegue a la edad adulta con secuelas.

Tanto los efectos a mediano plazo de la etapa 2, como los a largo plazo de la etapa 3, se manifesta-

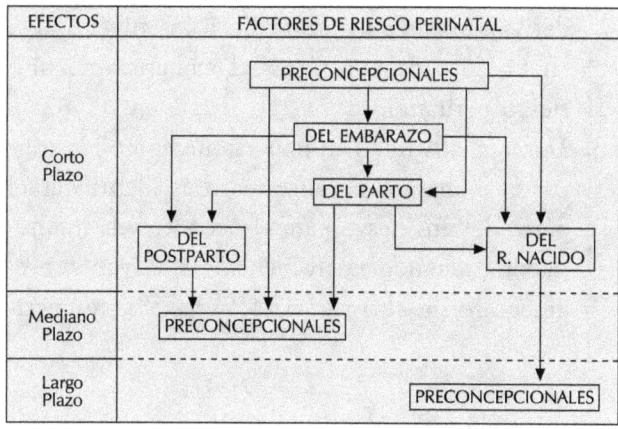

Fig. 3-1. Diagrama de Influencias.

rán como factores que deberán ser incluidos como preconcepcionales en las gestaciones siguientes.

Este esquema de interrelaciones resulta importante si se piensa en términos preventivos. Es indispensable que se determine el riesgo obstétrico de una mujer en cualquiera de estas etapas para poder tomar racionalmente las medidas de prevención y tratamiento que correspondan.

Se deben resaltar además la importancia de los factores preconcepcionales como eslabón fundamental de esta cadena y la trascendencia que en el tiempo pueden llegar a tener todos los factores.

ETAPAS DE IDENTIFICACIÓN DEL RIESGO PERINATAL

Cronológicamente, la identificación del riesgo perinatal mediante los índices expuestos, deben hacerse en tres momentos de la vida de una mujer:

1. *Antes del Embarazo*. Sería realizada en la consulta prenatal de la pareja que desea tener hijos. En ella se valorarán fundamentalmente los factores preconcepcionales y los propios de cada mujer.
2. *Durante el embarazo*. Por regla general, se hace la identificación una sola vez durante el mismo, bien en la primera visita al obstetra o al ingreso en el hospital. Hoy día, se acepta que debe realizarse en tres etapas del embarazo, en la 1.ª visita, en la semana 26-28 y en la semana 36, derivándose según protocolo a los niveles II o III en caso de considerar el embarazo de alto riesgo perinatal.
3. *Durante el parto*. Tan importante como identificar el embarazo de alto riesgo es identificar el parto de alto riesgo para el neonato y la madre, máxime cuando la frecuencia es mayor que el embarazo de alto riesgo (45% y 35%, respectivamente).

En resumen, la identificación del riesgo perinatal debería hacerse en cinco ocasiones, una vez antes del embarazo, tres veces durante el embarazo y la última vez al comienzo del parto. De esta forma, la oportunidad de hacer una correcta detección del riesgo perinatal es mayor y por lo tanto, mayor será nuestra oportunidad de realizar una atención médica perinatal correcta.

TIPOS DE RIESGO PERINATAL

Los factores de riesgo perinatal, enunciados anteriormente, pueden generar dos tipos de riesgo perinatal:

1. *Riesgo Potencial*: Es producido fundamentalmente por los factores preconcepcionales. Las gestantes que presentan un riesgo potencial requieren una acción médica de cobertura general y obstétrica durante el embarazo, parto y postparto. El objetivo principal de este grupo es controlar la evolución del proceso para evitar que el riesgo se convierta en real.
2. *Riesgo Real*: Es producido por factores del embarazo, parto, postparto y recién nacido, que dan lugar a una patología ya establecida. Esta patología constituye dos grupos vulnerables de pacientes, que pueden ser tratadas eficazmente en el nivel donde es detectada y otro que requiere su derivación a un nivel de mayor acción.

La identificación y jerarquización de los factores de riesgo y el conocimiento de la potenciación de los factores de riesgo perinatales es importantísima para la elaboración de criterios que permitan la derivación a los distintos niveles de asistencia perinatal.

NIVELES DE DETECCIÓN DE RIESGO

En la valoración del riesgo gestacional están implicados tres niveles de detección[22]:

Nivel I

En el nivel primario se detectan aquellas gestaciones que tienen mayor probabilidad de un resultado perinatal adverso por asociarse a uno o más factores de riesgo.

Nivel II

Se basa en la detección de ciertos procesos que entrañan riesgo y en su identificación como factores de riesgo En un segundo nivel de detección, debemos determinar, de entre la población de riesgo fijada en el primer nivel, que fetos están realmente inmersos en un medio adverso, ya que son éstos los que realmente pueden sufrir minusvalía. Este segundo nivel de detección requiere la utilización de medios más o menos sofisticados como son la ecografía seriada, determinaciones hormonales, monitorización basal de la frecuencia cardiaca fetal, perfil biofísico y fluxometría Doppler, entre otros. La utilización de estas técnicas implican un gasto importante en recursos materiales y personales, recursos que como todos sabemos son finitos. Ello obliga a mantener un equilibrio entre la sensibilidad y la especificidad de los test de valoración del riesgo gestacional, ya que al ser parámetros relacionados de forma inversa, podríamos incrementar desmedidamente el gasto sanitario si optamos por un sistema de clasificación muy sensible a costa de poco específico.

No debemos olvidar que el objetivo del cuidado preparto es disminuir el riesgo de morbilidad y mortalidad, tanto para la embarazada como para su hijo. Para ello, debemos utilizar de forma razonable los medios diagnósticos y terapéuticos disponibles en la actualidad, teniendo en cuenta los siguientes puntos:

- El embarazo es un proceso fisiológico mientras no se aparte de la normalidad. No debemos, con un sobrecontrol, contribuir a que la gestante y su entorno familiar piensen lo contrario.
- Los recursos sanitarios son finitos, por tanto, debe racionalizarse su uso.
- La utilización de técnicas diagnósticas indiscriminadamente, sin valorar su adecuación metodológica a la patología que se desea detectar y sin tener en cuenta la prevalencia de la misma, además de caro sólo sirve para desprestigiar la técnica diagnóstica utilizada.

Nivel III

Cuantifica el riesgo mediante la utilización de un sistema de puntuación.

ÍNDICES DE RIESGO PERINATAL

En la revisión bibliográfica que hemos realizado, hemos encontrado un total de 21 índices de riesgo perinatal (Tabla 3-5). El primero lo publicó Nesbitt en 1969 y desde entonces, han proliferado los índices o scores, propios o basados en otros, todos intentando identificar la paciente con alto riesgo perinatal para ella o su hijo[23].

La mayoría de los índices han demostrado su eficacia para reconocer a la paciente de alto riesgo, de forma que se acepta el hecho de que el 30-35% de las embarazadas deben ser consideradas de alto riesgo y su consecuencia es el 80-90% de la morbilidad perinatal y materna (Tabla 3-6). Por esto, es de trascendental importancia identificar a esta población y actuar con urgencia y eficacia con los recursos perinatales de que disponemos.

No obstante, creemos que la objetivación del riesgo para el parto es indispensable, porque se ha demostrado que un 30% de los partos calificados de alto riesgo proceden de embarazadas clasificadas como de bajo riesgo. Además, el porcentaje de partos de alto riesgo es mayor[20], un 45%, que las embarazadas de alto riesgo (Tabla 3-7). Por ello creemos que los índices deberían ser aplicables a la embarazada durante su gestación y antes del parto, para cumplir perfectamente el objetivo, que expusimos al principio.

Tabla 3-5. Índices de Riesgo Perinatal

Año	Autores	Embarazo	Parto
1969	Nesbitt	*	
1969	Goodwin	*	
1969	Effer	*	
1970	Pinto		
1972	Zanutti	*	
1972	Larks	*	
1973	Wilson	*	
1973	Hobel	*	*
1973	León	*	
1973	Aubry	*	
1973	Mercier	*	
1974	Haeri	*	
1975	Grelle	*	
1975	Stembera	*	
1976	Ortiz Quintana	*	
1977	Coopland	*	
1977	Sokol	*	
1978	Fabre	*	*
1979	Edwards	*	
1979	Morrison	*	
1983	Condor	*	

Tabla 3-6. Frecuencia del Parto de Alto Riesgo

Año	Autores	Alto Riesgo	Bajo Riesgo
1973	Hobel	49%	51%
1978	Fabre	41%	59%

Tabla 3-7. Frecuencia del Embarazo de Alto Riesgo

Año	Autores	Alto Riesgo	Bajo Riesgo
1969	Nesbitt	36%	64%
1969	Goodwin	38%	62%
1973	Hobel	32%	64%
1976	Ortiz	26%	74%
1978	Fabre	37%	63%
1977	Yeh	28%	62%
1977	Sokol	49%	51%
1979	Edwards	47%	53%
1979	Morrison	19%	81%
1986	Gallo	35%	65%

Junto a esta característica, pensamos que los índices para ser de utilidad práctica, deben ser fáciles y sencillos en su cumplimentación y evolución, utilizando ítems de demostrada relación con riesgo perinatal, sin incluir métodos sofisticados de diagnóstico prenatal.

PERFILES DE RIESGO PERINATAL

El perfil de una embarazada con bajo riesgo perinatal podría ser el siguiente:

- 24 años.
- Casada.
- 1,60 de estatura.
- Ultimo parto hace dos años.
- Controlada regularmente por su obstetra.
- Domicilio urbano.
- Hemoglobina 11 gr. %.
- No abortos previos.
- Estudios medios.
- No tóxicos.
- Sin patología general o específica del embarazo.

Sin embargo, *el perfil de una embarazada de alto riesgo perinatal sería*:

- 16 años.
- Soltera.
- 1,50 de estatura.
- Primípara.
- Control tardío o irregular por su obstetra.
- Domicilio rural.
- Anemia.
- Un aborto previo.
- Estudios primarios.
- Fumadora.
- Con patología general o específica del embarazo.

CONCLUSIONES

La implantación de un sistema que permita la identificación del riesgo perinatal es el primer paso en un programa de Salud Materno-Infantil.

La identificación de los factores de riesgo perinatales tiene, como objetivo fundamental, disminuir la morbimortalidad perinatal y materna.

La identificación del riesgo perinatal debe hacerse lo más precozmente posible, a fin de poder actuar también de forma precoz.

La identificación del riesgo perinatal debe hacerse antes del embarazo, durante el embarazo y durante el parto.

Es conveniente la utilización del índice de riesgo perinatal que sea eficaz para detectar la población de alto riesgo perinatal. Este índice debe ser sencillo, claro, efectivo y sometido a evaluación tras un período de prueba, por si necesita ser mejorado.

Son necesarios estudios prospectivos sobre la potencia de cada factor por sí solo, y también combinado con otros, para predecir el resultado perinatal. Es este un campo de estudio e investigación de gran interés, sobre todo en relación a aquellos factores aparentemente poco relacionados con el resultado perinatal.

El embarazo y el parto son dos eventos médicos que pueden pasar de bajo riesgo a alto riesgo en forma súbita, inesperada. *Bajo riesgo no significa ausencia de riesgo* Por lo tanto, cabría perfectamente preguntarse: ¿Hay algún embarazo de bajo riesgo obstétrico?[24].

BIBLIOGRAFÍA SELECCIONADA

1. Gallo M, Abehsera M. Identificación del riesgo perinatal. Organización de los Cuidados Perinatales. VI Congreso Nacional de Medicina Perinatal pp.137-153. Madrid 1986.
2. Aubry RH, Pennington JC. Identification and evaluation of high-risk pregnancy: The perinatal concept. Clin Obstet Gynec 1973;16:3.
3. Nesbitt REL, Aubrey RH. High-risk obstetrics. II. Value of semiobjective grading system in identifying the vulnerable group. Am J Obstet Gynecol 1969;103:372
4. Fabre E, Perez JV, Gonzalez F. Identificación del riesgo perinatal. I. Test de riesgo prenatal. Acta Ginec 1978; 33:27-34.
5. SEGO Protocolos. Definiciones Perinatológicas. Protocolo actualizado en 2010.
6. Prado Guillén JR, Mora Sánchez A, Selas Turrillo. Identificación del embarazo de alto riesgo obstétrico. En:

Lombardía Prieto J, Fernández Pérez ML, editores. Guía Práctica en Ginecología y Obstetricia. Jansenn-Cilag. Madrid 2001; pp 383-85.
7. World Health Organization. The prevention of perinatal morbidity and mortality. Public Health Paper 1972;42:62
8. Edwards LE, Barrada I, Tatreau EW, Hkanson EY. A simplified antepartum risk scoring system. Obstet Gynecol 1979;54:237-40.
9. Fortney JA, Whitehorne EW. The development of a index of high-risk pregnancy. Am J Obstet Gynecol 1982;143:501-8.
10. Haeri AD, South J, Naldrett J. A scoring system for identifying pregnant patients with a high-risk of perinatal mortality. Br J Obstet Gynaecol 1974;81:535-8.
11. Kaminski M, Goujard J, Rumeau-Rouquette C. Prediction of low birthweight and prematurity by a multiple regression analysis with maternal characteristics known since the beginning of pregnancy. Int J Epidem 1973;2:195-204.
12. Cabero i Roura Ll, Sánchez Duran MA. Protocolos de Medicina Materno-Fetal (Perinatología). 3.ª edición. Madrid 2008.
13. López Gutiérrez P, García Hernández JA. Concepto de riesgo elevado y su detección. En: Bajo Arenas JM, Melchor Marcos JC, Mercé LT. Fundamentos de Obstetricia (SEGO). Madrid 2007;pp 235-39.
14. Garcia Hernandez JA. Identificación del embarazo de alto riesgo. En: Manual de Asistencia al Embarazo Normal, capitulo 5. Sección de Medicina Perinatal de la SEGO. Zaragoza 1993.
15. Garcia Hernandez JA, Fabre E. Identificación del embarazo de alto riesgo. En: Manual de Asistencia al Embarazo Normal, capitulo 5: 171-195. Sección de Medicina Perinatal de la SEGO. Zaragoza 2001.
16. Gallo JL, Díaz López MA, Gómez Fernández J, Hurtado F, Presa JC, Valverde M. Síndrome metabólico en obstetricia. Clin Invest Gin Obst Obst 2010;37(6):239–245
17. Goldberg JD, Franklin B, Lasser D, et al. Gestational diabetes: Impact of home glucose monitoring on neonatal birth weight. Am J Obstet Gynecol 1986;154:546-50.
18. Jovanovic L. Effect of euglycemia on the outcome of pregnancy in insulin-dependent diabetic women as compared with normal control subjects. Am J Med 1981;71:921-7.
19. Fabre E, Fernandez A y Fortuny A. Consulta preconcepcional. En: Manual de Asistencia al Embarazo Normal, capitulo 1: 45-76. Sección de Medicina Perinatal de la SEGO. Zaragoza 2001.
20. Ibáñez LP, Fabre E. Consulta preconcepcional. En: En: Bajo Arenas JM, Melchor Marcos JC, Mercé LT. Fundamentos de Obstetricia (SEGO). Madrid 2007;pp 217-225.
21. Asistencia Obstétrica en Atención Primaria. Consejería de Salud. Junta de Andalucía. Sevilla 1987.
22. Fabre E, Perez JV, Gonzalez F. Identificación del riesgo perinatal. II. Test de riesgo intraparto. Acta Ginec 1978; 33:37.
23. Hobel CJ. Prenatal ans intrapartum high-risk screening. I. Prediction of the high risk neonate. Am J Obstet Gynec 1973; 1:117.
24. Willson EW, Schiffrin BS. Is any pregnancy low risk? Obstet Gynecol 1980;55:653.

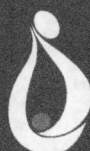

Proyecto Docente "Ágora Médica" (www.agoramedica.com)
Campus online de Medicina Materno-Fetal «Caldeyro Barcia»
Diplomado en "Conceptos Fundamentales en Medicina Materno-Fetal"
Unidad 4.   Concepto de Bienestar Fetal. Bases fisiopatológicas de la pérdida del Bienestar Fetal

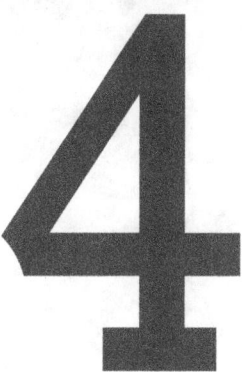

Concepto de Bienestar Fetal. Bases fisiopatológicas de la pérdida del Bienestar Fetal

Manuel Gallo

ÍNDICE

* Introducción
* Bases Fisiopatológicas de la Pérdida del Bienestar Fetal
* Recuento de movimientos fetales
* Bibliografía

* Concepto de Bienestar Fetal y Asfixia Fetal
* Frecuencia cardiaca fetal
* Índice de resistencia vascular
* Meconio en líquido amniótico

INTRODUCCIÓN

El estudio del estado del feto intraútero es, sin duda, uno de los pilares básicos sobre los que se asienta la Obstetricia moderna. Con este fin se han venido desarrollando diversos métodos de control, que tienen como objetivo el detectar de forma precoz el compromiso fetal procedente de deficiencias nutritivas y respiratorias intraútero.

Exceptuando situaciones agudas tales como el desprendimiento placentario, las circunstancias que comprometen el aporte fetal de oxígeno y nutrientes actúan de forma crónica, progresiva. Frente a esta situación desfavorable, el feto pone en marcha una serie de respuestas compensatorias, ahorradoras de oxígeno, que se van estableciendo de un modo secuencial. El estudio de estas medidas adaptativas constituye el fundamento de los métodos de control fetal.

Para poder evaluar de una forma correcta el estado del feto, es imprescindible un buen conocimiento de la fisiopatología de la respuesta fetal a la hipoxia, así como la cronología en la aparición de tales mecanismos adaptativos y su diferente gravedad y significación patológicas. De esta forma, podremos interpretar adecuadamente la información proporcionada por los diversos métodos de control, conociendo el mayor o menor grado de afectación fetal y poder obrar en consecuencia.

Se han realizado numerosos estudios comparativos entre estos métodos para tratar de determinar cual de ellos refleja de un modo más fidedigno el estado del feto. Sin embargo, y aunque obviamente muestran diferencias en cuanto a su eficacia, ninguno de ellos debe considerarse como de elección exclusiva, ya que muestran diferentes aspectos de la fisiopatología fetal por lo que sus informaciones son complementarias.

CONCEPTO DE BIENESTAR FETAL Y ASFIXIA FETAL

Estos conceptos clásicos en la Obstetricia, desde el año 1994 y por indicación del Colegio Americano de Ginecólogos y Obstetras (ACOG)[1], se han visto modificados en su definición, significado y uso.

Entendemos por «Bienestar Fetal» aquella situación del feto intraútero en la que todos los parámetros bioquímicos, biofísicos y biológicos referidos al feto, se encuentran dentro de la normalidad. Por el contrario entendemos por «Sufrimiento Fetal» aquella situación del feto intraútero en la que algunos parámetros indicadores del bienestar fetal, son patológicos. No obstante ambos conceptos son amplios y a veces poco precisos, dando lugar a problemas clínicos y legales.

El uso del término «Sufrimiento Fetal» (Fetal distress) debe ser desterrado de la terminología perinatal, es decir de los obstetras y de los neonatólogos, ya que, con toda la razón, el ACOG[1] ha propuesto sustituirlo por el de «non reasuring fetal status», de difícil traducción al español y que significaría «estado fetal no asegurable». Esto es muy importante ya que el término «Sufrimiento Fetal» significa «feto enfermo» y el término «estado fetal no asegurable» significa la interpretación del obstetra de los datos referentes al estado fetal, lo cual es ostensiblemente diferente, desde el punto de vista clínico y legal. En la Clasificación Internacional de Enfermedades (CIE-10), ya ha sido sustituido por «non reassuring fetal status».

El término «estado fetal no asegurable» es un diagnóstico anteparto o intraparto, mientras que el de «Asfixia Fetal» es un diagnóstico neonatal. Se entiende por «asfixia fetal» un cuadro clínico neonatal caracterizado por acidemia, hipoxia y acidosis metabólica. Es un término que los obstetras no debemos utilizar, al referirnos al estado fetal y tampoco es correcta hablar de hipoxia (falta de oxigenación en los tejidos) sino de hipoxemia (falta de oxigenación en la sangre fetal).

La correcta utilización de todos estos términos, no es solo importante desde el punto de vista clínico y asistencial[2], sino también desde el punto de vista legal[3].

BASES FISIOPATOLOGICAS DE LA PERDIDA DEL BIENESTAR FETAL

La pérdida del bienestar fetal lo podemos observar en el estudio de las características de una serie de variables fetales que son las siguientes:

- Frecuencia Cardiaca Fetal.
- Índices de Resistencia Vascular Fetal.
- Movimientos Fetales.
- Presencia de Meconio en LA.

Frecuencia Cardiaca Fetal (FCF)

Existen una serie de características de la FCF, cuya presencia de forma adecuada se relaciona con un correcto funcionamiento, y por tanto buena oxigenación, de los mecanismos encargados de su regulación (fundamentalmente la interrelación del sistema simpático y parasimpático). Por el contrario, frente a una reducción del aporte de oxigeno al feto, este pondrá en marcha una serie de medidas adaptativas «ahorradoras» de oxigeno, entre las que destaca una compleja respuesta cardiovascular que originará, entre otras acciones, diversas modificaciones en la FCF. Estos cambios se verán reflejados en los trazados de monitorización cardiaca, y nos permite identificar aquellos fetos cuya oxigenación pueda estar comprometida.

Ya adelantamos en un previa publicación[4] que el conocimiento de la fisiopatología y cronología de la respuesta fetal a la hipoxia, así como la diferente significación fisiopatológica que poseen las alteraciones de las distintas variables de la FCF, es fundamental para una correcta interpretación de las pruebas de bienestar fetal, tales como Test Basal o Estimulación Vibroacústica. En efecto, dependiendo de cual sea la variable afectada y en que grado, estas modificaciones del registro cardiaco pondrán de manifiesto la presencia de un feto sano, que conserva su capacidad de responder a situaciones de hipoxemia aguda o crónica, o bien, la existencia de una severa afectación fetal, con depresión del sistema nervioso central (SNC). También debe tenerse siempre presente, que existen otras situaciones además de la hipoxia que pueden causar estos cambios en la FCF, algunas de ellas fisiológicas, cuyo desconocimiento o inadecuada valoración puede llevarnos a una interpretación incorrecta del registro y a una actuación innecesaria.

La interpretación de los trazados de la FCF se basa en el análisis de la variabilidad de la línea basal, la frecuencia cardiaca basal, y en la presencia o ausencia de aceleraciones transitorias y en la presencia o ausencia de deceleraciones.

Variabilidad de la FCF

La FCF es el resultado de mecanismos cardioestimuladores y cardioinhibidores y el equilibrio entre ambos sistemas establece la frecuencia cardiaca normal. Como resultado del citado equilibrio dinámico, la FCF muestra oscilaciones o fluctuaciones rápidas, latido a latido, conocidas con el nombre de variabilidad de la FCF a corto plazo. La variabilidad puede ser de 4 tipos, según la clasificación de Hammacher[5] (Tabla 4-1).

En 2007 la Sociedad de Ginecologia y Obstetricia de Canada (SOGC) y en 2008, The National Institute of Child Health and Human Development (NICHD), en USA, en colaboración con el ACOG y recientemente en Noviembre de 2010, el American College of Obstetricians and Gynecologist (ACOG), publican unas normas (ver Tabla 4-2) para Monitorizacion Fetal, que incluyen una nueva clasificación de la variabilidad de la FCF durante el parto.

La variabilidad tipo I y II (moderada en la nueva clasificación) es considerada normal, mientras que el tipo 0 o mínima puede corresponder a hipoxia fetal (siempre hay que descartar un periodo fisiológico de sueño fetal y el efecto de los fármacos sedantes) y el tipo III o marcada es difícil de valorar ya que se cree que las causas que provocan los cambios de la FCF son potencialmente peligrosas para el feto. La variabilidad ausente es claramente patologica.

Tabla 4-1. Antigua Clasificación de la variabilidad de la FCF, según Hammacher

Tipo	Criterio	Significado
Tipo 0 o silente	< 5 lat/min	Hipoxia, período de sueño fetal, acción de fármacos
Tipo I u ondulatoria baja	5-10 lat/min	Normal
Tipo II u ondulatoria	10-25 lat/min	Normal
Tipo III o saltatoria	> 25 lat/min	Potencialmente peligroso

Tabla 4-2. Moderna Clasificación de la variabilidad de la FCF[6-9]

Tipo	Criterio	Interpret. del Registro Cardiotocografico
Ausente	No detectable	Categoria III (Patologico)
Minima	< 5 lat/min	Categoria II (Sospechoso)
Moderada	6-25 lat/min	Categoria I (Normal)
Marcada	> 25 lat/min	Categoria II (Sospechoso)

Una buena variabilidad de la FCF (5-25 latidos / minuto) es el mejor parámetro de la monitorización basal para predecir un buen estado del feto, especialmente cuando se acompaña de ascensos transitorios (Fig. 4-1).

La variabilidad es el resultado de los cambios que diferentes señales originan en la interacción de los sistemas nerviosos simpático y el parasimpático. Esta interacción es el principal determinante de la FCF[2].

La actividad de ambos sistemas nerviosos va a estar regulada por diversos centros, tanto a nivel central, como por baroreceptores y quimioreceptores periféricos que responden respectivamente a cambios en la presión arterial y modificaciones del pH y gases sanguíneos. Las influencias del SN autónomo cambian rápidamente en respuesta a señales aferentes secundarias a modificaciones del retorno venoso o en las necesidades metabólicas, lo que origina oscilaciones, pequeños variaciones en la FCF que denominamos variabilidad. Existe una variabilidad a corto plazo (diferencia media del intervalo entre latidos consecutivos), influenciada fundamentalmente por el parasimpático y una a largo plazo (definida por la amplitud y periodicidad de los cambios de la FCF), bajo el control predominante del simpático[2].

Para que el equilibrio dinámico simpático-parasimpático se mantenga de forma correcta, es necesario una adecuada oxigenación de los centros nerviosos reguladores del ritmo cardiaco así como del propio corazón encargado de responder a estos estímulos. La variabilidad por tanto quedará suprimida por factores que depriman la función cerebral o la contractibilidad miocárdica fetales, situación siempre presente antes de la muerte por hipoxia y acidosis prolongadas[10].

La presencia de variabilidad es un indicador de la integridad del SNC y su estrecha relación con la oxigenación fetal es evidente. Aunque una hipoxemia aguda puede causar un aumento transitorio de la variabilidad, la deprivación prolongada de oxigeno va a originar una disminución significativa, lo

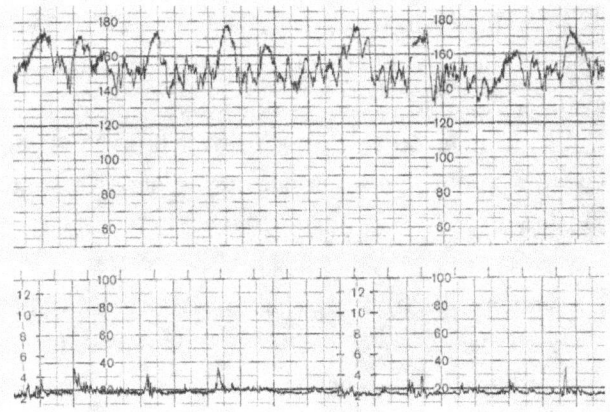

Fig. 4-1. Variabilidad de la FCF normal tipo II.

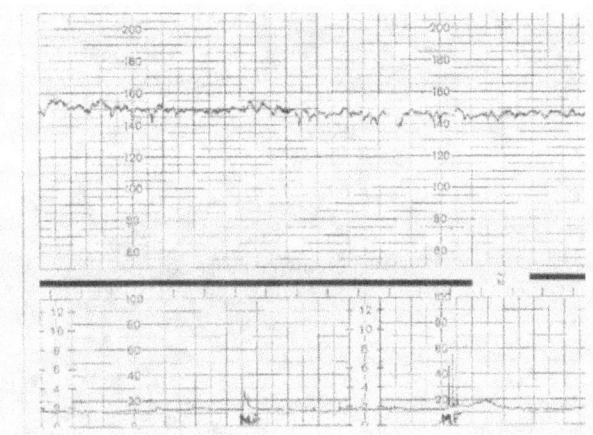

Fig. 4-2. Variabilidad de la FCF tipo 0-I, anormal.

que traduce una descompensación de los sistemas de adaptación a la hipoxia crónica y disminución de la oxigenación cerebral fetal. Es la variabilidad a corto plazo la primera en afectarse mientras que el otro tipo es el primero en normalizarse si el feto se recupera[2].

Se ha observado que la reducción de la variabilidad (Fig. 4-2) ocurre antes del desarrollo de acidemia. En el feto agónico, la variabilidad estará muy disminuida o ausente y puede asociarse con deceleraciones, aunque no necesariamente. Esta situación se halla estrechamente relacionada con acidosis fetal, muerte en el plazo de una semana y con importantes repercusiones neurológicas.

De todas formas, existen otras circunstancias que pueden actuar sobre esta variable de la FCF. Sabemos que la variabilidad está estrechamente relacionada con la función del SNC, y que es necesaria una adecuada maduración de este para que la variabilidad esté presente. Por tanto, estará normalmente disminuida en fetos prematuros, en los cuales, los mecanismos nerviosos de control cardiovascular aun no han alcanzado un desarrollo suficiente.

Debemos pues, tener siempre presente la edad gestacional a la hora de interpretar un trazado de la FCF. También es importante conocer la influencia que sobre la variabilidad ejercen los estados conductuales fetales, así puede observarse una disminución de esta en el periodo de sueño fetal. Finalmente, también encontraremos una reducción de la variabilidad en fetos con anormalidades neurológicas y con el uso de fármacos depresores del SNC.

Un aspecto controvertido lo constituye la significación del aumento de la variabilidad. El ritmo saltatorio puede ser reflejo de una actividad vagal excesiva por compresión cefálica fetal. Pero también puede ocurrir como respuesta inicial a una hipoxia aguda que origina una descarga adrenérgica e hipertensión fetal, lo que conlleva una estimulación de los baroreceptores y un estímulo vagal. Por tanto, puede constituir la respuesta adaptativa de un feto sano al estrés transitorio, pero también el estado inicial de una situación de hipoxia.

Frecuencia cardiaca basal

Las modificaciones de la FCF basal, tanto su elevación como su descenso pueden ser el reflejo de una hipoxia fetal. La FCF basal, debe estar comprendida entre 120 y 150 l/m.

Este tema, sobre los rangos de normalidad de la frecuencia cardiaca fetal basal, es muy interesante, tanto desde el punto de vista histórico como científico, con opiniones ligeramente discrepantes, que tras el paso de casi 60 años de trabajos publicados, libros y conferencias, aún no esta concluido de una forma unánimemente aceptada por todos los grupos.

Su trascendencia no es grande, ya que estamos hablando de unas diferencias de 5 ó 10 latidos/minuto (150, 155 ó 160 latidos por minuto, en relación con el rango superior de la FCF basal), según los diferentes autores, pero a la hora de una peritación judicial, creemos que puede tener cierta relevancia científica.

A continuación se exponen los 4 libros más importantes publicados por autores españoles sobre este tema:

1. *Santonja 1975*[11]. En su libro «Atlas de Cardiotocografía», en el capitulo 3 sobre Frecuencia cardiaca basal, paginas 53-114, dice «La línea de base normal debe estar comprendida entre los 120 y los 160 latidos/minuto».

2. *Esteban-Altirriba 1976*[12]. En su libro «Monitorización Fetal Intraparto. Significación clínica de la frecuencia cardiaca fetal», en el capitulo 4 sobre Significación clínica de los diversos patrones de la frecuencia cardiaca fetal, paginas 43-91, dice «Frecuencia cardiaca fetal normal es aquella en la que la frecuencia cardiaca fetal basal se halla entre 120 y 150 latidos por minuto».
3. *Carrera 1980*[13]. En su libro «Monitorización Fetal Anteparto», en el capitulo 4 sobre Cardiotocografia basal prenatal, paginas 55-118, dice «Al igual que en la monitorización intraparto, se considera que la línea de base de la FCF debe situarse normalmente entre 120 y 160 latidos/minuto».
4. *Galvez 1982*[14]. En su libro «Fundamentos y Técnicas de Monitorización Fetal», en el capitulo 3 sobre Monitorización fetal biofísica, paginas 29-63, dice «FCF normal se encuentra comprendida entre 120 y 150 latidos/minuto».

A continuación se exponen los 4 autores extranjeros más relevantes que han publicado importantes trabajos sobre este tema:

1. *Hon 1968 (USA)*[15]. En su libro «An Atlas of Fetal heart rate patterns», dice «La linea de base normal debe estar comprendida entre los 120 y los 160 latidos/minuto».
2. *Caldeyro Barcia. 1969 (Uruguay)*[16]. En su libro «Monitorizacion Fetal», dice «La línea de base normal se debe considerar normal entre 120 y 150 latidos/minuto».
3. *Wood 1969 (Australia)*[17]. En su trabajo «Classification of fetal heart rate in relation to fetal scalp blood measurement and apgar scores», dice «La linea de base normal debe estar comprendida entre los 120 y los 160 latidos/minuto».
4. *Sureau 1978 (Francia)*[18]. En su trabajo «Diagnostic Cardiotocography» dice «La línea de base normal debe estar comprendida entre los 120 y los 160 latidos/minuto».

No obstante, hay publicados trabajos del CLAP (Caldeyro incluido y de autores que siguen la clasificación de Caldeyro), en los que el límite de normalidad de la FCF basal *se pone en 155 latidos/minuto*[19-23].

La taquicardia (FCF > 150-155 l/m, de forma mantenida), como se observa en la Fig. 4-3, se produce debido a una estimulación simpática y puede ser la respuesta inicial a una deprivación lenta de oxigeno, constituyendo el primer signo de alarma de hipoxia fetal.

La bradicardia en cambio, se relaciona con estados más avanzados de hipoxia fetal. El descenso de la pO_2 y pH, así como el aumento de la pCO_2, producen una estimulación de los quimiorreceptores que conduce a una disminución de la frecuencia por activación vagal. En estados de hipoxia severa, la bradicardia puede ser la consecuencia de un fallo cardiaco por el efecto depresor miocárdica directo de la hipoxia[2].

En las alteraciones de la línea de base hay que descartar otras situaciones que puedan producirlas, tales como fiebre materna, fármacos, arritmias, etc. Además es fundamental interpretarlas en relación con otros parámetros, principalmente la variabilidad. La taquicardia o la bradicardia unidas a una disminución de la variabilidad, son indicativas de un importante compromiso fetal. En cambio, una bradicardia que se acompaña de una variabilidad y reactividad normales, es con frecuencia producida por los efectos parasimpáticos de una compresión cefálica crónica.

Aceleraciones transitorias de la FCF

Son aumentos de la línea de base de la FCF, en forma transitoria, asociados a múltiples causas, aunque a los que se asignan mayor valor pronóstico son los relacionados con los movimientos fetales. Existen múltiples clasificaciones de ellos, pero la más conocida es la de Aladjen[24]: *AT Omega* (incremento promedio de FCF de 13 ± 5 latidos / minuto y duración media de 27+/-12 segundos), *AT Lambda* con incremento más descenso de la FCF y relacionados con la patología funicular (incremento de 13 ± 6 latidos / minuto, duración de 34 ± 14 segundos y descenso de 10 ± 4 latidos / minuto), *AT Elípticos*

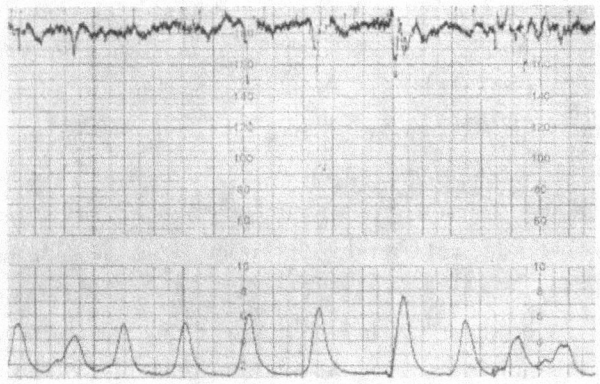

Fig. 4-3. Taquicardia de la FCF.

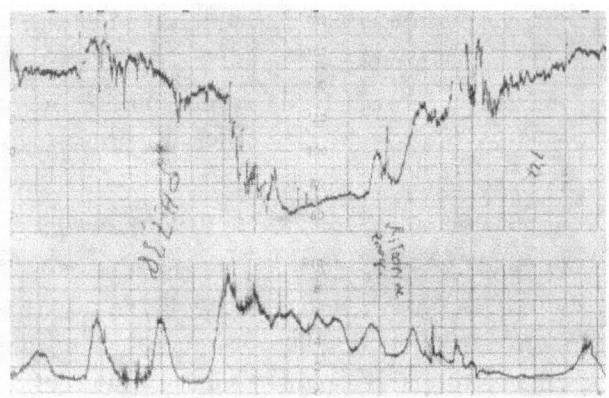

Fig. 4-4. Bradicardia de la FCF.

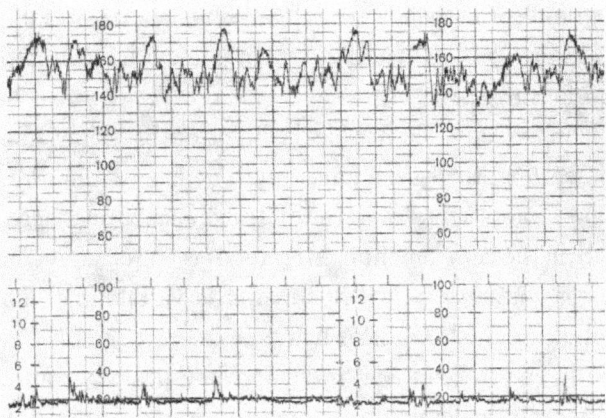

Fig. 4-5. Ascensos Transitorios de la FCF tipo Omega.

(incremento de 17 ± 5 latidos / minuto y duración de 87 ± 40 segundos) y AT *Periódicos*, sucesión de AT Omegas (incremento de 14 ± 6 latidos / minuto y duración de 83 ± 39 segundos).

Los AT Omega y AT Periódicos son considerados de buen pronóstico fetal. El AT Lambda está relacionado con una oclusión temporal del cordón umbilical, por circular de cordón u otra causa y el AT Elíptico está relacionado con un estímulo hipóxico, especialmente cuando conduce a un cambio en la línea de base de la FCF.

La existencia de aumentos transitorios de la línea de base de la FCF son un buen indicador del bienestar fetal, y constituyen el rasgo principal del denominado patrón reactivo (Fig. 4-5). Se cree que su origen es central, en centros hipotalámicos y medulares, maduros hacia la semana 28, y que requiere una buena oxigenación para que estos ascensos tengan lugar.

La aparición de ascensos transitorios se asocia a diversas causas, pero son los relacionados con los *movimientos fetales* a los que se le asigna un mayor valor pronóstico. En este caso, su presencia expresa la capacidad del feto para adaptarse al incremento en el consumo de oxigeno que requiere el movimiento fetal, indicando una buena reserva funcional. También es frecuente encontrarlos en fetos sanos en relación con contracciones uterinas, produciéndose por compresiones parciales del cordón umbilical que sólo afecte a la vena umbilical. Esto origina una disminución del retorno sanguíneo, una hipotensión y un aumento de la frecuencia cardiaca por estimulación barorreceptora y mediada por el simpático. Estas aceleraciones tendrían pues una finalidad defensiva fetal pero reflejan un estado vigilante capaz de realizar mecanismos compensatorios y por ello se interpretan como de buen pronóstico.

Las aceleraciones transitorias van a estar también influenciadas por los estados de conducta del feto, de forma que durante el sueño tranquilo se presentan tan sólo de forma esporádica. Por tanto, podemos encontrar ausencia de ascensos durante periodos de tiempo prácticamente siempre inferiores a 40-45 minutos (20 minutos por término medio), en relación con la alteración cíclica de estos estados de conducta. En estos casos, para evitar interpretaciones

Concepto de Bienestar Fetal. Bases fisiopatológicas de la pérdida del Bienestar Fetal

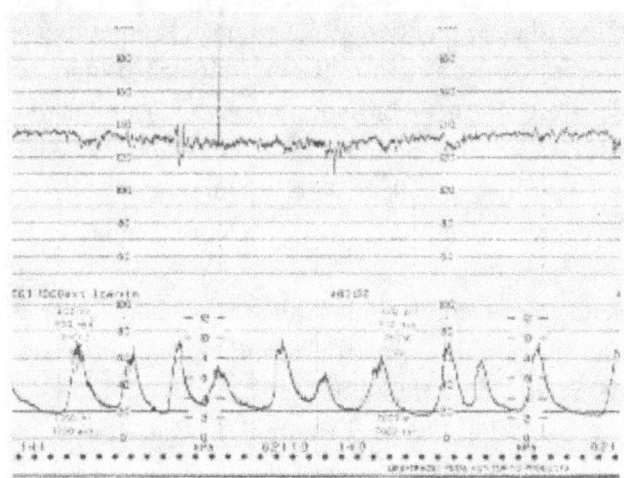

Fig. 4-6. Ausencia de Aceleraciones Transitorias de la FCF.

erróneas, puede ser útil la utilización de mecanismo que «despierten» al feto, que modifiquen su estado conductual, tal como es el caso de la estimulación vibroacústica que analizaremos más adelante[12].

Si la ausencia de aceleraciones es persistente (Fig. 4-6) y en ausencia de otra explicación (fármacos, anomalía congénita fetal, etc), debe considerarse como altamente sospechosa de perdida del bienestar fetal, incluso en presencia de una FCF basal normal y una razonable variabilidad[13]. Además, su desaparición no es un fenómeno precoz, ya que con anterioridad se podrá demostrar la existencia de dips II en relación con la actividad uterina.

Son antiguos y numerosos los trabajos que demuestran que el feto puede ser estimulado intraútero, y que estos estímulos le provocan reacciones motoras y cardiacas. El test de *estimulación vibroacústica*[25] consiste en una prueba de control fetal basada en el estudio de los cambios en la FCF inducidos por la aplicación de una laringe artificial electrónica sobre la pared materna y a la altura de polo cefálico del feto. Ver capitulo 3.5 de este libro.

Deceleraciones de la FCF

La presencia de descensos transitorios de la FCF acontece mayoritariamente con las contracciones uterinas, por tanto esta variable se valora fundamentalmente en la monitorización intraparto y en la prueba de tolerancia a las contracciones[26]. No obstante, en la monitorización basal anteparto es posible encontrar la presencia de deceleraciones en relación con contracciones esporádicas o incluso en ausencia de estas.

La aparición de deceleraciones variables se relaciona con compresiones del cordón umbilical (Fig. 4-7), lo que acontece frecuentemente con los movimientos fetales, fundamentalmente cuando existe un oligoamnios. Cuando la compresión es suficiente para interrumpir el flujo por las arterias umbilicales, origina un aumento de la tensión arterial por incremento de la resistencia vascular periférica. Esto produce un estímulo de los baroreceptores, y un descenso transitorio de la pO_2, lo que estimula a los quimioreceptores.

La consecuencia es el descenso de la FC mediada por el parasimpático. Si el episodio es breve, el descenso del oxígeno fetal se recupera rápidamente, por lo que en un feto con una reserva respiratoria adecuada, estas deceleraciones variables leves o moderadas no originarán repercusión clínica. Por el contrario, si la compresión es más prolongada y repetida, se puede llegar a una hipoxemia e hipercapnia severas que den lugar a una acidosis y a una importante depresión miocárdica[2].

La presencia de deceleraciones variables puede constituir por tanto, un fenómeno sin apenas repercusión fetal o bien un severo compromiso de este. Ante su existencia debemos valorar siempre la frecuencia con la que aparece y su asociación con

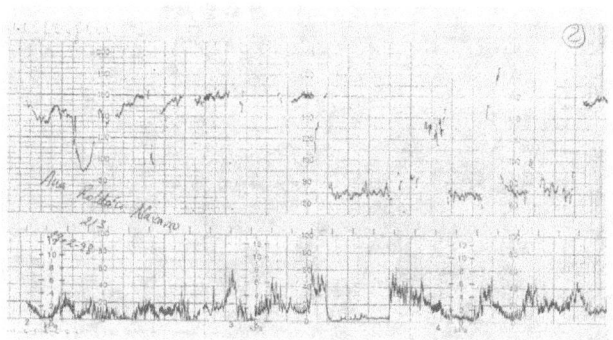

Fig. 4-7. Deceleraciones de la FCF, por compresión del cordón umbilical.

las demás variables de la FCF. Su coexistencia con una variabilidad disminuida o ausente se relaciona con un alto porcentaje de muerte intraútero y parálisis cerebral.

Otro tipo de deceleraciones son las denominadas tardías o Dips tipo II[27] (Fig. 4-8). Su origen se encuentra en descensos de la pO_2 fetal durante la contracción por debajo de un nivel crítico, alrededor de 18 mmHg, siendo excepcional su aparición cuando la pO_2 es superior a 20 mmHg.

El descenso del intercambio de oxigeno feto-placentario estimula los quimiorreceptores, que ponen en marcha una respuesta adrenérgica con liberación de catecolaminas, produciendo el incremento de la tensión arterial. Esto estimula a los baroreceptores y se desencadena una respuesta parasimpática que origina la deceleración. Cuando esto acontece en un feto con una aceptable reserva de oxigeno, la variabilidad en la FCF y la oxigenación cerebral y miocárdica se mantienen. En cambio, si la reserva es precaria se va a desarrollar una hipoxia tisular que llevará a un metabolismo anaerobio y a una acidosis. En este caso, en la producción del dip II además del mecanismo reflejo descrito interviene también la depresión miocárdica directa por la hipoxia. La variabilidad de la FCF desaparece y existe una oxigenación cerebral y miocárdica insuficiente, por lo que se trata de un patrón terminal, con alto riesgo de muerte fetal intraútero[2].

La relación más importante de las deceleraciones de la FCF es con la contracción uterina, base de la Prueba de la Oxitocina o Prueba de Pose[28].

En la contracción uterina se interrumpe totalmente la circulación en el espacio intervelloso, produciéndose un éstasis, siendo más duradera la interrupción en el lecho venoso. Esto trae consigo un descenso de la pO_2 fetal. Existe un nivel crítico de pO_2 de 18 mmHg por debajo del cual comienzan a aparecer en el registro de la FCF Dips II o tardíos, ya que la hipoxia fetal producida dará lugar a una activación parasimpática en un intento de ahorrar oxígeno, produciéndose la caída de la FCF. El nivel de la pO_2 del feto debe ser normal, alrededor de 24 mmHg, para que la contracción no la disminuya hasta el nivel crítico (Fig. 4-9).

La diferencia entre este nivel crítico y la pO_2 en situación normal es lo que se conoce como reserva respiratoria fetal de oxigeno. Esta reserva de oxigeno fetal sería pues la diferencia entre el aporte normal de oxígeno al feto y su nivel mínimo necesario para mantener un adecuado metabolismo. Por tanto, estará determinada por el grado en el que el feto puede aumentar la extracción del oxigeno de la sangre, disminuyendo la pO_2, sin comprometer la oxigenación tisular[2].

La reserva de oxígeno va a permitir cierta protección frente a una reducción en su aporte. Ante una hipoxemia, el aporte de oxígeno hacia los tejidos persiste, y además el feto puede adaptarse aumentando su extracción desde la sangre. Si esta situación persiste y la hipoxemia alcanza un nivel crítico, este sistema protector comienza a ser insuficiente, produciéndose la hipoxia tisular. Finalmente el déficit

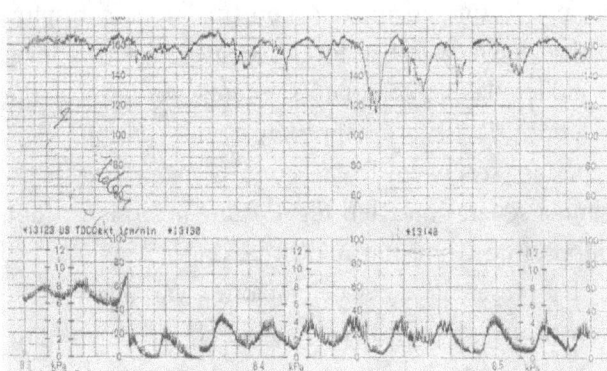

Fig. 4-8. Deceleraciones tardías o tipo II de la FCF.

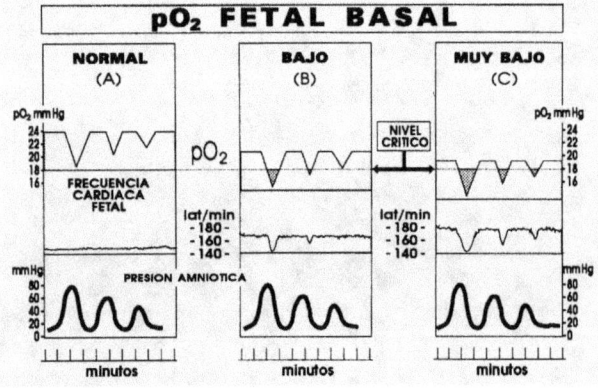

Fig. 4-9. Esquema de Caldeyro Barcia.

oxigenatorio conduce a la instauración de un metabolismo anaeróbico y al desarrollo de una acidosis metabólica, situación conocida coma asfixia fetal[2].

En fetos con una reserva de oxígeno alta, la caída de pO_2 en la contracción no desciende por debajo del nivel crítico y no aparecerán dips II, mientras que en fetos con reserva muy escasa, será suficiente una serie de contracciones de intensidad moderada para que la caída del nivel de oxigeno rebase el umbral y se produzcan deceleraciones tardías. En fetos con una pO_2 disminuida moderadamente, la presencia de deceleraciones dependerá de la intensidad de las contracciones.

Esta es la base fisiopatológica sobre la que asienta la prueba de la tolerancia fetal a las contracciones, la evaluación de la reserva respiratoria fetal, observando la respuesta de la FCF ante contracciones uterinas similares a las que la embarazada pueda tener en el parto. Es decir, esta prueba permite la medida directa de la reserva de oxigeno fetal, y una valoración indirecta de la capacidad de la función respiratoria placentaria[27].

La aparición de deceleraciones variables en lugar de dips II, cuya significación fisiopatológica fue comentada en el apartado anterior, ofrece una información mucho menos útil para el diagnóstico del feto comprometido. Su valoración incorrecta, confundiéndolos en no pocas ocasiones con deceleraciones tardías, es frecuentemente causa de los falsos positivos que acontecen con esta técnica, y motivo por el que fetos, en los que se catalogó la prueba como positiva, soportan posteriormente todo el trabajo de parto naciendo por vía vaginal en buenas condiciones.

Índices de Resistencia Vascular Fetal

Dentro de los mecanismos de adaptación fetal a la hipoxia destaca, por su precocidad e importancia, el desarrollo de una respuesta cardiovascular integrada. La tecnología Doppler nos permite estudiar de forma no invasiva los flujos vasculares fetales, poniendo de manifiesto de forma precoz los cambios producidos en estos como reflejo de la respuesta compensatoria fetal.

El Doppler (Fig. 4-10) se esta mostrando como una técnica muy importante en el control de embarazos de alto riesgo, superior en muchos aspectos a otros métodos más clásicos de control fetal. Son fundamentalmente los estados hipertensivos del embarazo y el crecimiento intrauterino restringido, las situaciones donde el estudio Doppler muestra su mayor utilidad[29-36]. Estudiaremos el Doppler en vasos Umbilicales y en vasos fetales

a) Circulación Umbilical

Antes de profundizar en el estudio de esta técnica, es necesario realizar un breve recordatorio de los acontecimientos fisiopatológicos que acontecen a nivel hemodinámico en respuesta a la hipoxia y que persiguen fundamentalmente el mantener un aporte sanguíneo y una oxigenación adecuadas de los órganos vitales del feto. Este mecanismo de defensa, es consecuencia de una compleja interrelación entre la actividad del sistema nervioso vegetativo (regulado por baro y quimiorreceptores), efectos vasculares locales originados por cambios en las concentraciones de gases y pH, y finalmente por las influencias hormonales.

Los baroreceptores responden a cambios en la tensión arterial (TA), promoviendo una disminución

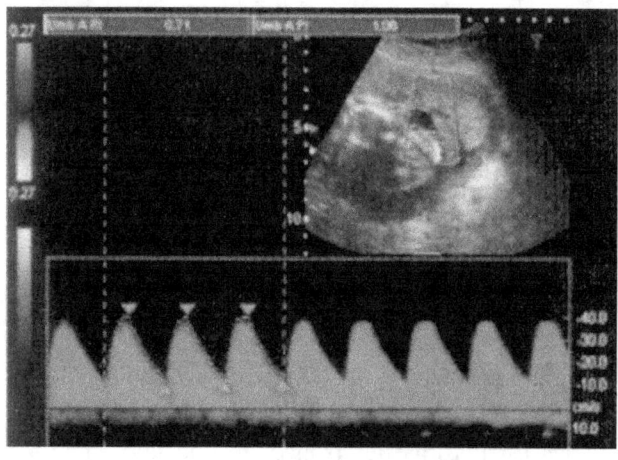

Fig. 4-10. Grafico de un Doppler normal en Arteria Umbilical.

de la FCF cuando aquella aumenta, o bien causando taquicardia cuando disminuye. Los quimioreceptores en cambio, son estimulados por el aumento de la pCO_2 y el descenso de pO_2 y pH y dan lugar a incremento de tensión arterial, bradicardia, y vasoconstricción (renal, mesentérica etc). Las acciones de ambos tipos de receptores están mediadas a través del sistema nervioso parasimpático, principal responsable del descenso FCF, y el sistema simpático, que origina vasoconstricción periférica, aumento de la TA, FCF y contractibilidad. La activación del sistema simpático-adrenérgico va a ser fundamental en todo este proceso, constituyendo su máxima activación la mayor respuesta a la hipoxia[2].

Dentro de los cambios hemodinámicos en repuesta a la hipoxia vamos a encontrar como ya hemos adelantado, alteraciones de la FCF tanto en un sentido como en otro. Así, podemos observar una elevación de la FCF en caso de hipoxemia moderada y bradicardia cuando esta se acentúa. Además, la TA va a estar elevada como consecuencia de la vasoconstricción periférica, salvo en casos avanzados de hipoxemia severa con fallo de los mecanismos de adaptación y aparición de hipotensión.

Pero sin duda, el principal fenómeno adaptativo es la redistribución del gasto cardiaco o centralización del flujo, fundamental en el estudio de la respuesta a la hipoxia, ya que los cambios hemodinámicos que acarrea en la circulación fetal, son los que tratamos de analizar con el uso del Doppler.

La redistribución del gasto cardiaco persigue aumentar de forma selectiva el flujo sanguíneo hacia órganos esenciales para la supervivencia a corto plazo, tales como cerebro, corazón y glándulas adrenales. En esto juega un papel muy importante el mecanismo de regulación local del flujo al nivel de ciertos órganos, fundamentalmente el cerebro. El cerebro fetal posee la capacidad de autorregular localmente su flujo sanguíneo en respuesta a los niveles de oxigeno arterial, de manera que la hipoxia produce de forma directa una vasodilatación con el consiguiente aumento del flujo cerebral, el cual se dirigirá principalmente hacia las estructuras del tronco de encéfalo (máxima preservación) y en menor medida hacia el córtex[2].

Por el contrario, en los territorios de baja prioridad (pulmón, órganos esplácnicos, sistema musculoesquelético), el flujo no solo no aumenta, si no que puede disminuir e incluso desaparecer conforme se agrava la hipoxia. Esto es debido a la acción del sistema simpático-adrenérgico, que producirá vasoconstricción y aumento de la resistencia vascular al nivel de estos órganos, que tratarán de adaptarse a este déficit reduciendo su consumo de oxigeno.

Todos estos mecanismos adaptativos pueden preservar al feto durante un periodo limitado, de forma que si la situación hipóxica persiste, el estado fetal comenzará a deteriorarse progresivamente, originándose una acidosis metabólica y finalmente un colapso cardiocirculatorio. Con el estudio Doppler buscamos adelantarnos a esta situación avanzada mediante el estudio precoz de cambios en los flujos vasculares, reflejo de la puesta en marcha de esta respuesta defensiva, y nos servirá de señal de alarma para intensificar la vigilancia fetal y obrar en consecuencia.

A lo largo del embarazo normal, se observa una disminución del índice de pulsatilidad (IP) en la arteria umbilical como reflejo de una disminución de la resistencia en el sistema placentario, al aumentar el número y calibre de los vasos vellositarios. Gracias a esta configuración anatómica especial, la circulación utero-placentaria es un circuito de baja resistencia, que permite el mantenimiento del flujo sanguíneo hacia el lecho placentario durante todo el ciclo cardiaco, incluido la diástole. Existen diversas circunstancias (fundamentalmente la HTA) que pueden deteriorar la microcirculación vellositaria y originar cambios en la onda de flujo umbilical. En este sentido se ha demostrado la asociación de esta afectación del Doppler umbilical con hallazgos anatomopatológicos tales como la reducción del número y calibre de arteriolas vellositarias, mayor incidencia de infartos placentarios y falta de invasión trofoblástica en la porción intramiometrial de arterias espirales. Estas alteraciones originan un incremento del IP, un aumento de impedancia a este nivel y una reducción del flujo umbilical diastólico, lo que se manifestará de forma significativa en el Doppler cuando la obstrucción funcional alcance el 50% del sistema arteriolar vellositario.

Para muchos autores[32-36] este incremento de resistencia a nivel umbilical, va a ser el primer signo hemodinámico observable cuando se altera la función placentaria (Fig. 4-11). Las alteraciones de la arteria umbilical generalmente preceden a la de los restantes vasos fetales, de forma que su normalidad haría innecesario seguir profundizando en el estudio de estos.

A medida que la situación anómala progresa y la hipoxia se acentúa, el aumento del IP se hace más patente, a la vez que empiezan a observarse alteraciones en los flujos de la circulación fetal. En un determinado momento comienza a apreciarse la perdida progresiva de la diástole hasta llegar a hacerse ausente (Fig. 4-12), situación que se relaciona con la obstrucción del 80% de la micro-circulación vellositaria. Finalmente podemos encontrarnos con la presencia de un flujo reverso o invertido (Fig. 4-13), consistente en la presencia de pulsaciones en la vena umbilical, y que representa un signo de grave deterioro fetal.

La onda Doppler de la vena umbilical es monofásica (Fig. 4-14). La velocidad es uniforme a lo largo del latido cardiaco y sólo se vuelva bifásica con los movimientos respiratorios. Estas pulsaciones aparecen en el embarazo normal hasta semana 12 ó 13 debido

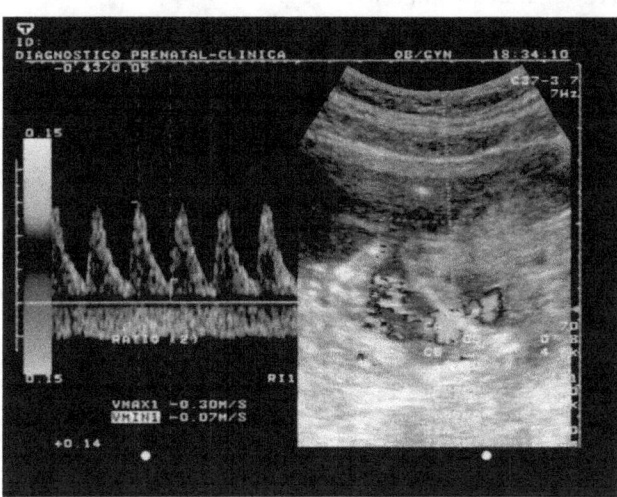

Fig. 4-11. Doppler en arteria umbilical con Índices de Resistencia y Pulsatilidad aumentados.

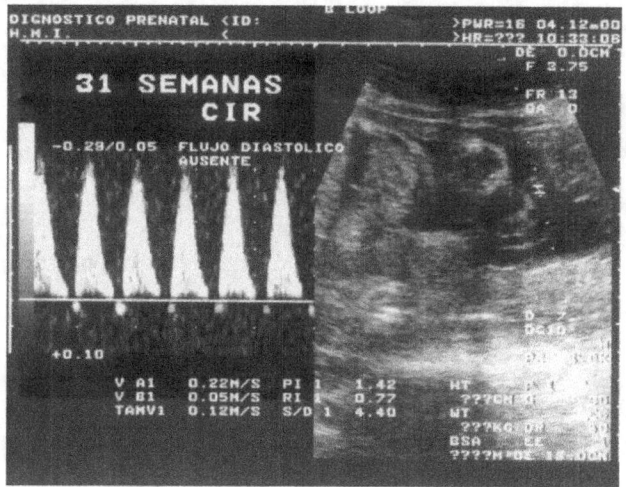

Fig. 4-12. Doppler con flujo ausente en arteria umbilical.

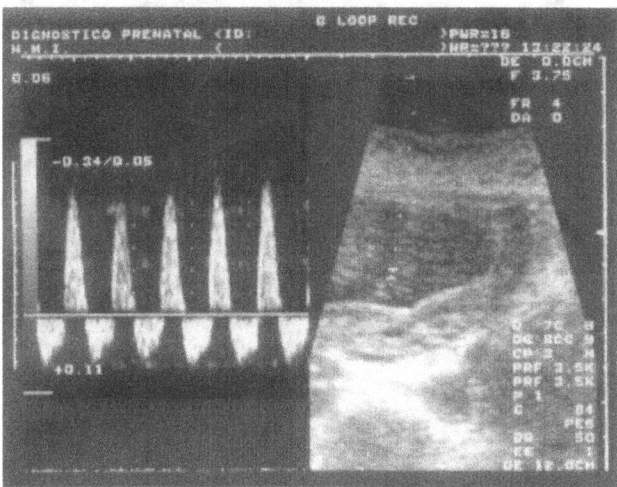

Fig. 4-13. Doppler con flujo reverso en arteria umbilical.

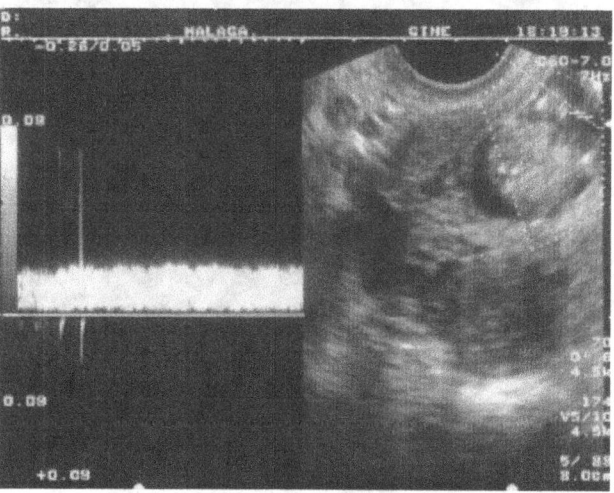

Fig. 4-14. Onda uniforme de la vena Umbilical.

a la rigidez ventricular, aunque es posible que sólo sean el reflejo del latido aórtico. Por encima de este tiempo y en ausencia de movimientos respiratorios, su presencia es indicativa de un grave compromiso cardiaco en relación con la afectación miocárdica por la hipoxia. Se produce un fallo congestivo con aumento de la presión en la aurícula derecha e incremento del flujo reverso en la cava durante la contracción que se transmite hasta la vena umbilical.

La ausencia de diástole y sobre todo el flujo reverso se relacionan con hipoxemia fetal (80%), acidosis (40-60%), CIR y con un notable aumento de la morbimortalidad perinatal (enterocolitis necrotizante, hemorragia cerebral, fallo multiorgánico, etc). Por tanto, si bien no existe un protocolo generalizado, la finalización de la gestación en un Doppler umbilical con ausencia de diástole parece una medida correcta si hay madurez fetal. Si existe inmadurez, podemos considerar la vigilancia con otras técnicas de control del bienestar fetal, procediendo a finalizar la gestación si estas muestran un compromiso significativo o ante la aparición de un flujo reverso[32].

Circulación Arterial Fetal

El estudio de flujos en la circulación fetal persigue la observación de las alteraciones hemodinámicas correspondientes a un estado de centralización de flujo frente a la hipoxia crónica. Nos permite pues cuantificar las respuestas adaptativas fetales y correlacionarlo con el grado de afectación de su bienestar[32].

Podemos dividir al territorio vascular fetal en dos grandes grupos: El territorio cerebral y el periférico. Diversos autores señalan que la adaptación hemodinámica periférica a la hipoxia es más tardía que la cerebral, lo que se cree debido a la existencia de diferentes mecanismos reguladores en ambas circulaciones. Así, mientras que la circulación periférica respondería a la hipercapnia y a la acidosis a través de la activación de quimiorreceptores, la circulación cerebral respondería directamente a la hipoxia a través de mecanismos locales[32].

La tecnología Doppler en las arterias cerebrales del feto es muy joven ya que tiene solo 20 años, ya que los primeros estudios fueron realizados por el grupo sueco de Marsal en 1984. De las arterias cerebrales fetales, anterior, media y posterior, la cerebral media (ACM) ha sido la más estudiada con la tecnología Doppler ya que es la más fácil de localizar mediante Doppler pulsado y mejor aún con su modificación en color, lo cual nos facilita mucho la correcta localización de las arterias cerebrales fetales, situadas en el polígono de Willis (Fig. 4-15).

En este sentido, muchos consideran a la *arteria cerebral media* (Fig. 4-16) como la más sensible a la

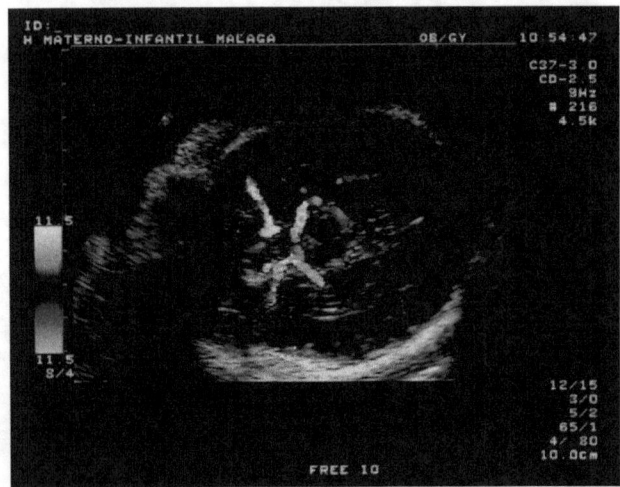

Fig. 4-15. Polígono de Willis, con las arterias cerebral anterior, media y posterior.

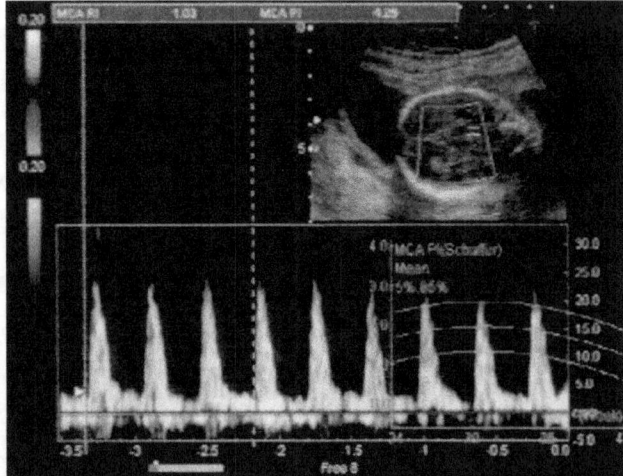

Fig. 4-16. Onda normal de la Arteria Cerebral Media.

hipoxia y a la disminución de su IP como primera alteración hemodinámica en respuesta a esta, seguida de su vasodilatación, que afectaría en primer lugar a su tramo medio (M2) y posteriormente al inicial (M1)[36].

La morfología de las ondas de velocidad de flujo en las arterias cerebrales corresponde a vasos de resistencia elevada (Fig. 4-16). En el embarazo normal, los índices de resistencia y pulsatilidad descienden ligeramente a partir de la semana 32 para compensar la caída progresiva y fisiológica de la ppO_2 y el aumento de la $ppCO_2$.

Un descenso de estos valores por debajo de los considerados normales nos indicarían la existencia de una centralización del flujo para preservar el aporte sanguíneo cerebral (Fig. 4-17). Conforme se agrava la hipoxia se acentúa la bajada del IP y la vasodilatación. Finalmente, la disminución del IP se estabiliza y posteriormente aumenta, apareciendo un flujo reverso (Fig. 4-18), lo que se cree debido a la aparición de edema cerebral e hipertensión intracraneal que dificultan la perfusión cerebral. Se trata de una situación preagónica, donde el daño cerebral causado es irreversible y la muerte fetal o neonatal, la regla[29,35-36].

En cuanto a la circulación periférica el vaso preferido es la *arteria aorta*. Su onda tiene una morfología bifásica y una pulsatilidad elevada que permanece constante durante la gestación, con una incisura protodiastólica (Fig. 4-19). La OVF de la aorta descendente representa la suma del flujo de los vasos hacia órganos esplácnicos, de la arteria renal, arterias femorales y placenta. La hipoxia crónica incrementa los índices de pulsatitilidad y resistencia y disminuye el flujo diastólico, que puede llegar a hacerse ausente o reverso.

Otras arterias estudiadas que muestran una mayor resistencia en la hipoxia, con mas o menos precocidad son la renal (cambios precoces), mesentérica, esplénica o hepática. La visualización de flujo en vasos coronarios acontece cuando estos muestran una vasodilatación, respuesta compensatoria en situaciones de muy severo compromiso fetal.

Para muchos autores, la relación de los índices de resistencia de los vasos de la circulación perifé-

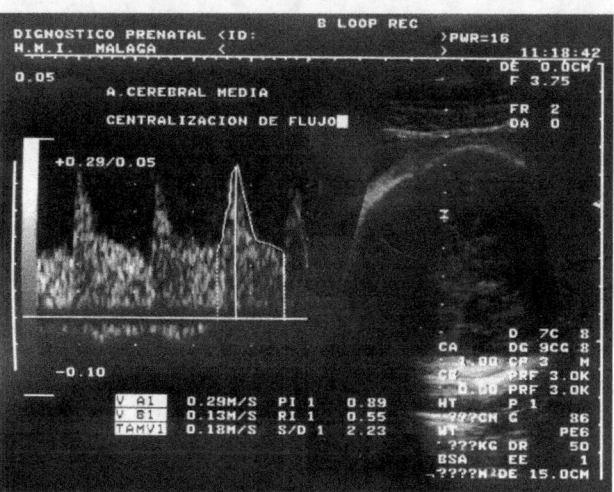

Fig. 4-17. Onda anormal de la Arteria Cerebral Media, indicando que se ha producido una centralización del flujo sanguíneo fetal.

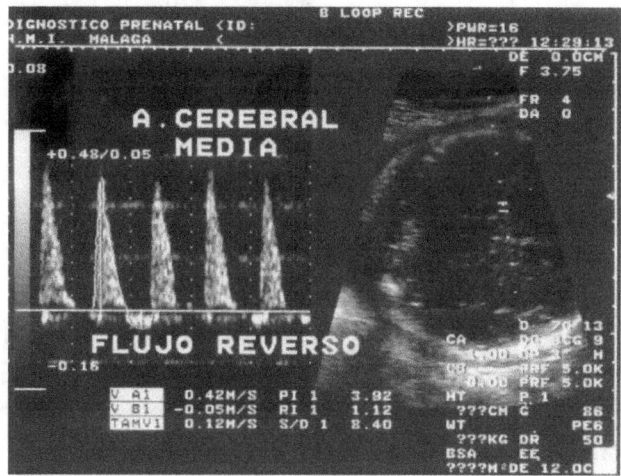

Fig. 4-18. Onda anormal de la Arteria Cerebral Media, con flujo reverso, indicando una fase final del deterioro fetal.

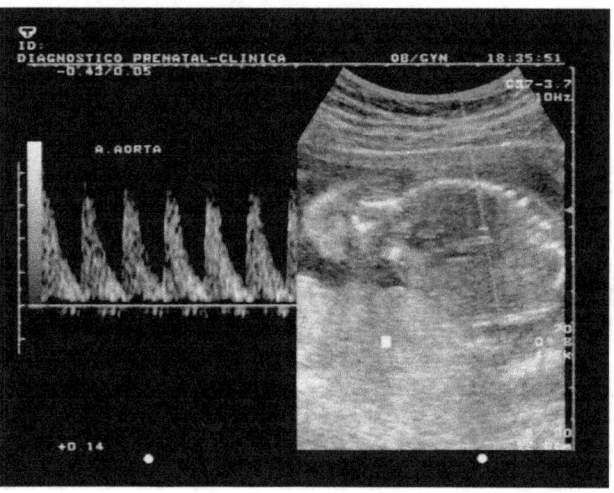

Fig. 4-19. Onda normal de la Arteria Aorta Fetal.

rica con los de la circulación cerebral, poseen una mayor sensibilidad y especificidad para predecir el compromiso fetal por hipoxia que la valoración de un vaso aislado. Muchos consideran la relación IP umbilical / IP cerebral media como el parámetro más útil para establecer la existencia de centralización de flujo y el mejor predictor del resultado perinatal.

Circulación Venosa fetal

Los estudios hemodinámicos en la circulación venosa son más recientes, pero están adquiriendo una gran importancia. Los cambios hemodinámicos en este nivel se producen con posterioridad a los arteriales y reflejarían un deterioro fetal por fallo de los mecanismos compensatorios y alteración de la función cardiaca derecha por hipoxia miocárdica. Se piensa que su estudio puede ser muy útil para decidir el momento de la extracción fetal, fundamentalmente en fetos prematuros con redistribución hemodinámica arterial[37].

Se lleva a cabo, fundamentalmente en el ductus venoso[38] y vena umbilical (ya comentada).

El flujo a través del conducto venoso tiene una prioridad altísima (Fig. 4-20). En situaciones de compromiso hemodinámico se comporta como un esfínter regulador de la sangre oxigenada observándose como en estados de hipoxemia importante, con reducción del flujo venoso umbilical, se mantiene en él el pico de velocidad, sugiriendo redistribución a expensas del hígado. Por tanto, la aparición de flujo reverso (Fig. 4-21) en el conducto venoso es considerada como signo preterminal de descompensación hipóxica fetal[38], con altísima incidencia de muerte fetal intrauterina.

Recuento Materno de Movimientos Fetales

La asociación de una percepción adecuada por la embarazada de los movimientos del feto con el bienestar de este, es un hecho conocido desde mucho tiempo atrás, aunque el estudio científico de tal circunstancia es relativamente reciente. Hoy sabemos que la reducción de la actividad corporal forma parte de la respuesta adaptativa del feto a la hipoxia, por lo que debe ser considerada siempre como una señal de alarma[39].

Los recientes estudios a cerca de la movilidad fetal y sus estados de conducta, han contribuido notablemente a perfeccionar este método como controlador del estado fetal.

Podemos reconocer patrones específicos de movimientos a lo largo de la gestación que muestran claras tendencias relacionadas con el desarrollo neurológico. Los distintos patrones de actividad reflejan diferentes estadios de maduración del sistema ner-

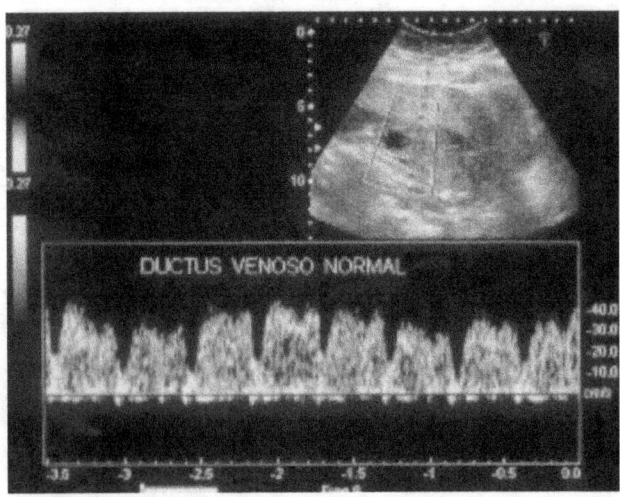

Fig. 4-20. Onda normal del Ductus venoso.

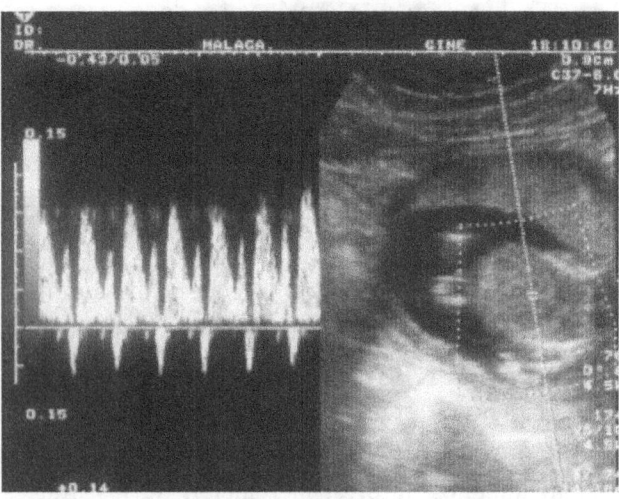

Fig. 4-21. Onda anormal del ductus venoso, con flujo reverso.

vioso central y permiten evaluar de forma indirecta su integridad[39-41].

Los primeros movimientos pueden demostrarse a partir de la séptima semana, como movimientos simples y esporádicos de las extremidades. Estos se volverán más elaborados en las sucesivas semanas, de forma que antes de la semana 20, el feto muestra movimientos básicos similares a los observados en los lactantes.

La fecha de inicio de la percepción materna de los movimientos fetales es variable, generalmente entre las 16 y 19 semanas. La máxima actividad es percibida entre las 28 y las 32 semanas, produciéndose a partir de este momento un descenso, en relación fundamentalmente con el desarrollo de estados de conducta propios de este tiempo de embarazo, aunque también pueden influir el incremento del volumen fetal y la disminución del líquido amniótico.

En el segundo trimestre y comienzos del tercero es difícil reconocer la existencia de patrones específicos de comportamiento fetal, pero si tiene gran importancia la observación de periodos en que se hallan realmente ausente los movimientos. Esta circunstancia debe ponernos alerta ante la existencia de una posible hipoxia fetal, en la cual la reducción de los movimientos corporales del feto se correspondería con un intento por parte de este de ahorrar energía ante una oxigenación deficiente.

En las últimas semanas de gestación, el feto va a desarrollar unos estados de conducta bien definidos[39], con las siguientes denominaciones y características:

- 1F: Ausencia de movimientos corporales y oculares (similar al sueño noREM)
- 2F: Movimientos corporales y oculares periódicos (similar al sueño REM)
- 3F: Movimientos oculares pero no corporales (similar a vigilancia tranquila)
- 4F: Movimientos oculares y actividad fetal continua (similar vigilancia activa)

Estos estados poseen su propio patrón de FCF denominados A, B, C y D respectivamente. El feto pasa el 80-90% del tiempo en el estado 1F o 2F. Este último es una situación que podríamos catalogar como tranquilizadora, ya que presenta actividad fetal y un patrón B reactivo. En cambio, el estado 1F es a menudo motivo de confusión e intranquilidad, pues el feto no se mueve y puede presentar un patrón de frecuencia cardiaca A con variabilidad disminuida, y sin embargo, se trataría sólo de un estado fisiológico donde los movimientos corporales pueden estar ausentes durante largos periodos de tiempo (hasta una hora). Vemos pues, como la edad gestacional es una referencia fundamental a tener siempre presente en la valoración del movimiento fetal, ya que lo que es patológico y motivo de alarma en el segundo trimestre puede ser un hecho normal cerca del termino[40].

Aunque la ecografía es sin duda la mejor técnica para la detección de movimientos fetales, el recuento de estos por la gestante alcanza altas cuotas de efectividad. Así hay autores que cifran en torno al 90% los movimientos detectados por la ecografía que son percibidos por la madre. Esta percepción es máxima en decúbito y mínima en bipedestación.

Se han propuesto diversos métodos de recuento, que varían en cuanto al número de movimientos necesarios y el intervalo de tiempo requerido para su detección. El más utilizado es el que requiere la detección de 10 movimientos fetales en un periodo de 6 a 12 horas, un tiempo suficiente para que el feto pase en varias ocasiones del estado 1F a otros de mayor movilidad. Un número inferior a 10 debe ser considerado como un resultado preocupante, pues es muy pequeño el porcentaje de fetos sanos con un registro inferior a esta cifra.

En efecto, son muchos los autores que encuentran una buena asociación entre la reducción de los movimientos con la asfixia fetal y resultados perinatales adversos. Se ha comprobado en casos de muerte intrauterina la reducción y el cese de la actividad motriz del feto en las 12-24 horas previas. También se ha observado su relación con pruebas de oxitocina patológicas[42].

El recuento de movimientos se muestra pues como un procedimiento útil en la detección de la asfixia fetal, pero no parece serlo como detector precoz del compromiso fetal. La opinión de que un descenso cuantitativo de los movimientos fetales es un signo tardío de deterioro, y muy probablemente posterior a las alteraciones de la FCF (fundamentalmente disminución de la variabilidad), esta muy extendida.

Es probable que en situaciones de hipoxia crónica se produzca en primer lugar una alteración cualitativa de los movimientos, previa a la reducción de su número. Se ha observado un incremento en el porcentaje de movimientos débiles junto a un descenso de los movimientos potentes y los de «revolcarse», a veces semanas antes de la reducción global de su número. También se ha descrito un trastorno en el desarrollo de los estados de conducta, especialmente en lo que respecta a la incapacidad para sincronizar las variables de los estados en las transiciones[42].

Todas estas modificaciones si se consideran más precoces y en muchos casos anteriores a las alteraciones de la FCF. No obstante, es evidente que la detección materna de estos cambios de calidad requiere un grado de experiencia, conocimiento y concentración al alcance de muy pocas gestantes.

En cuanto a las características de este método, es reseñable su alta sensibilidad y el escaso porcentaje de falsos negativos. No ocurre lo mismo para los falsos positivos, que pueden alcanzar cifras intolerables. Es pues de gran importancia el informar de forma correcta a la madre, que conozca los estados conductuales y lo que se debe esperar que realice el feto en cada edad gestacional. Con ello evitaremos la interpretación errónea de largos periodos de inactividad fetal cerca del termino, disminuyendo el número de falsos positivos, y además, recibiremos una valiosa información acerca de los cambios cualitativos y cuantitativos percibidos por la madre.

Podemos concluir señalando que el recuento materno de movimientos fetales, por su sensibilidad y la sencillez y económico de su empleo, es un método válido en la vigilancia de embarazos de alto riesgo. En cuanto a su utilidad en las gestaciones de bajo riesgo, los resultados no son concluyentes, existiendo además la dificultad añadida de concienciar a gestantes con un embarazo normal para que lo lleven a cabo.

Aparición de Meconio en el Líquido Amniótico

La amnioscopia es una técnica que persigue la visualización de las membranas ovulares para corroborar su integridad y fundamentalmente para conocer las características del líquido amniótico (LA). Su empleo como método de control del bienestar fetal se basa en su utilidad para demostrar la presencia de meconio[43].

La emisión de meconio por parte del feto ha sido considerada clásicamente como signo de sufrimiento fetal. Hoy, gracias a nuestros mayores conocimientos sobre fisiopatología fetal sabemos que la emisión su presencia no tiene porque obedecer a una situación de asfixia fetal[44], sino que puede ser la consecuencia de un fenómeno fisiológico o bien deberse a una hipoxia transitoria que no vuelva a repetirse. De todas formas, la existencia de meconio es una situación intranquilizadora que puede sugerir un compromiso fetal y nos obliga a utilizar otras técnicas destinadas a establecer el estado fetal en ese momento.

Con la Amnioscopia disponemos de una técnica fiable, sencilla y barata para establecer la presencia de meconio de forma precoz. Por tanto y a pesar de las opiniones contrarias a su utilización, tiene y debe seguir teniendo un extendido uso, sobre todo cuando no disponemos de otros métodos electrónicos del control del bienestar fetal.

El meconio es una sustancia verdosa procedente del intestino fetal y constituida por LA deglutido, material de descamación y secreciones gastrointestinales, siendo la biliverdina la que le confiere su coloración característica.

La emisión de meconio guarda una estrecha relación con la edad gestacional, incrementándose progresivamente a partir de la semana 37 hasta alcanzar unas frecuencia del 15-20 % en el momento del parto (19.4% en nuestro servicio). Por encima de las 42 semanas su frecuencia es del 30%, en cambio antes de las 34 semanas es infrecuente observarlo, pues en el feto inmaduro la respuesta al estrés con emisión de meconio es sensiblemente más pobre.

La presencia de meconio en el LA puede acontecer en diversas circunstancias. Así puede constituir un hecho fisiológico representativo de la maduración del tracto gastrointestinal bajo el control hormonal y neurológico, fundamentalmente maduración de la actividad refleja parasimpática. Estos mecanismos fisiológicos necesarios para la emisión de meconio están presentes a partir de la semana 28-29.

Pero la existencia de meconio también puede producirse como respuesta a una hipoxia fetal mantenida. La puesta en marcha de la redistribución del gasto cardiaco como respuesta adaptativa a la hipoxia crónica, origina una vasoconstricción e isquemia del área intestinal, lo que conlleva un incremento del peristaltismo y relajación del esfínter anal mediados por el parasimpático, favoreciéndose la expulsión de meconio. La diferenciación del sistema neurovegetativo esta en relación con el grado de madurez fetal, de manera que a mayor grado, mayor es la facilidad para que en situaciones hipóxicas se produzca la emisión de meconio.

También puede acontecer en episodios de hipoxia breves y aislados, como por ejemplo en compresiones del cordón, y que no repercuten sobre el estado fetal. Finalmente podemos observarlo además con la administración de fármacos a la madre como quinina o parasimpaticomiméticos, y la tirotoxicosis fetal.

Conociendo su diversa etiopatogenia y lo distinto de su significado, es fácil comprender la dificultad de establecer la influencia que la presencia en el LA de meconio ejerce sobre el estado fetal. Son numerosas las publicaciones que han estudiado la relación del meconio con índices de Apgar, gases en vasos umbilicales y cifras de morbimortalidad perinatal. Los resultados son contradictorios, ya que mientras algunos encuentran una relación con resultados adversos (depresión neonatal, acidemia, aumento de ingresos en UCI, sepsis neonatal, aumento de mortalidad, etc), otros no han podido demostrar dicha asociación. Si existe bastante unanimidad en reconocer un aumento de complicaciones respiratorias, incluso con registros de FCF intraparto y Apgar normales, y dentro de ellas sin duda la más temible el síndrome de aspiración meconial[44].

Parece existir una estrecha relación entre las características de la FCF en partos con meconio y los resultados perinatales obtenidos. Así, en caso de registro cardiográfico normal, la presencia de meconio no parece empeorar el pronóstico perinatal, mientras que con la alteración del registro la probabilidad de resultados perinatales adversos es mayor que en ausencia de meconio. Su presencia con un trazado de FC normal puede indicar que el motivo que la originó ha sido ocasional o ha ocurrido antes del parto y el feto ya se ha recuperado. Sin embargo, la existencia de un registro alterado indicaría la persistencia del estímulo que lo motivó y una mayor frecuencia de acidosis. La importancia pues de la FCF es mayor que la presencia del meconio en relación al pronostico perinatal.

Otras circunstancias que se han considerado a la hora de valorar la influencia del meconio sobre el estado fetal, son su intensidad y el volumen del LA. La magnitud de la tinción meconial del LA es establecida de forma subjetiva por el observador en leve(+), moderada (+) e intensa (+). La intensidad de la coloración va a depender de la cantidad de LA, del volumen de emisión o emisiones de meconio, y del tiempo transcurrido hasta su detección. Son muchos los autores que relacionan un meconio espeso con un mayor número de registros patológicos, depresión neonatal y acidosis que en el caso de tinciones leves. En este sentido, una tinción leve podría indicar una hipoxia débil y de corta duración, o bien deberse a un aclaramiento del meconio, lo que supondría que su emisión se realizó hace tiempo. En cambio, una coloración intensa correspondería a una descarga fuerte en un LA normal, o lo que es más importante, una descarga media en un oligoamnios. En efecto, el volumen de LA tiene una gran importancia en la interpretación del significado del meconio. Los peores resultados perinatales observados en su asociación con oligoamnios podrían estar en relación con la compresión del cordón, o bien causados por la hipoxia fetal crónica que origina ese descenso del LA.

También se ha relacionado el pronóstico con el momento de aparición del meconio, siendo peor si este ocurre en el transcurso del parto con LA claro en su inicio.

En resumen podemos concluir resaltando que, aunque no necesariamente implique la existencia de asfixia fetal, la presencia de meconio en el LA es siempre una circunstancia alarmante que debe ser cuidadosamente estudiada, utilizando otros métodos de control que nos permitan establecer lo más certeramente posible, el estado del feto. Es además fundamental, el conocimiento de las diversas circunstancias que influyen en la importancia del meconio sobre los resultados perinatales.

BIBLIOGRAFÍA

1. Fetal Distress and Birth Asphyxia. ACOG Committee Opinion. Nº 137, Abril 1994.
2. González NL, Parache J, Fabre E. Fisiopatología de la asfixia fetal. En: Fabre E, ed. Manual de asistencia al parto y puerperio normales. Zaragoza: INO Reproducciones SA,1995: 217-68.
3. Gallo M, Fabre E, Palermo M y cols. Guidelines to reduce Lawsuits in Perinatal Medicine» In: Proceeding of the 5th World Congress of Perinatal Medicine (Barcelona 2001). Ed Monduzzi (Italy), Bologna, 2001:1267-1272.
4. Gallo M y Martinez M. Test basal. En: Fabre E, ed. Manual de Asistencia al Embarazo Normal (2ª ed). Zaragoza: Ed Luis Vives, 2001:571-584.
5. Hammacher H. The clinical significance of cardiotocography. 1 st European Perinatal Congress Medicine. Berlín, 1969. Huntinglod PK, Huter KA, Saling E (eds). Theme Verlag Stuttgart.
6. Fetal Health Surveillance: Antepartum and Intrapartum Consensus Guideline. Society of Obtetricians and Gynaecologist of Canada (SOGC). J Obstet Gynaecol Can 2007;29:S3-S50 (pagina S36).
7. Macones GA, Hankins GD, Spong CY, Hauth J, Moore T. The 2008 National Institute of Child Health and Human Development (NICHD) workshop report on electronic fetal monitoring: update on definitions, interpretation, and research guidelines. Obstet Gynecol 2008;112:661–6.(página 663).
8. Royal College of Obstetricians and Gynecologist (RCOG). The use of electronic fetal monitoring. The use and interpretation of cardiotocography in imtrapartum monitoring. Nº 8. London. RCOG, Press 2001.
9. American College of Obstetricians and Gynecologist (ACOG). Practice Bulletin. Clinical Management Guidelines for Obstetrician-Gynecologists Number 116, November 2010.
10. Martin CB. Regulation of the fetal heart rate and genesis of FHR patterns. Seminars in Perinatology 1978;2:131-46.
11. Santonja J. Atlas de cardiotocografia. Ed. Cientifico-Médica, 1975
12. Esteban-Altirriba J.Monitorizacion Fetal Intraparto. Ed. Salvat, 1976
13. Carrera JM. Monitorizacion Fetal Anteparto. Ed. Salvat, 1980
14. Galvez E. Fundamentos y Tecnicas de Monitorización Fetal. Ed. Cientifico-Médica, 1982
15. Hon E. An Atlas of Fetal heart rate patterns. Ed. Harty Press, 1968
16. Caldeyro-Barcia R. Monitorizacion Fetal. CLAP, 1968
17. Wood C. Am J, Obstet Gynec. 105, 942, 1969
18. Sureau C. Diagnostic Cardiotocography. Reviews in Perinatal Medicine, vol 2: 57-102, 1978
19. Monleon J, Guevara G, Carrillo, A, Yabo. R, Caldeyro Barcia R y Mendez Bauer C.. Test Clinico para valorar el estado fetal durante el parto. Rev. Esp Obstet y Ginec 1969;167:344-356.
20. Caldeyro Carcia R y cols. Effect of abnormal Uterine Contractions on Fetal Heart Rate Turing labor. 5º World Congress O&G, Sydney, 1967.
21. Mendez Bauer C y Caldeyro Barcia R. Changes in Fetal Heart rate associated with acute intrapartum fetal distress. In: Perinatal Factors affecting Humen development. PAHO, Washington 1969.
22. Cabero L. Diagnostico y tratamiento del sufrimiento fetal intraparto. En: Tratado de Ginecologia, Obstetricia y Medicina de la Reproducción de la SEGO. Ed.Panamericana, 2003, capitulo 117, pp 908-922.
23. Gallo M. Frecuencia cardiaca fetal. En: Monitorizacion Electronica Fetal, ed. Gallo M. Amolca, en prensa 2011.
24. Aladjen S, Feria A, Rest J et al. Fetal Heart Rate responses to Fetal Movements. Br J Obstet Gynaecol 1977; 84:487-491.
25. Gonzalez Gonzalez NL, Trujillo JL, Parache J. Estimulación vibroacústica fetal. En: Monitorizacion Electronica Fetal, ed. Gallo M. Amolca, en prensa 2011.
26. Mendez-Bauer C, Jimenez F, Méndez-Bauer F, et al. Revaloración de la prueba de estress por contracciones En Van Geijn HP y Copray FJ, eds. Procedimientos de control fetal. Barcelona: Masson SA, 1997: 195-200.
27. Gallo M, Navarrete L. Prueba de la Oxitocina. En: Fabre E, ed. Manual de Asistencia al Embarazo Normal (2ª ed). Zaragoza: Ed Luis Vives, 2001: 585-607.
28. Gallo M. Prueba de la Oxitocina. En: Monitorizacion Electronica Fetal, ed. Gallo M. (ed) Amolca (Venezuela), en prensa 2011.
29. Espinosa A, Gallo M, Palermo M, Ruoti Cosp. Doppler (Capitulo 4.3, pp 86-107) En: Conceptos Fudamentales. Libro 1. Colección de Medicina Fetal y Perinatal. Ed. M. Gallo, (ed) Amolca (Venezuela) 2011.
30. Gallo M, Chala JM, Gómez MO. NST versus Doppler en el diagnóstico de bienestar fetal. Actas II Congreso Nacional de Diagnóstico Prenatal, Santa Cruz de Tenerife, 1989, p. 218.

31. Gallo M, Gómez MO, Chala JM. Curvas de Normalidad del Doppler en Arteria Umbilical durante el embarazo. Actas II Congreso Nacional de Diagnóstico Prenatal, Santa Cruz de Tenerife, 1989, p.218.
32. Carrera J, Doppler en Obstetricia. Salvat, Barcelona, 1995.
33. Palermo M. Eco-Doppler en Perinatología. Buenos Aires 1997.
34. Sosa A. Exploración Doppler en Obstetricia. Universidad de Carabobo, Valencia, Venezuela 1995.
35. Gallo M, Palermo M, Espinosa A (ed). Doppler Materno Fetal. Libro 5. Colección de Medicina Fetal y Perinatal.(ed) Amolca (Venezuela) 2011.
36. Doppler Consensus of Barcelona, 2002. Working Group nº 4 (Di Renzo JC, Clerici G, De la Fuente P, Gallo M, Kurjak A, Mandruzato GP). Fetal Vessels: Indication, Correlations and Clinical Decisions (en prensa)
37. Neilson JP and Alfirevic Z. Doppler Ultrasound in High Risk Pregnancies. Cochrane Collaboration 2001.
38. Murta C.G. Doppler do Duto Venoso: Enfase na deteccao da Síndrome de Down. Vitoria 2002.
39. Nijhuis JG. Movilidad y conducta fetales. En Van Geijn HP y Copray FJ, eds. Procedimientos de control fetal. Barcelona: Masson SA, 1997:161
40. Gonzalez Gonzalez NL, Trujillo JL. Recuento materno de los movimientos fetales. En: Fabre E, ed. Manual de asistencia al embarazo normal. Zaragoza: Ed Luis Vives, 1993: 345-60.
41. Arduini D, Rizzo G, Cafonio L, et al. Behavioral state transitions in healthy and growth retarded fetuses. Early Hum Dev 1989;19:153-65
42. Bekedan DJ, Visser GH. Effects of hipoxemic events on breathing, body movements and heart rate variation. A study in growth retarded fetuses. Am J Obstet Gynecol 1985;153:52-6.
43. Navarrete L. Amnioscopia. En: Fabre E, ed. Manual de Asistencia al Embarazo Normal (2ª ed). Zaraagoza, 2001: 563-570.
44. Gallo M, Arévalo S, González Mesa E. Significación del meconio durante el parto. En: Fabre E, ed. Manual de Asistencia al Parto y Puerperio Normales. Zaragoza, 1995: 269-304

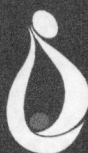

Proyecto Docente "Ágora Médica" (www.agoramedica.com)
Campus online de Medicina Materno-Fetal «Caldeyro Barcia»
Diplomado en "Conceptos Fundamentales en Medicina Materno-Fetal"
Unidad 5. Métodos de Control del Bienestar Fetal: Ecografía, Doppler, Monitorización Biofísica Fetal

5

Métodos de Control del Bienestar Fetal: Ecografía, Doppler, Monitorización Biofísica Fetal

Manuel Gallo

ÍNDICE

* Ecografía en Embarazo
* Ecografía de II Trimestre de embarazo o ecografía de semana 20
* Conclusión
* Ecografía de Primer Trimestre de Embarazo o Ecografía de semana 10-14
* Monitorización Biofísica Fetal
* Refrencias bibliográficas

Para el control del estado de salud o bienestar fetal durante el embarazo y parto, tenemos dos métodos de exploración fundamentales:

1. *El ecógrafo o aparato de ultrasonidos*, con tecnología 2D y 3D y con Doppler color incorporado, para la evaluación del crecimiento fetal, posibles malformaciones en su desarrollo y bienestar fetal. El equipo de ultrasonidos es utilizado fundamentalmente durante el embarazo[1-6], pero también tiene sus aplicaciones en el parto[7-9].
2. *El monitor biofísico fetal*, para control de variables fetales durante el embarazo y parto: Frecuencia Cardiaca fetal, Contractilidad Uterina y Movimientos Fetales[10-11]. A este equipo, básico, se le puede adaptar otra tecnología de control fetal complementaria[12] y se puede complementar con la monitorización bioquímica fetal intraparto[13].

ECOGRAFÍA EN EMBARAZO

En septiembre del año 2000, y a requerimiento de la SESEGO, ante la presencia de la Sección de Medicina Perinatal y de la Asociación Española de Diagnóstico Prenatal (AEDP), se firmó el llamado Consenso de Santander, por el cual se aceptó que la ecografía obstétrica tenía diferentes grados de complejidad, estableciéndose por este motivo dos tipos de ecografía: una ecografía básica a realizar en el primer y tercer trimestre, y una ecografía especializada, que sería la de diagnóstico prenatal de malformaciones o ecografía de la 20 semana.

En el mismo acto, se llegó al acuerdo de que el número mínimo de ecografías a lo largo de la gestación debería ser de tres (Tabla 5-1).

Para llevar a cabo estas exploraciones se delimitaron los tiempos de actuación, estableciéndose diez minutos para la ecografía básica, veinte minutos para la ecografía de la 20 semana y, si por indicación se asociaba un estudio hemodinámico del feto, se incrementaba la exploración en diez minutos más.

De igual forma, las técnicas invasivas tuvieron una consideración especial a la hora de establecer los tiempos empleados: para una amniocentesis 15 minutos, funículocentesis 20 minutos y biopsia corial 20 minutos (Tabla 5-2).

Sin embargo, en estos últimos cinco años, la realidad ha inducido a un cambio fundamental en va-

Tabla 5-1. Ecografía Obstétrica. Grados de Complejidad
Número de ecografías en la gestación fisiológica............3
Ecografía básica de primer trimestre
Ecografía básica de tercer trimestre
Ecografía especializada de la 20 semanas (Diagnóstico de Malformaciones)

Tabla 5-2. Tiempos empleados para las técnicas invasivas	
Ecografía Obstétrica	*Tiempos Estimados*
Ecografía básica	10 minutos
Ecografía de la semana 20	20 minutos
Doppler asociado	10 minutos más
Técnicas Invasivas	*Tiempos Estimados*
Amniocentesis	15 minutos
Funiculocentesis	20 minutos
Biopsia corial	20 minutos

rios aspectos de la logística ecográfica en Obstetricia y Ginecología.

ECOGRAFÍA DE PRIMER TRIMESTRE DE EMBARAZO O ECOGRAFÍA DE SEMANA 10-14

Hoy día el cambio más significativo lo ha dado la Ecografía de primer trimestre de embarazo (semana 10-14), ya que a las medidas habituales: Número de embriones en la gestación múltiple, diagnosticando la amniocidad y corionicidad, en definitiva, la cigosidad, vitalidad embrionaria, biometría (CRL), volumen de líquido amniótico y patología de anejos asociada al embarazo, se ha añadido el estudio de los marcadores ecográficos de cromosomopatías (fundamentalmente la translucencia nucal y eventualmente el hueso nasal y el ductus venoso, por ahora).

Esto supone admitir, como dice la SEGO que debemos aprender y enseñar a medir la translucencia nucal a todos los ginecólogos dedicados a esta parcela diagnóstica, y debe ser de obligado cumplimiento docente durante el período de residencia (MIR).

Estas adquisiciones tecnológicas de los últimos años han confirmado la utilidad de nuevos marcadores precoces biométricos, somáticos y hemodinámicos, con técnicas más sofisticadas 3D y 4D, entrando en una ecografía que debemos llamar por su trascendencia como ecografía genética o de cribado prenatal, según dice la SEGO. Esta ecografía, evidentemente, precisa de una preparación y de un tiempo superior al considerado hasta ahora como ecografía básica del primer trimestre, debiendo ser ya más que un proyecto una realidad funcional dentro de las unidades de ultrasonidos de los hospitales, como mínimo, acreditados.

Por tanto, en una unidad de ultrasonidos, dentro del contexto organizativo de un Servicio de Obstetricia y Ginecología, ya no se debe hablar de ecografías básicas en ningún momento de la cronología gestacional, pues todas deben estar sujetas a una sistemática y rigor metodológico adecuado.

La ecografía es un instrumento al servicio del especialista, y como tal, usado frecuentemente en la clínica y urgencia diaria, pero esta ecografía no tiene más trascendencia que la de confirmar diagnósticos rutinarios. La ecografía llevada a cabo en una unidad específica, sí debe cumplir requisitos cada vez más depurados y comprometidos, por lo que no existe el antiguo concepto de ecografía básica.

ECOGRAFÍA DE II TRIMESTRE DE EMBARAZO O ECOGRAFÍA DE SEMANA 20

Es también llamada Ecografía Morfológica Fetal, Ecografía Genética, Ecografía de Alta Resolución, Ecografía de la Semana 18-22, etc.

Requisitos

Los requisitos propuestos por la Sección de Ecografía de la SEGO (SESEGO) para llevarla a cabo, se sustentan en tres puntos:

1. *Adecuada preparación ecográfica por el ecografista (nivel IV).* La adecuada preparación ecográfica se acredita de acuerdo con los criterios de la SESEGO en consonancia a los de la titulación europea. La SESEGO asume como una obligación el impartir, todos los años, cursos y títulos suficientes como para que esta premisa quede garantizada, así como acreditar a centros hospitalarios de referencia que cumplan los requisitos establecidos en sus unidades de ecografía y medicina fetal.
2. *Equipos de ultrasonidos dotados tecnológicamente.* Los equipos deben estar dotados tecnológicamente de Doppler en todas sus gamas: modo M, sondas multifrecuencias y, poco a poco, ante la validación, cada vez más evidente del procedimiento, deberían ir sustituyéndose por los que incorporan modalidades volumétricas o tridimensionales. Estos equipos deben tener una buena definición y ser renovados cada 5 años

máximo, aunque puedan luego utilizarse en otra área del servicio donde el nivel de la ecografía a realizar sea menor. Este es un requisito ya aceptado por otras Sociedades de Obstetricia y Ginecología europeas y en el que los gerentes y autoridades de los hospitales deberían implicarse.

3. **_Tiempo suficiente para realizarlas con las debidas garantías._** De todos estos requisitos, sin lugar a duda, el tiempo en la realización de las exploraciones va a ser el elemento fundamental que matizará la calidad diagnóstica, pues independientemente del nivel de acreditación y tecnología acompañante, una ecografía realizada sin las debidas garantías metodológicas redundará de forma manifiesta en los resultados, llegando a bajar la sensibilidad media de un 80% a un 35%.

Las últimas demandas, aún vigentes, sugieren este hecho a la SESEGO, de tal manera, que se recomienda seriamente que si no se dispone de estas tres condiciones, se informe a la paciente que en ese hospital o área no existe un plan para el diagnóstico prenatal de malformaciones.

En estos casos la recomendación de la SEGO es que en el informe haga constar específicamente: "*Esta Ecografía no está destinada al diagnóstico prenatal de malformaciones porque no se realizó con las condiciones exigidas por la SEGO-SESEGO*".

Características

Aunque la ley de interrupción de la gestación contempla la denominada ley de plazos, la ecografía de la 20 semana tiene unas peculiaridades que no se dan, por su trascendencia, en otras edades gestacionales:

a) Es una ecografía de no retorno cronológico, esto quiere decir que estamos a las puertas de la semana 22, aunque ya no esté considerado como tiempo límite para tomar decisiones donde se incluye la interrupción de la gestación como una de las alternativas demandadas por los progenitores, sí debe exigirse la mayor eficiencia diagnóstica para evitar diagnósticos malformativos excesivamente tardíos.

b) Nos obliga no sólo a detectar una malformación, sino a establecer la trascendencia de esta; es decir, si es compatible o incompatible con la vida y, en la primera circunstancia, el grado de morbilidad.

c) A partir de los marcadores detectados, decidir y justificar una adecuada técnica invasiva de confirmación.

d) Es una ecografía de cribado en población de bajo riesgo, por lo que obliga a revisar sistemáticamente y sin excepción todos los sistemas a todos los fetos (exploración por órganos y aparatos, incluyendo exploraciones funcionales).

Eficiencia del binomio Ecografista/Ecógrafo y Rendimiento

A pesar del cumplimiento riguroso de todos los requisitos exigidos y ofertados a nuestra sociedad, la eficiencia del binomio ecografista/ecógrafo y su rendimiento está sujeta a múltiples variables, como son: selección adecuada de las pacientes a explorar, la edad gestacional, tipo de patología, disponibilidad de la paciente, obesidad, etc. Sin embargo, tres son los factores que influyen de forma determinante en la sensibilidad y especificidad diagnóstica de la ecografía en la semana 20:

- Malformaciones con expresiones fenotípicas tardías (aparecen por encima de las 22 semanas y/o secuencias cronológicas variables y tardías).
- Malformaciones o marcadores transitorios, que tienen una vida corta, desapareciendo alrededor de la 16-18 semanas y, por tanto, no visibles ya en la semana 20.
- Malformaciones sutiles que escapan a la capacidad de discernimiento tisular de los ecógrafos y a la capacidad del explorador.

Un común denominador debe constituir la base para justificar las limitaciones diagnósticas de la ecografía de la semana 20, debiéndose transmitir este aserto tanto a médicos como a la sociedad en general, y es que un significado porcentaje de las malformaciones irrumpen clínicamente cuando se pone de manifiesto la necesidad funcional evolutiva de un determinado órgano durante la vida prenatal. A lo largo del desarrollo fetal, organogénesis y función no van aparejadas, sino que esta última tiene un inicio mucho más tardío.

Por tanto, en infinidad de ocasiones, no vamos a poder observar una determinada patología hasta que no se manifieste la minusvalía funcional del órgano afecto; no digamos ya los múltiples accidentes que aparecen inesperadamente durante la gestación y que afectan a la integridad fetal.

Cada mes de vida intrauterina equivale proporcionalmente a 8 años de vida en el adulto, y los acontecimientos inesperados, la enfermedad, forman parte consustancial a la vida en general. Las hemorragias ventriculares, las infecciones, accidentes funiculares, etc., son un claro ejemplo de la vulnerabilidad del feto a lo largo de su vida intrauterina, como de cualquier ser vivo.

MONITORIZACIÓN BIOFÍSICA FETAL

Queremos hacer una introducción en este capitulo a un tema que creemos importante, como es el de la monitorización electrónica o biofísica fetal y su eficacia clínica y en su posible repercusión en un proceso judicial.

En los últimos años, han aparecido sentencias[14], que reprochan a los ginecólogos y a los centros hospitalarios, una ausencia de control especializado durante los partos de alto riesgo, que generan un daño grave e irreversible para el feto.

En el caso de un parto, la utilización de la monitorización electrónica fetal, con un registro cardiotocográfico de la frecuencia cardiaca fetal y de la contractilidad uterina impresas en un papel continuo, será siempre de más beneficio que perjuicio, sobre todo con un registro normal, ya que su falta siempre será entendida como una omisión de la utilización de técnicas diagnósticas para el control fetal.

Actualmente, en la mayoría de los hospitales españoles, a pesar de ser un método de eficacia discutida, utilizamos la monitorización electrónica fetal, como un método de evaluación del estado fetal, durante el embarazo y el parto. En la práctica clínica, se acepta que una gráfica de la frecuencia cardiaca fetal considerada como "normal", suele corresponderse con un recién nacido "normal" y que una gráfica considerada como "patológica" ("sospechosa") puede indicar, la posibilidad, nunca la certeza, de que el feto se encuentra en una situación de compromiso. No obstante, en muchos casos de gráficas "patológicas" de la frecuencia cardiaca fetal, el recién nacido es normal, con valoraciones neonatales normales, analítica de pH y gasometría normal y posterior desarrollo neurológico y psicomotor normal. Es decir que la monitorización fetal de la frecuencia cardiaca fetal, durante el embarazo y el parto, es un método con muy poca sensibilidad para el diagnóstico del estado del feto.

Especialmente es importante en casos de partos de alto riesgo o en los que se presenten signos dudosos del bienestar fetal, tales como el meconio. La presencia de un registro cardiotocográfico normal será siempre un dato a nuestro favor.

Actualmente y con la introducción de la llamada Medicina Basada en la Evidencia, la eficacia y valor real de la Monitorización Fetal, es decir el estudio de la frecuencia cardiaca fetal, es muy discutida desde un punto de vista estrictamente científico (ver capitulo 12). Por ello y en vista de los resultados contradictorios de la monitorización fetal y el aumento de cesáreas innecesarias, motivadas por su errónea interpretación, las Sociedades Científicas Nacionales e Internacionales han expresado oficialmente su opinión y recomendaciones en relación con la Monitorización fetal, y que el ginecólogo debe conocer y saber utilizar en su propia defensa.

a) La Sección de Medicina Perinatal de la Sociedad Española de Ginecología y Obstetricia, en casos de embarazos normales[15], es decir de bajo riesgo obstétrico, en sus recomendaciones oficiales, opta porque la monitorización fetal durante el embarazo sea opcional (no obligatoria) y a partir de la semana 40 del embarazo. En casos de partos normales[16], es decir de bajo riesgo obstétrico, en sus recomendaciones oficiales, refiere que el control biofísico del feto es obligado y que puede realizarse mediantes métodos clínicos (auscultación fetal) o electrónicos (monitorización fetal).

b) La Cochrane Collaboration, máximo órgano de publicación de Medicina Basada en la Evidencia (MBE), refiere que no hay evidencia del efecto beneficioso del uso de la monitorización fetal para evaluación de la salud del feto, en embarazos de bajo riesgo[17] y partos de bajo riesgo[18].

Es decir, que la monitorización fetal, es un método diagnóstico del estado fetal, durante el embarazo o el parto, que en modo alguno se puede considerar exacto y representativo, a ciencia cierta, del estado real del feto (ver capítulo 12). Por lo tanto, a ningún ginecólogo se le podrá acusar de negligencia, cuando en un embarazo normal no utiliza la monitorización fetal como método de control del bienestar fetal y tampoco cuando en un parto normal, no se utilice la monitorización electrónica fetal y si la correcta auscultación intermitente. Pero desde luego en un parto de alto riesgo, el utilizar la monitorización fetal para el control del bienestar fetal, creemos que siempre será más beneficio que perjuicio para el ginecólogo responsable.

Cuando utilicemos la Monitorización electrónica fetal en un parto, es aconsejable que sigamos las siguientes normas:

a) Conocer la velocidad del papel del registro cardiotocográfico (habitualmente usamos en España, 1 ctm por minuto).

b) Comprobar que la hora de comienzo del registro cardiotocográfico, coincide con la hora del monitor. Este detalle hay que tenerlo en cuenta en los casos de cambios horarios de los países en primavera y otoño, para no tener problemas a la hora de interpretación del registro cardiotocográfico en relación con la hora de la evolución del proceso del parto.

c) Vigilar directamente la grafica de frecuencia cardiaca fetal y contractilidad uterina, observando que el registro no se pierda en el papel.

d) Contar con la colaboración de la paciente y familiar, explicando previamente el objetivo de nuestro proceder, que no es otro que el control del bienestar fetal durante el parto.

e) Conocer perfectamente la interpretación de la grafica de ambas variables[19,20].

f) Seguir los protocolos de clasificación e interpretación de la gráfica del monitor fetal, de las sociedades científicas nacionales e internacionales (ver capítulo 6 de este libro).

g) Guardar siempre la grafica, después del parto, en la historia clínica de la paciente.

CONCLUSIÓN

En nuestra opinión el uso de la tecnología electrónica, para el control del bienestar fetal, es perfectamente compatible con un parto humanizado o no medicalizado, ya que los métodos de control de la salud o estado del feto durante el parto se pueden utilizar de forma intermitente o por telemetría y por lo tanto no interfieren en absoluto con el desarrollo de un parto humanizado, que es lo deseable para todas nuestras pacientes.

Por lo tanto, estamos totalmente en contra del rechazo del uso de la tecnología medica, al hablar de parto humanizado o no medicalizado. Ambos conceptos son perfectamente compatibles y el beneficiado siempre será el feto y la madre.

REFRENCIAS BIBLIOGRÁFICAS

1. Gallo M. Ecografia fetal en la semana 11-14. Libro 2 de la Colección de Medicina Fetal y Perinatal (ed) M.Gallo y cols, Ed. Amolca (Venezuela), 2010.
2. Gallo M, Espinosa A. Ecografía bidimensional durante el embarazo. En: Conceptos Fundamentales de Medic-

ina Fetal. Libro 1 de la Colección de Medicina Fetal y Perinatal (ed) M. Gallo y cols, capitulo 4.1: pags 52-74. Ed. Amolca (Venezuela), 2010.
3. Silveira Filho L, Espinosa A y Gallo M. Ecografía 3D y 4D durante el embarazo. En: Conceptos Fundamentales de Medicina Fetal. Libro 1 de la Colección de Medicina Fetal y Perinatal (ed) M. Gallo y cols, capitulo 4.2: pags 75-84. Ed. Amolca (Venezuela), 2010.
4. Espinosa A, Gallo M, Gallo JL y Ruoti M. Ecografía Bidimensional normal en el I trimestre del Embarazo. En: Embarazo de Alto Riesgo. Eds: Vigil P, Gallo M, Espinosa A y Ruoti M. Pag: 81-97. Editorial Amolca, Caracas, 2011
5. Gallo M, Espinosa A, Ruoti M, Arismendi H, Beltran P y Gallo JL. Ecografía Bidimensional normal en el II trimestre del Embarazo. En: Embarazo de Alto Riesgo. Eds: Vigil P, Gallo M, Espinosa A y Ruoti M. Pag: 98-110. Editorial Amolca, Caracas, 2011
6. Espinosa A, Gallo M, Ruoti M, Arismendi H, y Gallo JL. Doppler en Embarazo de Alto Riesgo. En: Embarazo de Alto Riesgo. Eds: Vigil P, Gallo M, Espinosa A y Ruoti M. Pag: 162-182. Editorial Amolca, Caracas, 2011
7. Espinosa A, Gallo M y Ruoti Cosp M. Doppler Intraparto. En: Parto de Alto Riesgo. Eds: Vigil P, Gallo M, Espinosa A y Ruoti M. Pag: 67-78. Editorial Amolca, Caracas, 2012
8. Espinosa A, Gallo M y Ruoti Cosp M. Doppler Intraparto. En: Parto de Alto Riesgo. Eds: Vigil P, Gallo M, Espinosa A y Ruoti M. Pag: 81-97. Editorial Amolca, Caracas, 2012
9. Molina FS, Fresneda MªD y Padilla MªC. Ecografía Intraparto. En: Parto de Alto Riesgo. Eds: Vigil P, Gallo M, Espinosa A y Ruoti M. Pag: 61-67. Editorial Amolca, Caracas, 2012
10. Gallo M. Monitorización Electrónica Fetal. Libro 6 de la Colección de Medicina Fetal y Perinatal. Ed: M. Gallo y cols, Amolca (Venezuela), 2011.
11. M. Gallo, J. L. Gallo, M. Blasco, A. Espinosa, J. Herrera y M. Ruoti Cosp. Monitorización Biofísica Fetal. En: Parto de Alto Riesgo. Eds: Vigil P, Gallo M, Espinosa A y Ruoti M. Pag: 10-25. Editorial Amolca, Caracas, 2012
12. M. Valverde, A. Puertas, M. T. Aguilar y J. L. Gallo. Técnicas de Monitorización Fetal Complementarias En: Parto de Alto Riesgo. Eds: Vigil P, Gallo M, Espinosa A y Ruoti M. Pag: 25-48. Editorial Amolca, Caracas, 2012
13. M.ª M. Romero, M. C. Padilla, J. Cardona y M. Gallo. Monitorización Bioquímica Fetal. En: Parto de Alto Riesgo. Eds: Vigil P, Gallo M, Espinosa A y Ruoti M. Pag: 48-61. Editorial Amolca, Caracas, 2012
14. www.diariomedico.com, 17 de Mayo de 2000
15. Gallo M. Test Basal. En: Manual de Asistencia al Embarazo Normal (2ª edición). Sección de Medicina Perinatal de la Sociedad Española de Ginecología y Obstetricia, Ed: E. Fabre. Madrid, 2001: 571-584.
16. Fabre. E. Manual de Asistencia al parto y puerperio normal. Sección de Medicina Perinatal de la Sociedad Española de Ginecología y Obstetricia Ed: E. Fabre, Madrid 1993: 23-50.
17. Neilson JP. Cardiotocography for antepartum fetal assessement. In: The Cochrane Pregnancy and Chilbirth Database. The Cochrane Collaboration; Issue 2, Oxford, 1995.
18. Thacker SB et al. Continuous electronic fetal heart monitoring during labor. (Cochrane Review) In: The Cochrane Library; Issue 2, Oxford, 1998.
19. Gallo M, Gallo JL, Castro N, Ruoti M y Espinosa A. Frecuencia Cardiaca Fetal (capitulo 1.3, pag: 18-34). En: Monitorización Electrónica Fetal. Libro 6 de la Colección de Medicina Fetal y Perinatal. Ed: M. Gallo y cols, Amolca (Venezuela), 2011.
20. Gallo JL, Cohen I, Gallo M, Castro N, Grhun E y Beltran P. Contractilidad Uterina (capitulo 1.2, pag: 8-18). En: Monitorización Electrónica Fetal. Libro 6 de la Colección de Medicina Fetal y Perinatal. Ed: M. Gallo y cols, Amolca (Venezuela), 2011.
21. Gallo M, Gallo JL y Gálvez E. Atlas de Monitorización Electrónica Biofísica Fetal en Embarazo y Parto. Amolca 2015.

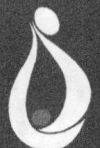

Proyecto Docente "Ágora Médica" (www.agoramedica.com)
Campus online de Medicina Materno-Fetal «Caldeyro Barcia»
Diplomado en "Conceptos Fundamentales en Medicina Materno-Fetal"
Unidad 6. Concepto de Tamizaje, Cribado o Screening

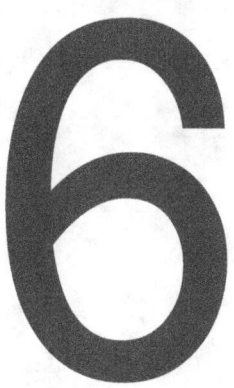

Concepto de Tamizaje, Cribado o Screening

Manuel Gallo
Francisco Javier Gallo

ÍNDICE

* Introducción
* Parámetros de eficacia diagnóstica
* Tipos de cribado
* Criterios de enfermedad y cribado
* El cribado no es diagnóstico
* Inconvenientes del cribado
* Matriz de decisión
* Parámetros de la eficacia diagnóstica de un test en medicina
* Prevalencia de la enfermedad
* Curva de características operativas para el receptor
* Referencias bibliográficas

* Eficacia de un procedimiento diagnóstico
* Concepto de cribado o *screening*
* Consulta prenatal y cribado
* Elección del test de cribado
* Sesgos del cribado
* Objetivos de los test o pruebas diagnósticas usados en medicina
* Valor predictivo del test diagnóstico
* Medidas de evaluación global o resumen de la eficacia diagnóstica de un test
* Índices de acuerdo entre el diagnóstico y la enfermedad

INTRODUCCIÓN

El enorme desarrollo tecnológico aplicado a la Medicina hace que actualmente se apliquen procedimientos diagnósticos y terapéuticos de un alto costo, siendo cada vez más necesario establecer una cuantificación objetiva del valor clínico de cada uno de los procedimientos utilizados, con el propósito fundamental de establecer algunas prioridades en su utilización durante la práctica diaria.

EFICACIA DE UN PROCEDIMIENTO DIAGNÓSTICO

Según la OMS[1], podemos medir la eficacia de un procedimiento diagnóstico en 4 niveles diferentes:

- *Eficacia 1*: es la medida de la capacidad de un procedimiento de influir en el diagnóstico clínico.
- *Eficacia 2*: es la medida de la capacidad de un procedimiento de influir en el manejo y tratamiento de un paciente.
- *Eficacia 3*: es la medida de la capacidad de un procedimiento de influir en la curación de un paciente.
- *Eficacia 4*: es la medida de la capacidad de un procedimiento de influir en la salud de una población.

En un experimento realizado por Yerushalmi en 1947 sobre los diferentes diagnósticos emitidos por expertos radiólogos, con respecto a radiografías de tórax, y el resultado final del caso valorado por estudios anatomopatológicos procedentes de cirugía y autopsias, observó que no había una medida para valorar el acierto o error del diagnóstico realizado. Así nació una metodología que ha sido y es muy útil para valorar la eficacia diagnóstica de los procedimientos de ese tipo en medicina[2,3].

PARÁMETROS DE EFICACIA DIAGNÓSTICA

Al realizar un test diagnóstico en medicina, surgen de inmediato 4 preguntas:

1. Si la enfermedad está presente, ¿cuál es la probabilidad de que el resultado sea positivo?
2. Si la enfermedad está ausente, ¿cuál es la probabilidad de que el resultado sea negativo?
3. Si el procedimiento resulta positivo, ¿cuál es la probabilidad de que la enfermedad esté verdaderamente presente?
4. Si el procedimiento resulta negativo, ¿cuál es la probabilidad de que la enfermedad esté verdaderamente ausente?

La contestación a estos 4 interrogantes determina, respectivamente, la *Sensibilidad*, la *Especificidad*, el *Valor Predictivo Positivo* y el *Valor Predictivo Negativo*, 4 de los más importantes parámetros para valorar la Eficacia Diagnóstica de un test en medicina.

CONCEPTO DE CRIBADO O *SCREENING*

El cribado o *screening*, en sentido amplio, consiste en realizar un examen o escrutinio a la población para detectar la presencia de enfermedad o cualquier otro estado de la misma que vaya a ser estudiado (estados presintomáticos, portadores o situaciones de especial susceptibilidad para padecer una enfermedad). Es una palabra inglesa que se corresponde con varias acepciones en castellano, como tamizado, cribaje o cribado, o incluso, despistaje.

TIPOS DE CRIBADO

Dependiendo de la población a la que va dirigido el examen, se habla de *screening* masivo, cuando se somete a una población entera a una prueba diagnóstica, buscando una enfermedad determinada (por ejemplo, la detección de patologías metabólicas como hipotiroidismo o fenilcetonuria en todos los recién nacidos) y de un *screening* selectivo cuando se realiza en un subgrupo con un riesgo particular de padecer la enfermedad (por ejemplo, endoscopia en personas con historia familiar de poliposis intestinal).

Tras una primera etapa en la que proliferaron programas de *screening* o despistaje masivo de enfermedades de toda la población, se pasó a preferir, para la gran mayoría de enfermedades, hacer una *búsqueda de casos* (*case finding*) selectiva, restringida a personas con ciertas características que les hacen tener un riesgo elevado. Esta segunda estrategia de *screening* o cribado también se conoce como *búsqueda oportunista*, que consiste en proponer la realización de la prueba para detectar un problema a personas que consultan por otros motivos en atención primaria, por ejemplo, hacer una toma de tensión arterial a personas mayores de 40 años, aunque su motivo de consulta no esté relacionado con problemas de tensión arterial. Con una estrategia de este tipo, al cabo de un período de tiempo, se consigue acceder a casi toda la población susceptible simplemente esperando a que acudan a su médico.

CONSULTA PRENATAL Y CRIBADO

La consulta prenatal es un marco adecuado para realizar las actividades de la búsqueda de casos, ya que:

- Es accesible a toda la población de mujeres embarazadas.
- Incluso las personas menos motivadas por la prevención, acuden a la consulta prenatal cuando saben que están embarazadas.
- Integra las actividades preventivas con las curativas.
- Los problemas descubiertos son diagnosticados y tratados en los mismos servicios asistenciales.

CRITERIOS DE ENFERMEDAD Y CRIBADO

Los criterios que debe reunir una enfermedad para la realización de las pruebas de *screening* son, siguiendo a Frame y Carlson (1975), los siguientes:

1. La enfermedad debe tener un efecto significativo sobre la cantidad o calidad de la vida.
2. Deben existir métodos de tratamiento para la enfermedad que sean aceptables.
3. La enfermedad debe tener un período asintomático detectable, durante el cual su diagnóstico y tratamiento reduzcan significativamente la morbilidad y mortalidad derivada de esta enfermedad.
4. Los resultados del tratamiento en la fase asintomática deben ser superiores, mejores que los obtenidos con el tratamiento en la fase sintomática.
5. Deben existir pruebas de *screening* para detectar la enfermedad en esta fase asintomática que sean aceptables para los pacientes y a costes razonables para el sistema sanitario.
6. La incidencia/predominio de la enfermedad debe ser suficientemente alta como para justificar los costes derivados del *screening*.

ELECCIÓN DEL TEST DE CRIBADO

Luego de haber decidido aplicar un programa de *screening* para detectar la presencia de una enfermedad dentro de una población, la siguiente cuestión se centra en qué prueba elegir, y la elección de la prueba o test se debe hacer en base a las siguientes premisas:

- Ha de ser **barata** y susceptible de ser llevada a cabo por personal no médico entrenado al efecto.
- *Aceptable* para la mayoría de las personas, lo que descarta procedimientos muy dolorosos o que requieran una gran dedicación de tiempo, y que esté exenta de efectos adversos.
- *Fiable*, que se obtenga igual resultado al ser repetida por otro observador o por el mismo observador en ocasiones diferentes.
- Debe conocerse su **validez** o capacidad para medir lo que el investigador realmente desea conocer, que se expresa en términos de sensibilidad y especificidad. Lo decisivo es que su valor predictivo positivo sea alto, pero hay que tener en

cuenta, además, las demás características: sensibilidad, especificidad y valor de la predicción negativa.

EL CRIBADO NO ES DIAGNÓSTICO

Una prueba de cribado no es una prueba diagnóstica. Los programas de cribado son el elemento más importante de los programas de prevención secundaria en Salud Pública. Su objetivo no es impedir que la enfermedad comience, objetivo de la prevención primaria, sino detener su evolución una vez que ha comenzado.

Las personas que están sanas pero que van a enfermar, pasan a través de una etapa durante la que la enfermedad es detectable aunque sea asintomática. Este es el período de tiempo durante el cual las pruebas de cribado son útiles (fase preclínica detectable).

SESGOS DEL CRIBADO

Las características de la historia natural de la enfermedad determinan la aparición de sesgos o desviaciones en la evaluación de la prueba de cribado:

1. Sesgo del *lead time* o tiempo adelantado. Es el período que existe entre el momento en que la enfermedad se diagnostica en su fase asintomática por la prueba de cribado y el momento en que la enfermedad se diagnostica, cuando aparecen síntomas que inducen al individuo a acudir por asistencia médica. Depende tanto de la tasa biológica de progresión de la enfermedad, como de cuán precozmente la prueba de cribado puede detectar la enfermedad. Está presente cuando la ventaja que supone el diagnóstico de la enfermedad en su fase asintomática, no se asocia con un descenso en la mortalidad.
2. Sesgo de *length time*. Las enfermedades que progresan con lentitud tienen más oportunidades de ser detectadas por una prueba de cribado que aquellas que progresan con rapidez. Además, conducen a la muerte tras una evolución más prolongada. En consecuencia, cuando la enfermedad se detecta por el cribado parece como si aumentase la supervivencia tras el diagnóstico, conduciendo a la falsa impresión de que el cribado se asocia con una mejoría en el pronóstico. En realidad, la mejoría de la supervivencia se debe al lento progreso de la enfermedad.

INCONVENIENTES DEL CRIBADO

Aunque los programas de *screening* pueden ser bastante útiles y han salvado muchas vidas, también tienen ciertos inconvenientes, que deben ser tenidos en cuenta[4]:

- Casi siempre parece que son más eficaces de lo que realmente son, pudiendo dar una falsa sensación de seguridad, tanto a la población como incluso al propio sistema sanitario. Y es que, por ejemplo, las mujeres que acuden a realizarse las mamografías suelen ser las más responsables de su salud y pueden tener una mortalidad menor que las que no acuden a hacerse la prueba. Además, en tanto los *éxitos* del programa pueden dar buena propaganda al *screening* que salvó una vida, los *fracasos* del programa, las que mueren entre dos mamografías negativas por un tumor invasivo, no podrán convertirse en detractoras del programa.
- Problemática derivada de los falsos negativos de la prueba de *screening*: demandas judiciales.
- Problemas iatrogénicos inherentes a todo procedimiento diagnóstico o terapéutico.
- Problemática derivada de los falsos positivos: ansiedad innecesaria, pruebas de confirmación costosas, dolorosas y que representan carga adicional de trabajo para el sistema sanitario.

En resumen, antes de poner en marcha un programa de *screening* deben existir suficientes datos fiables mostrando que el diagnóstico y tratamiento precoces serán más beneficiosos que perjudiciales, y en caso de que no sea posible asegurar esto, mejor no actuar.

OBJETIVOS DE LOS TEST O PRUEBAS DIAGNÓSTICAS USADOS EN MEDICINA

Los test o pruebas diagnósticas se dividen, en función de sus objetivos, en dos grandes grupos:

1. *Test de screeening:* también llamados test de cribaje o tamizado y su objetivo es separar grupos de alto riesgo en una población aparentemente sana, para diagnosticar posibles casos de enfermedad en estados iniciales. Un ejemplo claro en Ginecología sería la realización de una citología cérvico-vaginal, para la detección precoz del cáncer genital. Las características de estos test son las siguientes:
   - Alta sensibilidad.
   - Fáciles de realizar.
   - Rápidos.
   - Bajo costo.
   - No invasivos.
   - Sin efectos secundarios.
   - Realizados por médicos generales o de familia.
   - Fácilmente aceptables por la paciente.

   Los test de *screening* pueden tener errores o falsos positivos y por este motivo, cuando el resultado es positivo, se debe interpretar que la paciente tiene más posibilidades de tener la enfermedad o la patología estudiada, y para ello, se requieren siempre otros test más sofisticados para confirmar la enfermedad o patología estudiada.

2. *Test de confirmación:* su objetivo es intentar confirmar la presencia de enfermedad, separando las pacientes normales de las anormales. Se emplean en aquellas pacientes previamente seleccionadas por un test de *screening*, con sospecha de enfermedad o patología estudiada. Un ejemplo claro en Ginecología sería la realización de una biopsia cervical tras una citología sospechosa o positiva, para la detección precoz del cáncer genital. Las características del test son las siguientes:
   - Alta sensibilidad.
   - Alta especificidad.
   - Más lentos.
   - Alto o mediano costo.
   - Invasivos.
   - Con efectos secundarios posibles.
   - Realizados por médicos especialistas.
   - A veces de difícil aceptación por la paciente.

   Los test de confirmación no deben tener falsos positivos, de forma que se requiere que tengan un alto valor predictivo positivo.

Actualmente existe una gran proliferación de pruebas o test diagnósticos y es aconsejable que, antes de utilizarlas, se analicen y contrasten sus características de sensibilidad, especificidad, valor predictivo, etc., siendo muy conveniente conocer las características de la población por estudiar y establecer una estandarización para la utilización de las pruebas con base en los objetivos que se desean cumplir.

MATRIZ DE DECISIÓN

Una tabla de doble entrada, que puede ser analizada en ambos sentidos, vertical y horizontal, es la base de esta metodología. Es llamada Matriz de Decisión y pone en relación los resultados de un procedimiento de cribado o diagnóstico que vamos a evaluar, expresado en forma binaria (positivo y negativo), con el resultado o diagnóstico final cierto, también expresado en forma binaria (positivo y negativo) y se representa de la siguiente forma:

		Patología confirmada		
		SÍ	NO	
Procedimiento Diagnóstico	Positivo	a Verdaderos positivos	b Falsos positivos	a + b Total positivos
	Negativo	c Falsos negativos	d Verdaderos negativos	c + d Total negativos
		a + c Total enfermos	b + d Total sanos	a+b+c+d Total sujetos

Cada una de sus casillas tiene un significado en relación con el resultado del test y el resultado de la patología médica que estamos estudiando:

A) Casos con diagnóstico positivo en presencia de enfermedad (*verdaderos positivos*).
B) Casos con diagnóstico positivo en ausencia de enfermedad (*falsos positivos*).
C) Casos con diagnóstico negativo en presencia de enfermedad (*falsos negativos*).
D) Casos con diagnóstico negativo en ausencia de enfermedad (*verdaderos negativos*).

De la matriz de decisión, se deducen cinco parámetros de eficacia diagnóstica y que caracterizan el procedimiento diagnóstico aplicado a una población.

Sensibilidad = a / a + c %
Falsos (−) = c / a + c %
Especificidad = d / b + d %
Falsos (+) = b / b + d %
Exactitud = a + d / a + b + c + d
Prevalencia = a + c / a + b + c + d

PARÁMETROS DE LA EFICACIA DIAGNÓSTICA DE UN TEST EN MEDICINA

Son los siguientes:

Sensibilidad. Es la capacidad del test de efectuar diagnósticos correctos de enfermedad, cuando ésta se encuentra presente. Se mide por la proporción de individuos en que el test resultó positivo, en relación al total de enfermos sometidos al test diagnóstico. Es la razón entre los realmente enfermos (denominador) y cuantos diagnosticamos como enfermos (numerador). Son los *verdaderos positivos*. Es el análisis de la columna izquierda de la tabla.

Sensibilidad =
Verdaderos positivos / Total de enfermos × 100 = a / a + c × 100

Cuanto mayor es esta proporción, más sensible es el test o prueba diagnóstica para detectar los enfermos. El ideal sería que fuera 1 o 100%, que dicho de otra forma supone que el 100% de los enfermos han presentado un resultado positivo al aplicar el método diagnóstico. Si nos referimos a un test de riesgo en relación con el resultado perinatal, la sensibilidad valora la capacidad del test para identificar al embarazo que va a presentar un resultado perinatal anormal. Un test de riesgo con una sensibilidad alta certifica que los embarazos, con resultado perinatal anormal, son calificados en su mayoría como de alto riesgo.

Especificidad. Es la capacidad del test de efectuar diagnósticos correctos de ausencia de enfermedad cuando ésta se encuentra ausente. Se mide por la proporción de individuos en que el test resultó negativo, en relación al total de sanos sometidos a la prueba diagnóstica. Es la razón entre los realmente sanos (denominador) y cuantos diagnosticamos como sanos (numerador). Son los *verdaderos negativos*. Es el análisis perteneciente a la columna derecha de la tabla.

Especificidad =
Verdaderos negativos / Total de sanos × 100 = d / b + d × 100

Cuanto mayor es esta proporción, más específico es el test o prueba diagnóstica para detectar los sanos. El ideal sería que fuera 1 o 100%, que dicho de otra forma supone que el 100% de los sanos han mostrado un resultado negativo al aplicar el método diagnóstico.

Es decir, la sensibilidad considera los aciertos positivos de enfermedad o patología y la especificidad considera los aciertos negativos de enfermedad o patología.

Si la sensibilidad y la especificidad tienen valores próximos al 100%, mayor es la capacidad del test diagnóstico para discriminar los que tienen de los que no tienen la enfermedad o la patología que estamos investigando.

La sensibilidad y la especificidad no varían con la prevalencia de la enfermedad, aunque para obtener el máximo rendimiento de una prueba diagnóstica (valores predictivo positivo y negativo), sí es necesario, para más exactitud, conocer la tasa de prevalencia de la patología que intentamos diagnosticar. No es lo mismo aplicar las pruebas diagnósticas en un hospital colector de patología que en una población general, como en un Centro de Salud.

La sensibilidad y la especificidad no varían con la prevalencia de la enfermedad, pero sí varían en función del valor de corte (*cut-off value*). Este es un aspecto muy importante en la práctica clínica ya que, en algunos casos, los valores de corte de los test diagnósticos varían a conveniencia del grupo de investigación, en función de obtener los resultados más convenientes para detectar la enfermedad o la patología deseada.

Un test o prueba diagnóstica ideal sería aquel que diese una sensibilidad y una especificidad del 100% en ambas, es decir que no tuviese falsos resultados, ni negativos ni positivos; pero este hecho es excepcional, ya que la mayoría de los test suelen tener falsos resultados.

La matriz de decisión también permite evaluar los errores diagnósticos en uno u otro sentido, es decir los falsos negativos y los falsos positivos.

Falsos negativos. Cuando el test resulta negativo, pero la enfermedad o patología está presente.

$$\text{Falsos } (-) =$$
$$\text{Falsos negativos / Total de enfermos} \times 100 = c / a + c \times 100$$

Los falsos negativos constituyen el complemento de la sensibilidad, para llegar al 100% y también se pueden calcular así: *100 − Sensibilidad = falsos negativos*. Como es natural un test diagnóstico es tanto más sensible cuanto menos falsos negativos tenga.

Es la proporción de casos identificados como de bajo riesgo por el test de riesgo asociados con un resultado perinatal anormal, sobre el total de embarazos de bajo riesgo. Un test de riesgo con una tasa de negativos falsos pequeña, asegura que la mayoría de los embarazos identificados como de bajo riesgo finalizarán con un resultado perinatal normal.

Falsos positivos. Cuando el test resulta positivo, pero la enfermedad o patología está ausente.

$$\text{Falsos } (+) =$$
$$\text{Falsos positivos / Total de sanos} \times 100 = b / b + d \times 100$$

Los falsos positivos constituyen el complemento de la Especificidad para llegar al 100% y también se pueden calcular así: *100 − Especificidad = falsos positivos*. Como es natural, un test diagnóstico es tanto más específico cuanto menos falsos positivos tenga. Es la proporción de embarazos identificados como de alto riesgo por el test asociados con un resultado perinatal normal, sobre el total de embarazos de alto riesgo. Un test de riesgo con una tasa de falsos positivos pequeña, asegura que la mayoría de los embarazos identificados como de alto riesgo finalizarán con un resultado perinatal anormal.

VALOR PREDICTIVO DEL TEST DIAGNÓSTICO

Es la probabilidad de predecir la presencia o ausencia de enfermedad, en función de los resultados obtenidos con el test o prueba diagnóstica.

Valor predictivo positivo del test. Es la probabilidad de que la enfermedad o patología esté presente, cuando el resultado del test es positivo. Es la razón entre los que diagnosticamos como enfermos (denominador) y cuantos realmente estaban enfermos (numerador). Es el análisis de la primera fila, sentido horizontal y se expresa como el porcentaje de verdaderos enfermos entre los que tuvieron pruebas positivas.

$$\text{Valor predictivo positivo} =$$
$$\text{Verdaderos positivos / Total de test positivos} \times 100 = a / a + b \times 100$$

El valor predictivo positivo es la proporción de casos identificados como de alto riesgo por el test de riesgo, asociados con un resultado perinatal anormal sobre el total de embarazos de alto riesgo. Cuando un test de riesgo está dotado de un valor predictivo alto sobre el resultado perinatal anormal, asegura que la mayoría de los embarazos identificados como de alto riesgo finalizarán con un resultado perinatal anormal.

Valor predictivo negativo del test. Es la probabilidad de que la enfermedad o patología no esté presente, cuando el resultado del test es negativo. Es la razón entre los que diagnosticamos como sanos (denominador) y cuantos realmente estaban sanos (numerador). Es el análisis de la segunda fila, sentido horizontal, y se expresa como el porcentaje de verdaderos sanos entre los que tuvieron pruebas negativas.

$$\text{Valor predictivo negativo} =$$
$$\text{Verdaderos negativos} / \text{Total de test negativos} \times 100 = d/c+d \times 100$$

Es la proporción de casos identificados como de bajo riesgo por el test de riesgo asociado, con un resultado perinatal normal sobre el total de embarazos de bajo riesgo. Este índice es la relación de negativos ciertos o la inversa de la tasa de negativos falsos. Cuando un test de riesgo está dotado de un valor predictivo alto sobre el resultado perinatal normal, asegura que la mayoría de los embarazos identificados como de bajo riesgo finalizarán con un resultado perinatal normal.

Al igual que ocurriría con la sensibilidad y la especificidad, la matriz de decisión permite evaluar los errores de la Predicción, y así tenemos:

Falsos positivos del valor predictivo positivo del test

Son los casos que el test indica como enfermos o con la patología investigada y que no lo son.

$$\text{Falsos (+) del valor predictivo positivo} =$$
$$\text{Falsos positivos} / \text{Total de test (+)} \times 100 = b/a+b \times 100$$

Los falsos positivos del valor predictivo positivo del test son el complemento a 100% del valor predictivo positivo.

Falsos negativos del valor predictivo negativo del test

Son los casos que el test indica como sanos o sin la patología investigada y que no lo son, ya que la enfermedad o la patología está verdaderamente presente.

$$\text{Falsos (-) del valor predictivo negativo} =$$
$$\text{Falsos negativos} / \text{Total de test (-)} \times 100 = c/c+d \times 100$$

Los falsos negativos del valor predictivo negativo del test son el complemento a 100% del valor predictivo negativo.

MEDIDAS DE EVALUACIÓN GLOBAL O RESUMEN DE LA EFICACIA DIAGNÓSTICA DE UN TEST

Existe una serie de índices o medidas que pueden aproximarnos a una valoración global o resumida de la eficacia diagnóstica de un test, y que son las siguientes:

1. ***Índice de Youden***: es un índice realizado con base en los resultados obtenidos con la sensibilidad y la especificidad, cuyos valores no se expresan en porcentaje sino en frecuencia relativa, y su fórmula es la siguiente:

$$\text{Índice de Youden} = (S + E) - 1$$

El valor oscila entre 0 y 1 y lógicamente cuanto más se aproxime a 1, mejor será el índice. Un inconveniente que tiene el índice de Youden es que al reducir la sensibilidad y la especificidad a un valor único, ignoramos las características del test diagnóstico, en relación con la sensibilidad y la especificidad. Como es lógico, el índice de Youden no es afectado por la prevalencia de la enfermedad, ya que la sensibilidad y la especificidad no lo están. Es un método que reúne la especificidad y sensibilidad del test en una sola expresión. Cuando se expresa como un porcentaje y es igual a 100, no existen diagnósticos positivos falsos ni negativos falsos. Cuando el índice es igual a 0, el test carece de valor. Puede utilizarse para seleccionar el punto de corte en que se produce el equilibrio entre los intereses administrativos y sanitarios para un test de riesgo específico.

2. ***Exactitud o eficiencia diagnóstica o valor global del método***: es un índice que considera, en forma conjunta, las predicciones correctas del test,

positivas y negativas. En su cálculo intervienen las 4 casillas de la matriz de decisión.

Exactitud =
Verdaderos positivos + verdaderos negativos / Total de personas sanas y enfermas × 100 = a + d / a + b + c + d × 100

La exactitud del test diagnóstico también se ve afectada por la prevalencia de la enfermedad.

PREVALENCIA DE LA ENFERMEDAD

Un parámetro de gran importancia, tomando en cuenta cuándo se desea trabajar con esta metodología diagnóstica, es la prevalencia de la enfermedad o patología que se quiere investigar, ya que la prevalencia modifica algunos parámetros de diagnóstico de la matriz de decisión. Se entiende por prevalencia el número de pacientes enfermos o con la patología que se desea diagnosticar, en relación al total de casos considerados al realizar el test diagnóstico.

Prevalencia = Número de enfermos / Número total de pacientes × 100 = a + c / a + b + c + d × 100

Es importante destacar que al variar la prevalencia, se modifican sustancialmente el valor predictivo y la exactitud del test diagnóstico. Con una alta prevalencia, cabe esperar un alto valor predictivo positivo del test y con baja prevalencia, disminuye el valor predictivo positivo del test, a pesar de que no cambian ni la sensibilidad ni la especificidad. Por ello, se entiende perfectamente que no es correcto, estadísticamente, hacer estudios comparativos de los valores predictivos de test diagnósticos, en poblaciones de prevalencia diferente. En estos casos, el *teorema de Bayes*, de la probabilidad condicionada, permite ajustar el valor predictivo a una prevalencia dada de la enfermedad, según la siguiente fórmula:

V.P.P. =
Prevalencia de la enfermedad × sensibilidad / Prevalencia × sensibilidad + (1 - prevalencia) × (1 - especificidad)

Si la prevalencia es alta:

- Disminuyen los diagnósticos positivos falsos.
- Aumentan los diagnósticos negativos falsos.
- Aumenta el valor predictivo sobre el resultado perinatal anormal.
- Disminuye el valor predictivo sobre el resultado perinatal normal.

Para cualquier sensibilidad y especificidad dadas, según aumenta la prevalencia de la enfermedad, aumenta el valor predictivo positivo y disminuye el valor predictivo negativo. Por el contrario, conforme la prevalencia disminuye, el valor predictivo negativo aumenta y el positivo disminuye.

CURVA DE CARACTERÍSTICAS OPERATIVAS PARA EL RECEPTOR

Los resultados de muchas pruebas se miden en una escala continua, como la concentración de hemoglobina o los niveles de β-hCG. La mayoría de las veces que se utiliza una prueba de cribado, el resultado se dicotomiza dentro del rango normal (negativo) y dentro del rango anormal (positivo). La elección del límite, o punto de corte, que diferencia el resultado normal del anormal es más o menos arbitraria. En consecuencia, individuos, cuyos resultados caen un poco por encima o por debajo del punto de corte, pueden ser erróneamente clasificados.

A medida que desplazamos el punto de corte hacia arriba, se produce una pérdida de sensibilidad y una ganancia en la especificidad de la prueba. De manera general, podemos decir que cuando la mayor probabilidad de enfermedad se asocie a valores crecientes del test diagnóstico (como en el ejemplo del índice de resistencia S/D umbilical), cuanto más elevemos el umbral o punto de corte, más específico y menos sensible será el test. Por el contrario, cuando la enfermedad se asocie a valores decrecientes de la prueba (p. ej., índice de conductancia Doppler umbilical), cuanto más elevemos el punto de corte, más sensible y menos específica será.

Existen dos maneras para establecer la sensibilidad y especificidad de una prueba:

- Estableciendo el punto de corte en función de la importancia relativa de la sensibilidad y la especificidad, que, a su vez, vendrá determinada por la finalidad de la prueba (*screening*, confirmación o exclusión de la enfermedad) y las implicaciones que puedan derivarse de los posibles tipos de error. Si lo que interesa es evitar los resultados falsos negativos, fijaremos el punto de corte de manera que la sensibilidad sea alta. Si por el contrario, lo que quiere evitarse son los resultados falsos positivos, fijaremos el punto de corte de manera que la especificidad sea alta.
- Otra manera de establecer la relación entre la sensibilidad y la especificidad, es mediante la construcción de la llamada curva de características operativas para el receptor o curvas ROC (*receiver operating characteristic curve*). Esta curva se construye representando para cada punto de corte la sensibilidad (tasa de verdaderos positivos) en función del índice de falsos positivos (100-E). Una prueba ideal (sensibilidad y especificidad del 100%) se situará en el ángulo superior izquierdo de la gráfica, mientras que una prueba sin valor se situará en la diagonal que va del ángulo inferior izquierdo al ángulo superior derecho. En una prueba imperfecta, el punto de corte que mejor discriminará será aquél que más se aproxime a la esquina superior izquierda del gráfico.

Las curvas ROC permiten comparar distintas pruebas diagnósticas entre sí: las pruebas mejores serán las situadas en las proximidades del ángulo superior izquierdo, y las menos buenas serán las situadas cerca de la diagonal, entre el ángulo inferior izquierdo y el superior derecho.

La elección de un punto de corte u otro en la ROC no hace mejor ni peor la prueba. La elección se debe basar en el objetivo con que se realiza la prueba. Así, para una prueba de cribado es preferible un punto de corte que se asocie con una alta sensibilidad, ya que son pruebas diseñadas para detectar la existencia de la enfermedad (tasa de negativos falsos baja), mientras que para una prueba diagnóstica es deseable un punto de corte que conduzca a una especificidad alta (pocos resultados positivos falsos), de manera que no conduzcan a un daño yatrógeno.

ÍNDICES DE ACUERDO ENTRE EL DIAGNÓSTICO Y LA ENFERMEDAD

Índice de KAPPA: fue descrito por Cohen para determinar si el grado de acuerdo entre el resultado obtenido por un procedimiento diagnóstico y el resultado médico final, —si existe o no la enfermedad o la patología médica buscada— excede de lo que se esperaría por azar. Su fórmula es la siguiente:

Indice de Kappa =
Exactitud observada – exactitud esperada / Exactitud esperada

El valor del Índice de Kappa oscila entre 0 y 1, de forma que cuanto más se aproxima a 1, el acuerdo es mejor, y así tenemos:

- Índice de Kappa = 0,75-1,00: acuerdo excelente.
- Índice de Kappa = 0,75-0,40: buen a regular acuerdo.
- Índice de Kappa = 0,40-0,00: concordancia al azar.

El índice de Kappa está influenciado, al igual que los valores predictivos del test, por la prevalencia de la enfermedad.

REFERENCIAS BIBLIOGRÁFICAS

1. OMS. *The efficacy and efficiency of the diagnostic application of radiation and radionuclides.* Report of a WHO Meeting of Investigators. Brussels, 1977 Nov. 7-11.
2. Yerushalmy J. Statistical problems in assessing methods of medical diagnosis with special reference to X-ray techniques. *Pub Health Rep*, 1947;62:1432-1449.

3. Simini F. *Eficacia de los procedimientos diagnósticos.* Curso de Metodología Científica del CLAP. Montevideo, 1979.
4. De Irala-Estévez J, Martínez-González MA. Epidemiología clínica. Diagnóstico precoz. En: De Irala Estévez J, Martínez-González MA, Seguí-Gómez M. *Epidemiología aplicada.* Barcelona: Ariel Ciencias Médicas, 2005.
5. Fescina RH y Belitzky R. Evaluación de los procedimientos diagnósticos. Aspectos metodológicos. En: *Tecnologías perinatales.* Publicación Científica del CLAP nº 1255. Montevideo, 1992. p. 61-75.
6. Bennet BM. *On comparisons of sensitivity, specificity and predictive value of a number of diagnostic procedures.* Biometrics, 1972;28:793-800.
7. Vecchio TJ. Predictive value of a single diagnostic test in unselected populations. *N Engl J Med* 1966;274:1171-73.

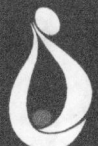

Proyecto Docente "Ágora Médica" (www.agoramedica.com)
Campus online de Medicina Materno-Fetal «Caldeyro Barcia»
Diplomado en "Conceptos Fundamentales en Medicina Materno-Fetal"
Unidad 7. Parto Domiciliario u Hospitalario

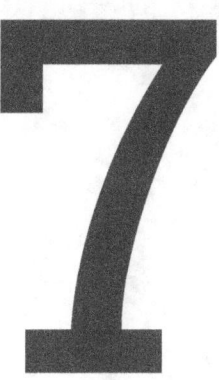

Parto Domiciliario u Hospitalario

Manuel Gallo
Andreina Hernández

ÍNDICE

* Introducción
* Parto no Medicalizado (a la carta)
* Funciones del obstetra
* Parto en casa o domiciliario
* Lugar del Ginecólogo/Obstetra
* Referencias bibliográficas

INTRODUCCIÓN

El parto, idealmente, es el proceso fisiológico único con el que la mujer finaliza su gestación a término, en el que están implicados factores psicológicos y socioculturales. Su inicio es espontáneo, se desarrolla y termina sin complicaciones, culmina con el nacimiento y no implica más intervención que el apoyo integral y respetuoso del mismo. La primera descripción de un parto normal fue hecha por Hipócrates (460-377 a.C.), en su libro *Naturaleza del Niño*.

En la época de la pre obstetricia, es de imaginar la soledad en que ocurrían los hechos, con mayores riesgos que los que podrían darse hoy sin asistencia alguna, en retiro, expuestas a la agresividad del entorno, clima, geografía y en particular a la de animales y fieras. Todo lo anterior tal vez obligaba a la mujer a controlar el dolor, más bien a vivir el proceso sin gritar para no quedar expuestas ellas, ni sus hijos a ser descubiertos, así como lo hacen las hembras de otras especies ¿La exteriorización del dolor en el parto por la mujer será un acto aprendido a partir de la certeza de la protección grupal? En homologación a otras especies, pero siendo la nuestra solidaria y con la inteligencia que nos caracteriza, la ayuda se condujo a través de la empatía, el espejarse, solidarizar y aportar algo para el otro.

Al comienzo de la humanidad, probablemente 40.000 a.C., el parto era atendido por el esposo o algún familiar que acompañara a la embarazada; sin embargo, ya en el año 6000 a.C., algunas mujeres adquieren mayor experiencia que otras en el arte de la ayuda al nacimiento, por lo que son llamadas con más frecuencia durante el trabajo de parto en lo que se cree fue el inicio de unos de los oficios más antiguos de la humanidad, el de comadrona o matrona.

Más tarde Soranos (138-98 a.C.), célebre médico griego, describe que el parto debe ser atendido por una matrona y sus ayudantes, que el trabajo de parto se debía realizar en una cama y que durante el período expulsivo se pasara a la silla de parto.

La mayoría de los informes antiguos señalan que casi todos los partos eran atendidos por mujeres y que este arte era enseñado de una mujer a otra. El hombre se inicia en este oficio durante el siglo XX, cuando se estudia el mecanismo del parto y se desarrollan las bases de la obstetricia dentro de la medicina, atendiendo sólo los casos complicados que no podían ser atendidos por las comadronas.

El progreso obstétrico, junto a la medicina general, ha mostrado múltiples ascensos y descensos, escalando pequeños y grandes peldaños, lo que ha permitido mejorar la atención al binomio madre-feto durante el proceso en la atención del parto.

Plantearemos escenarios posibles de atención del parto en la actualidad.

PARTO EN CASA O DOMICILIARIO

Más allá de los avances de la medicina moderna, muchas mamás buscan un lugar acogedor para recibir a sus bebés, por lo que eligen hacer el parto en su casa. El parto domiciliario está de moda en todo el mundo, pero requiere planificación y tener en cuanta algunos detalles para que el nacimiento del bebé sea lo más placentero posible.

Condiciones para el parto en casa

1. Paciente multípara: Si los embarazos y partos precedentes se han desarrollado normalmente, la multiparidad es un elemento muy favorable para el desarrollo del embarazo y del parto en curso; se dice que la pelvis ya ha «pasado varias pruebas».

2. Controlada en Embarazo: A través del control prenatal puede detectarse a tiempo factores que pueden incidir en complicaciones. Un embarazo sin ningún control puede complicarse y convertirse en un riesgo para la salud de la madre y del bebé

3. Bajo Riesgo Obstétrico: el embarazo de bajo riesgo es el embarazo habitual, que tiende a ser normal, en una mujer que no tiene factores de riesgo que hagan peligrar la salud de ella, ni de su bebé. Sin embargo, esto no excluye la posi-

bilidad de que durante el embarazo surjan algunas complicaciones, aunque estas son menos frecuentes que en gestaciones de alto riesgo.
4. Presentación cefálica: Esta es la más natural, pues facilita el paso del bebé por el canal de parto y, desde el punto de vista médico, es la mejor para nacer, ya que la cabeza abre el camino al paso del cuerpo y facilita la expulsión del bebé.

El parto domiciliario es una tendencia que cada vez engancha más a las embarazadas. Pero su principal desventaja es la inseguridad de no contar con la atención hospitalaria inmediata ante posibles problemas que pudieran hacer peligrar la vida de la madre o el bebé. Sin embargo, si la salud de la mamá y del bebé hacia el final del embarazo es óptima, se pueden tomar algunos resguardos que eviten posibles complicaciones.

Existen algunas organizaciones que se dedican a asistir partos domiciliarios con todas las garantías. Contratando algunos de estos servicios se puede contar con especialistas médicos, un obstetra y, en algunos casos, un neonatólogo que te acompañaran en tu hogar. Generalmente, estos equipos médicos trabajan con una partera que te guiará previamente en los utensilios que deberás tener a mano y te acompañará en el monitoreo del bebé desde que comienza el trabajo de parto.

Posibles causas de una transferencia hospitalaria durante un parto en casa

Durante un parto en casa planificado, es posible que sea necesario traslado a un hospital para supervisar o dar tratamiento si sucede lo siguiente:

- El trabajo de parto no avanza.
- Presencia de meconio en el líquido amniótico.
- Desprendimiento de placenta antes del parto.
- Prolapso del cordón umbilical.
- Sangrado vaginal no asociado a la pérdida del tapón mucoso.
- Retención placentaria o expulsión incompleta.

- Alteraciones de la frecuencia cardíaca fetal.
- También es posible que el bebé recién nacido tenga que ser trasladado a un hospital si tiene problemas respiratorios o signos de una afección.

Si bien la mayoría de las embarazadas que deciden tener un parto en casa planificado corre menos riesgo de complicaciones debido a un cuidadoso examen de detección, no se debe dejar de lado la vida y bienestar del recién nacido.

Países en los cuales se practica Parto Domiciliario

El modelo de atención y el tipo de organización de los servicios de maternidad son diferentes entre los distintos países y entidades proveedoras de servicios sanitarios, y se pueden encontrar diferencias en el uso de intervenciones para la atención al parto y en los resultados de dicha atención.

Los planteamientos surgidos desde diferentes entornos en los últimos años ponen sobre la mesa un debate sobre cuál es el mejor modelo de atención a la maternidad y apuntan la necesidad de revisión de aspectos como la calidad de la atención, los modelos altamente intervencionistas y la sostenibilidad de algunos servicios.

En este sentido, existen estudios que indican cifras elevadas de intervención obstétrica y apuntan el coste que esto supone en la atención al parto de mujeres que no presentan riesgos obstétricos.

El país prototipo que en la actualidad aplica la atención de partos domiciliarios es Holanda.

Atención al parto en Holanda

La atención a la maternidad centrada en la familia es conocida por su promoción de los partos domiciliarios, asistidos en su mayoría por matronas. La orografia de Holanda que es un pais llano, perfectamente comunicado por carretera con autovias en todo el pais y la posibilidad de llegar a un centro hospitalario en un periodo de tiempo muy corto, hacen que Holanda sea el prototipo de pais para el parto en casa.

También el sistema asegurador de salud holandés, con un control centralizado y un comité gubernamental, promueve que las mujeres sin riesgos reciban cuidados de una matrona o un médico general durante el embarazo, utilizando el cuidado especializado sólo cuando se presentan complicaciones. Un volumen importante de mujeres opta por un parto domiciliario con su matrona (o médico general en algunas partes de Holanda). En estos casos se asigna un profesional de enfermería que se desplaza al domicilio y es responsable de los cuidados durante los 8 días posteriores al parto.

Hay otros países que están en estudio tratando de insertar esta modalidad de atención en su sistema de salud, sin embargo, cuentan con matronas que ocupan un lugar importante en la atención del parto, entre ellos:

Atención al parto en Inglaterra (Reino Unido)

El gobierno central establece las políticas sanitarias a través del Department of Health. Existen además, diferentes formas de organizar los servicios (en unidades grandes, unidades medias y unidades pequeñas) y diferentes configuraciones de equipos profesionales que reflejan las nuevas formas de atención e impulsan el desarrollo de competencias de las matronas. Ejemplo de ello son los equipos de matronas, que atienden a un número determinado de mujeres al año durante su embarazo, el parto (en una unidad o en el domicilio) y el periodo posparto.

Atención al parto en Australia

La atención a la maternidad se estructura según el riesgo obstétrico: un nivel primario para atender a mujeres sin complicaciones, con matronas y algunos médicos generales, los cuales colaboran con otros especialistas y con matronas que trabajan en un segundo y tercer nivel. Dependiendo del modelo de atención y de la localización geográfica, el principal cuerpo de profesionales implicado en la atención a la maternidad está integrado por matronas, obstetras, médicos generales con diploma obstétrico y en ocasiones otros profesionales.

No hay que olvidar que la precursora de los partos en domicilio, la matrona australiana Caroline Lowell, falleció en el parto de su segundo hijo en su domicilio, por una hemorragia uterina.

Atención al parto en Irlanda

La responsabilidad del sistema de salud es del gobierno, que gestiona los recursos de salud y servicios sociales a través del Department of Health and Children. Todos los hospitales disponen de áreas específicas para la atención al parto de mujeres sin riesgos obstétricos, y en algunos casos cuentan con unidades gestionadas por matronas y separadas de la unidad obstétrica convencional. Si la mujer opta por un parto domiciliario y este servicio no está disponible en su zona de residencia, el gobierno ofrece una ayuda económica para asumir parte del coste que supone contratar una matrona privada.

Atención al parto en Francia

En los hospitales públicos la atención al parto de bajo riesgo suele ser asumida por matronas, pero existe una fuerte orientación médica, por lo que muchas mujeres optan por una atención privada con obstetras durante el embarazo y el parto. En estos casos el parto se realiza en hospitales privados con financiación pública parcial. La atención domiciliara al parto, que no está financiada por el sistema público de salud, es poco frecuente. Las profesionales implicadas en este tipo de atención son las matronas.

Atención al parto en España

Las unidades de maternidad hospitalaria se organizan con equipos profesionales multidisciplinares que atienden a la mujer, al recién nacido y a la familia durante el parto y el nacimiento. La opción del parto domiciliario no está contemplada en la cartera de servicios públicos; aun así, algunas mujeres eligen esta opción y son atendidas mayoritariamente por matronas.

Atención al parto en Canadá

La atención a la maternidad ha estado tradicionalmente integrada en los hospitales y bajo responsabilidad médica, pero en esta última década algunos gobiernos provinciales han promulgado políticas para integrar a las matronas y también la opción de parto domiciliario en su sistema de salud. Actualmente la mayoría de matronas en Canadá trabajan en hospitales de zonas urbanas, lo que hace que su atención llegue sólo a una parte reducida de la población.

PARTO NO MEDICALIZADO (A LA CARTA)

Las diferentes culturas nos enseñan que no hay una única manera de dar a luz; que se puede estar sola o acompañada, parir en diferentes posturas, que unas mujeres desearán aliviar su dolor, mientras que otras querrán sentirlo, que unas desean oír música y otras hablar con su pareja, que hay quien desea que su hijo nazca en el agua y otras no.

En la actualidad múltiples parejas deciden como va a ser el nacimiento de su hijo, por lo que en las últimas décadas ha surgido el denominado *Parto a la carta*; esta opción se la habrán planteado muchas mujeres durante su embarazo pero, por norma general, es el especialista quien dicta cómo, cuándo y dónde va a ser el parto. A nivel mundial existen muchos centros de salud donde ya se ofrece, entre ellos el Hospital Infanta Leonor de Vallecas y el Clinic de Barcelona, donde han puesto a disposición de las usuarias una amplia gama de opciones para dar a luz con la máxima comodidad lo que, a priori, debe hacer el proceso más llevadero.

Durante la primera mitad del siglo XX, la elevada tasa de mortalidad tanto materna como fetal, fueron la causa del inicio de la medicalización del proceso del parto. Había que luchar contra uno de los mayores enemigos, la infección. Muchas de las medidas que ahora vemos como agresivas fueron clave en esos momentos; la oxitocina que lograba disminuir la duración de los partos; la episotomía que acortaba el expulsivo y se creía que protegía el suelo pélvico; la monitorización interna del feto, en un intento de evitar el sufrimiento fetal intraparto y sus terribles secuelas neurológicas. Incluso la postura del parto se modificó para poder ayudar a las mujeres en caso de necesitar una ayuda instrumental.

Por ello, en el Parto a la Carta, las embarazadas expresan sus preferencias con antelación. De esta forma se garantiza, por un lado, que las futuras mamás estén al cien por cien informadas; por otro, que en caso de duda, el personal médico sabrá cómo proceder. Se puede elegir por ejemplo, si desean o no la anestesia epidural, si quieren material de apoyo para el parto, si van a donar la sangre del cordón umbilical. En todo momento se siguen las recomendaciones de la Organización Mundial de la Salud.

LUGAR DEL GINECÓLOGO/OBSTETRA

Los obstetras son los profesionales médicos que cuentan con el más alto entrenamiento en la mayoría de los temas referidos al embarazo. Poseen altos conocimientos en todos los aspectos del embarazo, del parto, del alumbramiento y de la asistencia postparto. Toda paciente con embarazo de alto riesgo, no tendría más opción que ser atendida por un obstetra, ya que este profesional está capacitado para controlar de la manera más adecuada la evolución del mismo, así como también su salud y la de su bebé.

La función del Obstetra es muy amplia y es esencial en la vida de la mujer porque la acompañan en su embarazo, parto y puerperio. Gracias a este acompañamiento pueden llegar a conocer aspectos sociales, psicológicos y familiares de las embarazadas. Además a través del trabajo en el centro de salud o maternidades educan sobre la importancia de la salud sexual y la planificación familiar contribuyendo de esta manera a la prevención del embarazo adolescente, las enfermedades de trasmisión sexual, cáncer ginecológico.

FUNCIONES DEL OBSTETRA

- Evaluación obstétrica de la paciente que llega al área de pre-parto.
- Apertura del partograma de acuerdo a la dilatación de ingreso.
- Solicitar exámenes de laboratorio.
- Realización del registro cardiotocográfico.
- Conducción del trabajo de parto.
- Atención en emergencia bajo la supervisión del especialista.
- Atención del parto.
- Realización de la episiotomía y episiorrafia.
- Control del sangrado transvaginal en el puerperio inmediato.
- Prescripción de medicamentos necesarios.
- Llenado de los datos del parto en su respectiva historia clínica, para luego registrarlo.
- Evaluación a pacientes en hospitalización.

Cuando se trata de embarazos de alto riesgo, los obstetras son los profesionales más indicados para atenderlos. Incluso cualquier complicación que surja en un embarazo de alto riesgo debe ser tratada por un obstetra. Entre los factores que podrían afectar un embarazo y transformarlo en de alto riesgo se encuentran:

- Embarazo de mujeres diabéticas.
- Embarazo de mujeres con hipertensión arterial.
- Embarazo de mujeres que padecen de enfermedades cardíacas, hepáticas o renales.
- Embarazo de mujeres que superen los 35 años de edad.

Ahora bien, en la actualidad las matronas han ocupado un papel importante en la obstetricia, sobre todo durante el embarazo y parto. Su función no solamente hacer el trabajo de parto previo, en la sala de preparto, sino también educar, preparar psicológicamente y físicamente a la paciente, entre otras cosas a través de los cursos de preparto, o psicoprofilatico, por lo que el trabajo en conjunto con ellas, nos haría más llevadero y con mejores resultados cualquier trabajo de parto.

CONCLUSIÓN

Parto Hospitalario y Humanizado. Es mas seguro para la mujer y su hijo. La geografía de nuestros países y la planificación sanitaria no hacen aconsejable el parto domiciliario.

REFERENCIAS BIBLIOGRÁFICAS

1. Gallo M. Parto Humanizado. En: Tendencias actuales de Asistencia al Parto. II Simposio Hospital Materno-Infantil de Málaga. Ed. Universidad de Málaga. Pag: 303-313, 1985.
2. Gallo M. Parto Humanizado. I Simposio Hospital Materno-Infantil de Málaga. Libro de Ponencias. Monografia, 1987.
3. Caldeyro Barcia y cols. Tecnologia apropiada para la asistencia al parto. Publicaciones Científicas del CLAP nº 863, Montevideo (Uruguay) 1980.
4. Gallo, M., Solano, F., Llamas, C. and Arbués, J. Estudio comparative de la posicibn vertical y horizontal materna durante el periodo de dilatación. Clin. Invest. Ginecol. Obstet 1981. 8; 141-6.
5. Gallo, M., Llamas, C., Solano, F., Requena, F. and Arbues, J. Resultados perinatales de la posición vertical materna durante el parto. Prog. Obstet. Ginecol.1986, 7-19.
6. Schwarzc R., Diaz A. G., Fescina R., y cols. Conducción del trabajo de parto. Ventaja de las membranes ovulares Integras y de la posición vertical materna. Clin. Invest. Ginec. Obstet. 1980; 7:135.
7. Leboyer F. Por un nacimiento sin violencia. Daimon, Barcelona 1974.
8. Carrera JM. El parto Ecologico. Ed. Dexeus. Barcelona 1982.
9. Klaus M, Kennell J. La relación Madre-Hijo. Ed. Panamericana, Barcelona 1978.
10. Gallo M. Conceptos Básicos de Monitorización Fetal en Embarazo y Parto. 2018. Amazon ISBN: 9781790849352.

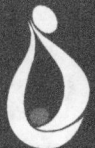

Proyecto Docente "Ágora Médica" (www.agoramedica.com)
Campus online de Medicina Materno-Fetal «Caldeyro Barcia»
Diplomado en "Conceptos Fundamentales en Medicina Materno-Fetal"
Unidad 8. Parto Humanizado

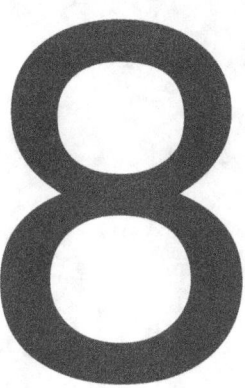

Parto Humanizado

Manuel Gallo
Andreina Hernández

ÍNDICE

* Introducción
* Objetivos del parto humanizado
* Apoyo Psicológico a la madre en Periodo de Dilatación
* ¿Cómo sería entonces un parto humanizado ideal?
* ¿Cuáles serían las ventajas para el Recién Nacido?
* ¿Qué debo tomar en cuenta a la hora de un parto humanizado?
* ¿Qué es entonces Parto Humanizado?
* Apoyo Psicológico a la Madre
* ¿Qué tan importante es la presencia del Padre?
* Relación precoz Madre-Hijo-Padre
* Alojamiento Conjunto
* Conclusión
* Referencias bibliográficas

INTRODUCCIÓN

El tema del Parto Humanizado no es nada nuevo. Hace ya más de 30 años, en 1985, publicamos un libro con el título de "Parto Humanizado" (Fig. 8-1), con la valiosa colaboración de las Matronas, con motivo de un Simposio de nuestro hospital Materno-Infantil "Carlos Haya" en Málaga.

En muchas partes del mundo, se tiene una visión del parto *Patológica, Intervencionista y Jerárquica*, en la cual las mujeres dudan o se olvidan de su capacidad de parir, y ya sea por miedo o comodidad, delegan en otro la responsabilidad de su parto, permitiendo que su derecho a opinar, a solicitar, a cumplir sus necesidades sea abolido. El avance de la ciencia y la tecnología ha dado lugar a una excesiva *Medicalización del Parto*. La modernidad y el avance científico, en su afán de reducir peligros no necesariamente existentes en todos los casos, han llenado al evento del parto de rutinas innecesarias, tecnologías y uso de sustancias que pueden llegar a ser más peligrosas que el parto mismo. Por lógica, el empleo de estas rutinas, tecnologías, aparatos y medicamentos es del dominio de los médicos, lo que justificaría así su presencia (casi imprescindible) en los partos.

Muchas personas, incluso las mismas embarazadas, sus familiares y los médicos, consideran que el embarazo y el parto son condiciones peligrosas que ponen en gran riesgo la vida de la mujer y de su hijo aún nonato. La realidad es que ambas son situaciones fisiológicas, o sea normales en la mujer, y solo imponen ciertas necesidades y ameritan algunos cuidados especiales, sin embargo, no significan que la mujer esté enferma o que pueda ser fácilmente afectada en su salud y en su vida. Por supuesto que implican riesgos, pero solo son eso, riesgos, como aquellos que corremos todos por el simple hecho de salir y caminar en la calle, al cruzar una avenida o al manejar un automóvil. Dar a luz es un acto íntimo de amor que proviene de otro acto igual.

¿QUÉ ES ENTONCES PARTO HUMANIZADO?

Entendemos por parto humanizado, el parto en el que se intenta preservar al máximo, la naturalidad del entorno de la madre y del hijo, y al mismo tiempo, asegurar el bienestar de ambos utilizando la tecnología moderna disponible para ello, sin deshumanizar el acto en sí.

En nuestros hospitales, un parto puede ser iniciado, retrasado, acelerado y terminado artificialmente debido a los avances de la obstetricia.

El riesgo de que algo salga mal es mínimo y madre e hijo pueden estar seguros de que físicamente están bien atendidos. Pero el parto no es solo un acontecimiento físico sino también una experiencia psíquica muy importante y esto nos lleva a preguntarnos si la tecnificación a pesar de todos sus beneficios no tiene también sus inconvenientes.

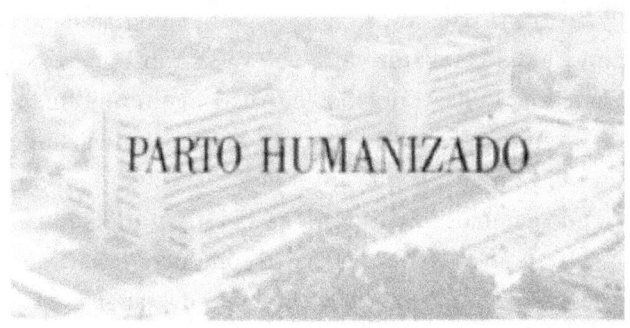

Fig. 8-1. Portada del libro publicado en 1985 en Málaga, por Gallo M y cols.

OBJETIVOS DEL PARTO HUMANIZADO

Todo parto humanizado debe cumplir los siguientes objetivos:

- Seguridad para el feto.
- Seguridad para la madre.
- Acto familiar íntimo.
- Educación sanitaria.
- Humanizar la asistencia obstétrica.

La perfecta simbiosis entre tecnología y humanización es nuestro objetivo final. De nada sirve un parto con toda la humanización posible si no estamos controlando adecuadamente el estado del feto.

Un parto humanizado, es aquel en que se toman en consideración como prioridad los deseos de la mujer y no los del médico. Se atienden hasta en lo más mínimo sus necesidades y se respetan sus derechos. Se le estimula a confiar en ella misma y en su intuición. No se le trata como a un simple objeto de trabajo ni como a una persona ignorante que no sabrá qué hacer, si no que se le está orientando. Se le apoya en sus decisiones y se le brinda consuelo y apoyo permanente. Se le permite la compañía de quien ella decida, su pareja, sus familiares o la persona de confianza que ella decida. Se le brindan las facilidades para que se encuentre en un ambiente de respetada intimidad, que no recuerde el ambiente de un hospital, que sea como lo dice Sheila Kitzinger: *"dar a luz es un íntimo acto de amor, y el lugar adecuado para hacerlo es un lugar donde uno podría hacer el amor"*.

APOYO PSICOLÓGICO A LA MADRE

La embarazada al llegar al hospital, pasa en primer lugar por la consulta de urgencias. La auxiliar de enfermería, la matrona o el obstetra debe recibirla con naturalidad, con educación, con seguridad en su trabajo, debiendo recordarle como es el proceso del parto, pretendiendo a través del dialogo, conocer mejor a la mujer que ha depositado su confianza en nuestro hospital y aprovechando para eliminar la ansiedad, el temor o el miedo que pueda presentar durante su primer contacto con el hospital.

Tanto desde el punto de vista biológico como psicológico, el parto constituye un proceso de separación de dos organismos que hasta ese momento han convivido uno dentro del otro, en una situación de total dependencia.

La gestante, que gradualmente se había ido adaptando a la situación del embarazo un medio de ansiedad y temores relacionados con el niño y el parto y que había incorporado el feto a su esquema corporal, deberá atravesar un nuevo proceso de adaptación a la inversa.

La angustia entre la captación de la inminencia del parto tiene un carácter invasor e irruptivo, es decir, aparece súbitamente, imprevisiblemente, sin posibilidad de reacción ni adaptación.

Quién no comprenda la intensidad e importancia de esta angustia, no podrá ayudar de forma eficaz a la parturienta. La ansiedad que genera una situación desconocida y temida al mismo tiempo activa en la parturienta un doble proceso:

- Miedo a la pérdida.
- Miedo a lo desconocido.

En otras palabras, miedo a perder una situación conocida de embarazo a la que ya se había adaptado y miedo a lo desconocido "el parto", y un niño fuera de su útero con el que tendrá que comunicarse de un modo nuevo y que irrumpirá en su vida, produciendo cambios importantes en la estructura familiar.

Detectar el inicio del parto, produce de entrada a la parturienta una cierta inquietud y angustia. Si el acceso de ansiedad normal se contrarresta y elabora adecuadamente, la parturienta se encuentra en situación de interacción con el medio familiar con normalidad, activándose mecanismos de autocontrol. En cambio, si las primeras contracciones de parto son percibidas en ese momento como algo que ella no puede controlar, serán vividas como ataques que provienen del propio cuerpo y que intentará contrarrestar infructuosamente, contracturando sus músculos, lo cual dará lugar a un aumento de la sensación de malestar y dolor, estableciéndose así un círculo vicioso.

Si el detectar las primeras contracciones de parto produce un pico de ansiedad y stress considerables, el ingreso hospitalario produce una nueva crisis de ansiedad. El alejarse de su hogar, de los miembros de su familia y entrar en un ambiente nuevo y desconocido le provoca un nuevo acceso de ansiedad.

Para contrarrestar esta situación plena de incertidumbre, la parturienta activará todos sus mecanismos habituales de reacción aprendidos. Si estos mecanismos son realistas y adecuados, la ansiedad se elabora sin grandes inconvenientes. La parturienta entonces hace su entrada en urgencias como una mujer razonable con lo que se puede trabajar y razonar. En cambio, si los mecanismos que usa para enfrentarse con el stress son patológicos e inadecuados, la parturienta empezará a percibir las contracciones como dolores incontrolables, lo que provocará un aumento abrupto de la angustia normal de este periodo, transformándose en una situación de descontrol y caos. Cuando esto ocurre veremos entrar en el hospital a una parturienta descontrolada, acompañada de un grupo de familiares desbordados y angustiados que comienzan a vivir la situación de parto como un acontecimiento traumático.

El cambio hacia un parto más humanizado, tendría que apoyarse en una serie de puntos que enumeramos a continuación:

- Acoger a la mujer que acude a admisión con afecto e interés.
- Permitirle una adecuada "despedida" del familiar que la acompaña.
- Informar eficazmente a la familia sobre el desarrollo del parto.
- Informar adecuadamente a la gestante sobre el estado en que se encuentra al ingresar en el hospital, explicándole las razones técnicas y forma de actuación.
- Responder cordialmente a todas las preguntas que formula la embarazada.
- Infundir seguridad y tranquilidad.

- Evitar en lo posible las largas esperas de las pacientes aunque las razones se puedan explicar.

Ahora bien, para que un parto fluya son necesarios ciertos aspectos como:

Libertad de movimiento

Cientos y cientos de estudios demuestran que la posición vertical favorece el parto y la horizontal la entorpece, ya que, en posición vertical se aprovecha la fuerza de gravedad, la vagina se amplía y acorta, además la cabeza del bebé ejerce una presión sobre el cuello del útero que estimula la dilatación. Es importante que la mujer pueda moverse con libertad buscando las posiciones y los movimientos que su cuerpo le sugieran, buscando las posiciones que la alivien como las cuclillas, sentada en un banquito, en cuatro patas, colgada de alguien, de pie etc. La posición más cómoda es también la más fisiológica y, por eso es sumamente relevante estimular a la mujer la capacidad de confiar en ella misma y en su capacidad corporal para parir.

La episiotomía y el fórceps son procedimientos técnicos que sustituyen la capacidad natural de la mujer.

Intimidad, seguridad afectiva, confianza, apoyo emocional

La única forma de humanizar el parto es reconectarnos con el hecho que somos una especie mamífera. Todas las hembras mamíferas necesitan una atmósfera de intimidad donde sentirse calmas seguras y protegidas. En la sangre de la madre deben liberarse una serie de hormonas que regulan y dirigen el parto. Estás solo se liberan en situación de seguridad afectiva.

Entorno apropiado y deseado

Hay que evitar todo aquello que active el pensamiento racional en la mujer que esta de parto:

hablarle sin necesidad, hacerle preguntas, darle órdenes, todo esto interrumpe su "conexión" con el momento que está viviendo, tan único y especial. También interfieren las luces, los ruidos, el frío, la indicación de no comer, la incomodidad de tener que mantener una postura determinada o de estar en un lugar poco agradable. Las condiciones apropiadas para un parto se asemejan a las que se requieren para dormir: intimidad, penumbra, silencio, clima cálido, todo aquello a lo que la mujer está acostumbrada para que nada altere sus sensaciones.

Libertad de expresión

Se refiere a que la mujer, cuando experimenta dolor, lo mejor que puede hacer es darle lugar. Sumergirse y aceptar el dolor es condición necesaria para la producción de endorfinas, que son las encargadas de amortiguar y modificar la percepción del dolor. Por el contrario, el miedo y la represión de las sensaciones frenan el proceso natural transformando un dolor "transitable" en un sufrimiento difícil de soportar. Hay maneras para calmar el dolor como: aprender a controlar la respiración, el agua caliente, los masajes, sentarse sobre una pelota de goma, escuchar música relajante, apretar la mano de alguien, etc.

Asistencia profesional con respeto

La elección del profesional es fundamental, hay quienes trabajan a favor de la humanización del parto y otros que entienden el parto como un acto médico, realizando una serie de rutinas a todas las mujeres y sus bebes, que no solo son innecesarias, sino que son contraproducentes. Los especialistas que asisten un parto respetado van entablando a lo largo del embarazo un vínculo de mucha confianza con la mujer y en el momento en que llegó el parto, saben acompañar en un discreto segundo plano, sin interferir, confiando en los recursos de la mujer para dar a luz, estando atentos a ofrecer asistencia solo cuando sea conveniente y requerida.

Promover el vínculo e intimidad para recibir al bebe

El primer encuentro entre la mamá y el bebé es un momento tan importante que se sabe que posee consecuencias duraderas sobre la relación, sobre la confianza de la mujer para amamantar y criar a su bebe y sobre el desarrollo emocional del niño. Madres e hijos tienen que permanecer juntos tras el nacimiento, es lo mejor para ambos. Si él bebe está sano, todo lo que necesita es permanecer con su madre, sólo hay que separarlo en caso de una verdadera urgencia o necesidad, pero no " porque si". No hay que apurarse a cortar el cordón umbilical mientras siga latiendo y suministrando sangre oxigenada al bebe. Esos minutos son los que él bebe necesita para comenzar a utilizar sus pulmones sin riesgo de privación de oxígeno.

APOYO PSICOLÓGICO A LA MADRE EN PERIODO DE DILATACIÓN

Debe existir un contacto personal, humano con la embarazada, se le hablará con corrección exquisita, citándole por su nombre, hecho este que salvo excepciones, es siempre un factor positivo en la relación paciente-matrona, paciente-auxiliar, paciente-médico, evitando dentro de lo posible el trato rutinario, colaborando con ella para que ponga en práctica los métodos de relajación y respiración que ha aprendido con anterioridad, y si no los sabe, se le explicará detenidamente, con paciencia y el cariño que seamos capaces de dar, el proceso del parto y sobre todo cual debe ser su papel en él, dejando perfectamente claro que este debe ser activo y nunca pasivo.

Una vez ya en la sala de parto, se procurará que exista un clima de silencio e intimidad que todo lo que se diga y haga sea relacionado y enfocado a colaborar en su parto, evitando conversaciones triviales que puedan romper el ambiente de confianza y tranquilidad. Un punto importante para destacar frecuente y lamentable es que se olvide que el papel activo durante el parto corresponde a la embarazada y no al obstetra o matrona, reservando este papel activo para nosotros siempre y cuando sea necesario intervenir en el proceso del parto.

¿QUÉ TAN IMPORTANTE ES LA PRESENCIA DEL PADRE?

Hasta hace poco tiempo el hombre debido a la educación recibida era indiferente al embarazo y sobre todo al parto de su esposa o pareja. Actualmente se piensa que debe ser un elemento activo, participando y viviendo en el desarrollo y nacimiento de su hijo, siendo muy positiva su presencia durante el parto y no permaneciendo en la sala de espera como sucede en los grandes hospitales.

El padre del niño, hoy día, es instruido y motivado para prestar apoyo a la madre durante el parto. Este apoyo afectivo levanta la moral materna y aumenta su tranquilidad y confianza. Además, el padre colabora en tareas simples como alimentar e hidratar a la madre, ayudarla a colocarse en la posición más confortable, controlar las contracciones, ayudando a los ejercicios de relajación y respiración, etc. Se ha demostrado que las caricias que prodiga a la madre durante la dilatación estimulan la secreción de oxitocina, facilitando el parto. La participación del padre aumenta los lazos afectivos con la madre y el hijo.

Para JM Dexeus existen cinco tipos de maridos ante el parto:

1. *El Egoísta*, que adopta una actitud hostil y desinteresada ante el embarazo y el parto, considerando ambas situaciones como un problema de la mujer.
2. *El Angustioso*, autentica tortura y pesadilla para la mujer y el obstetra. Lee todo lo referente al embarazo y al parto y atosiga y agobia a su mujer diciéndole en todo momento lo que tiene que hacer, convirtiendo cada visita al tocólogo en un verdadero examen para este último. En el parto son francamente incordiantes y molestos.
3. *El Optimista*, que considera el embarazo y el parto como lo más natural, exento de complicaciones. En el parto se portan bien hasta que surgen problemas, momento en que pierden el control.
4. *El Padre-Madre, El Superprotector*, que trata a su mujer como a una niña. En el parto colabora activamente, incluso anulando a su mujer, llegando a ser contraproducente.
5. *El Marido Normal*, afortunadamente el más frecuente, que comprende la responsabilidad que el embarazo y parto conllevan, y lo asume completamente. En el parto se comporta satisfactoriamente.

"Cuando millones de hombres hayan participado en un parto y hayan visto nacer a su hijo y lo hayan tocado, estaremos en una sociedad diferente" (Odent)

¿CÓMO SERÍA ENTONCES UN PARTO HUMANIZADO IDEAL?

Debe ocurrir en un lugar acogedor, el cual deberá tener luz tenue y estar aislado de ruidos y presiones externas. La presencia del médico será solo para dar seguridad y tranquilidad por si algo se complica. Su intervención en el parto es mínima, y eso significa que solo se realizarán los tactos vaginales que sean estrictamente necesarios, no se realizarán procedimientos médicos o de enfermería de manera rutinaria (como la aplicación de enemas o rasurar los genitales), y menos con el simple afán de acelerar el parto (como la ruptura artificial de las membranas, o el uso de oxitocina endovenosa).

La mujer debe tener libertad para moverse como ella lo desee en todo momento durante su parto, para hacer ejercicio, para bailar, para hacer las expresiones orales y corporales que ella desee o requiera, puede reír, llorar o gritar sin que nadie la juzgue o limite. No se le aplicarán soluciones intravenosas ya que estas limitan su movilidad. Ella puede comer y tomar todos los líquidos que quiera para mantenerse hidratada y con energía suficiente.

La monitorización fetal, que es de suma importancia para vigilar el bienestar fetal, se llevará a cabo de manera intermitente, y no está justificado el uso de monitorización electrónica continua, que también condena a la mujer a permanecer acostada durante todo el parto y es fuente de miedos, en médicos y pacientes o sus familiares por inadecuadas (erróneas o exageradas) interpretaciones de los registros, lo que lleva a la realización de cesáreas en realidad no requeridas.

Se le permitirá el uso de medidas alternativas para el manejo del dolor y de las incomodidades que el parto causa, como son la aromaterapia, musicoterapia, yoga, masajes o el uso del agua en forma de duchas calientes, o la inmersión de manera intermitente en una tina con agua caliente. La mujer debe tener la seguridad y tranquilidad de que sus deseos siempre serán prioritarios y que siempre se hará lo que ella desee, incluso en relación con su solicitud de usar analgesia epidural o en cuanto a la manera de terminar su parto, que no debe temer al "que dirán" o que alguien la critique por las decisiones que tome, pues solo ella sabe lo que está viviendo y sintiendo. *Un parto requiere tiempo, paciencia y paz.*

Cuando el momento del nacimiento ha llegado, ella puede elegir donde quiere que se lleve a cabo este evento y puede adoptar la posición que más le agrade para parir (hincada, en cuclillas, de pie, de lado, en cuatro puntos, etc.). Puede ser en la cama, en el piso, en la silla, en el baño, donde ella lo decida y se sienta cómoda y confiada, incluso dentro del agua de la tina. Las posiciones que prefieren la mayoría son las verticales. La posición tumbada boca arriba es poco elegida por la mujer que está pariendo. La mencionan como incómoda y dolorosa. Es considerada como anti-fisiológica, ya que disminuye el espacio por donde deberá pasar el feto al nacer. No existe un solo mamífero en el mundo que adopte esta posición de manera espontánea para parir a menos que sea obligado como lo es la mujer cuando los médicos le dicen que así debe parir porque es más cómodo.

Nadie tiene que estarla apurando para que puje a determinado ritmo o de determinada forma. Se le debe respetar su propio "reflejo de eyección materno fetal", el cual se presentará en el momento que debe ser. Al respetar el ritmo de pujo de la madre y evitar la salida brusca de la cabeza fetal permitimos que la vagina, vulva y periné se distiendan de manera gradual, con lo que evitamos de gran manera los desgarros perineales importantes. No se deben realizar episiotomías de manera rutinaria.

Todo esto con la finalidad de tener un parto lo más natural posible, realmente humanizado.

RELACIÓN PRECOZ MADRE-HIJO-PADRE

Esta relación precoz debe comenzar ya durante el embarazo y posiblemente antes aún, y para ello se educa a la madre y al padre sobre el embarazo, el parto y el cuidado del recién nacido, motivándose a ambos para participar activamente durante el parto, considerándolo un evento natural y motivo de felicidad para la familia.

Hoy en día se recomienda que el recién nacido sea puesto inmediatamente tras el parto en contacto con el vientre materno, para así recibir el primer contacto con piel entre madre e hijo, para que la madre pueda abrazarlo, así como también el padre, fundiéndose los tres en un abrazo cuyo significado alcanza día tras día mayor transcendencia en el mundo de la Psicología Perinatal, para que el recién nacido siga oyendo los latidos cardiacos de su madre, note sus calor y contacto con el pecho materno.

Parece ser, que la interrelación precoz madre-hijo facilita el apego afectivo entre ambos y esta interacción constituye la mejor estimulación natural de inicio precoz que debe hacerse con todo neonato sano.

¿CUÁLES SERÍAN LAS VENTAJAS PARA EL RECIÉN NACIDO?

Hemos visto que la humanización tiene beneficios no solo para la madre, sino también para el recién nacido, ya que un parto humanizado, es un parto suave y respetado en el que se consideran también las necesidades de amor y respeto del recién nacido. El bebé nace en un ambiente cálido y húmedo, muy similar a aquel en el que estuvo por nueve meses. Evitamos que sienta frío y se le consuela cariñosamente. Una vez que se ha dado el nacimiento, no corre ninguna prisa por cortar el cordón umbilical. A través de él, la madre sigue proporcionando oxigenación a su hijo. La transición a respiración pulmonar se va dando de manera lenta y gradual, y el mito de que el bebé debe llorar y gritar al nacer no tiene fundamento. Las luces son tenues y bajas, lo mismo que los ruidos, para no espantarlo y para que sus ojos y oídos se acostumbren también de manera lenta y gradual a los nuevos estímulos que recibe. El bebé escucha a su madre que le prodiga amor, besos y caricias, se huelen y reconocen mutuamente, el pequeño observa a sus padres y siente el calor y la seguridad que le proporciona estar en el pecho de su madre, sintiendo su abrazo y su piel. Una vez que el cordón umbilical ha dejado de latir, y el recién nacido estableció su respiración pulmonar, el cordón puede ser cortado, el vínculo físico con la madre termina, dándole paso a un vínculo emocional más fuerte, el amor entre madre, padre e hijo.

Finalmente, no olvidemos que cuando el padre y la madre cogen a su hijo entre los brazos, tras el parto, y lo sienten físicamente, se ven aislados en una relación tripartita que será de gran trascendencia e importancia durante toda la vida, al igual que una experiencia inolvidable de una gran ternura.

ALOJAMIENTO CONJUNTO

Un recién nacido sano solo requiere sentir el amor que su madre le prodigue al nacer. El calor que necesita lo adquiere de su cuerpo durante ese contacto piel con piel que además lo tranquiliza, le da seguridad y confort. Promovemos y facilitamos que el bebé permanezca con su madre desde el momento mismo del nacimiento, evitando al máximo momentos angustiosos de separación. Las valoraciones médicas que pudieran ser requeridas pueden ser realizadas en la misma habitación de la madre.

Es muy importante vigilar de manera estricta el estado de salud del feto durante el trabajo de parto. Esto se hace mediante la auscultación a intervalos regulares de la frecuencia cardiaca fetal. La monitorización fetal electrónica continua obliga necesariamente a la mujer a permanecer en cama, lo cual es muy incómodo y no ha demostrado su efectividad, además de ser un factor importante en la realización de cesáreas sin una plena justificación.

¿QUÉ DEBO TOMAR EN CUENTA A LA HORA DE UN PARTO HUMANIZADO?

En un parto humanizado, se toman en cuenta como prioridad absoluta, el respeto a los derechos y deseos de la parturienta, otorgándosele el sitio de protagonista principal de este evento. Se evita a toda costa realizar acciones que se consideran completamente inútiles y que la colocan en una situación vulnerable en sentido físico y emocional. Evitamos hasta donde es posible:

- Hospitalizar a la paciente desde el inicio del trabajo de parto
- Suspenderle la vía oral (la mujer puede comer y beber todo lo que desee).
- Aplicación de soluciones y medicamentos a través de una vena (líquidos parenterales).
- Impedir que la mujer tenga libertad de movimiento durante todo su trabajo de parto obligándola a permanecer acostada.
- Afeitar sus genitales (tricotomía).
- Aplicación de enemas.
- Ruptura artificial de las membranas para acelerar el parto.
- Uso de oxitocina para acelerar el parto.
- Monitorización fetal electrónica contínua.
- Aislarla de su pareja, su familia o quien ella desee que le acompañe.

En conclusión, respetar o humanizar el parto quiere decir que hay que estimular las condiciones necesarias para que el parto fluya en forma natural. El parto humanizado valora el protagonismo de la madre, el padre y el hijo, atendiendo a sus deseos, necesidades y requerimientos, siempre respetando su libertad para decidir cómo, dónde y con quién transitar este momento tan especial de sus vidas.

Algunos piensan que se trata de dar a luz sin anestesia, sin monitoreo, control y seguridad, como en tiempos pasados muy lejanos, en donde los riesgos tanto para el bebé como para con la madre eran muchos y, creyendo esto, es que opinan que estando en el siglo XXI y con la tecnología actual, es "ridículo" pasar por un parto así. El tema radica en que se nos ha estado convenciendo que el parto es una situación de riesgo y que necesitamos de un montón de procedimientos médicos para evitar los "probables peligros e inconvenientes". Al tomar esta idea, en la actualidad los partos son atendidos como si fuese enfermedades o como "trámites", en el mejor de los casos. Como resultado, tenemos numerosas cesáreas que han sido innecesarias y que sólo se han llevado a cabo para "no perder tiempo" o porque el médico ya las hace en forma de rutina y no desea "esperar".

Hay que dejar bien en claro que, el parto respetado NO significa renunciar y descartar la tecnología, sino valerse de ella y utilizarla solo cuando sea realmente necesario. La evidencia científica demuestra que el parto humanizado no solo es más digno para la mujer sino que es también más seguro. Por ese motivo la Organización Mundial de la Salud recomienda una calidad de atención basada en el protagonismo de la mujer y en su fisiología y el mínimo grado de medicación posible.

CONCLUSIÓN

Si, siempre, al parto Humanizado. Es mas digno para la mujer y mas seguro.

REFERENCIAS BIBLIOGRÁFICAS

1. Gallo M. Parto Humanizado. En: Tendencias actuales de Asistencia al Parto. II Simposio Hospital Materno-Infantil de Málaga. Ed. Universidad de Málaga. Pag: 303-313, 1985.
2. Gallo M. Parto Humanizado. I Simposio Hospital Materno-Infantil de Málaga. Libro de Ponencias. Monografia, 1987.
3. Caldeyro Barcia y cols. Tecnologia apropiada para la asistencia al parto. Publicaciones Científicas del CLAP nº 863, Montevideo (Uruguay) 1980.
4. Gallo, M., Solano, F., Llamas, C. and Arbués, J. Estudio comparative de la posicibn vertical y horizontal materna durante el periodo de dilataci6n. *Clin. Invest. Ginecol. Obstet* 1981. 8; 141-6.
5. Gallo, M., Llamas, C., Solano, F., Requena, F. and Arbues, J. Resultados perinatales de la posición vertical materna durante el parto. *Prog. Obstet. Ginecol.* 1986, 7-19.
6. Schwarzc R., Diaz A.G., Fescina R.,y cols. Conducción del trabajo de parto. Ventaja de las membranes ovulares Integras y de la posición vertical materna. Clin. Invest. Ginec. Obstet. 1980; 7:135.
7. Leboyer F. Por un nacimiento sin violencia. Daimon, Barcelona 1974.
8. Carrera JM. El parto Ecologico. Ed. Dexeus. Barcelona 1982.
9. Klaus M, Kennell J. La relación Madre-Hijo. Ed. Panamericana, Barcelona 1978.
10. Gallo M. Conceptos Básicos de Monitorización Fetal en Embarazo y Parto. 2018. Amazon ISBN: 9781790849352.

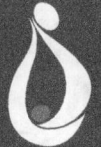

Proyecto Docente "Ágora Médica" (www.agoramedica.com)
Campus online de Medicina Materno-Fetal «Caldeyro Barcia»
Diplomado en "Conceptos Fundamentales en Medicina Materno-Fetal"
Unidad 9. Emergencias obstétricas fulminantes

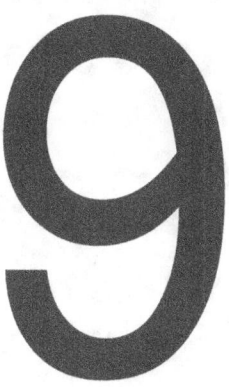

Emergencias obstétricas fulminantes

Manuel Gallo
José Luis Gallo
Andreina Hernández

ÍNDICE

* Introducción
* Desprendimiento de placenta
* Prolapso de cordón umbilical
* Referencias bibliográficas

* Rotura del útero
* Embolia de líquido amniótico
* Hemorragia feto-materna

INTRODUCCIÓN

En el feto neurológicamente sano, no comprometido con hipoxia crónica, para afirmar un daño neurológico por hipoxia aguda es necesario que ocurra un grave *episodio hipóxico centinela*.

El episodio hipóxico del anteparto o intraparto puede ser silencioso. Solamente cuando es claramente detectable es que se puede definir la probable cronometría de este evento y si sus secuelas pudieron haber sido prevenibles.

El feto saludable tiene muchos mecanismos fisiológicos especiales para protegerse de los episodios de hipoxia leves o moderados, habitualmente transitorios, que pueden ocurrir durante el trabajo de parto

Los episodios hipóxico-centinelas, graves, intraparto y que pueden producir una hipoxia aguda del feto que posteriormente puede conducir a una parálisis cerebral, son los siguientes:

ROTURA DEL ÚTERO[1]

Concepto

La rotura uterina es la aparición de una solución de continuidad en la pared uterina. Se clasifica según su gravedad, localización (cuello uterino, segmento uterino inferior o cuerpo uterino), profundidad (total o parcial) y extensión.

¿Cuáles son los tipos de rotura uterina?

1. ***Rotura sobre un útero con cicatriz previa***: cuando la rotura ocurre sobre una cicatriz que existe en la pared uterina, bien de una cesárea anterior, de otra intervención quirúrgica sobre el útero, o de una rotura anterior.
2. ***Rotura sobre un útero intacto.*** Puede ser de origen traumático o espontáneo.

¿Cuáles son las causas de una rotura uterina?

- ***Rotura traumática***: ocurre cuando sobre el útero incide una fuerza externa que causa su rotura. Durante el embarazo, se puede deber a un golpe, una caída o un accidente automovilístico. Durante el parto, a maniobras como la versión y extracción fetal, la aplicación de fórceps o de ventosa obstétrica, o la aplicación de presión sobre el fondo uterino (maniobra de Kristeller).
- ***Rotura espontánea***: suele ocurrir durante el periodo de dilatación del parto y debida a una hiperdistensión del segmento uterino inferior, que tiene su origen generalmente en un obstáculo en la vía del parto o en la existencia de hiperactividad uterina. Son muy raras durante el embarazo y el comienzo del parto.

¿Cuál es la sintomatología de la rotura uterina durante el parto?

La rotura uterina puede ser sintomática o silenciosa:

A) ***Sintomática***: cuando existe una rotura franca de útero, el cuadro clínico es súbito, explosivo, y se caracteriza por dolor intenso, hemorragia y choque. Cuando ocurre la rotura, bruscamente, generalmente durante el momento más intenso de una contracción, la paciente se queja de un dolor violento, como una puñalada o hachazo, en la parte baja del abdomen. Inmediatamente se produce el cese de las contracciones uterinas, con sensación de alivio momentáneo. A partir de este momento, el cuadro cambia con rapidez, en muy pocos minutos. Como resultado de la rotura se produce una hemorragia interna y choque (palidez, sudoración, frialdad, taquicardia, taquipnea e hipotensión).

Rápidamente aparece hemorragia por los genitales, que no suele ser profusa, con una desproporción entre la cuantía de la pérdida externa de sangre y su repercusión sobre el estado general, ya que gran parte de la hemorragia es interna. Inicialmente, los movimientos fetales son violentos, para cesar después. A la exploración, el feto se puede palpar directamente debajo de la pared abdominal y la presentación fetal no se alcanza al realizar el tacto vaginal. La auscultación fetal es siempre negativa. Si la rotura no se trata, la mujer muere de un choque hipovolémico.

B) *Rotura silenciosa*. El principal problema cuando se produce una rotura silenciosa del útero es la escasez de los síntomas y signos que aparecen. Suelen ocurrir en úteros con cicatrices por intervenciones previas, pero también en úteros íntegros. Los síntomas pueden aparece minutos u horas después de accidente, e incluso el parto puede continuar progresando y no ser aparentes hasta después del nacimiento.

Con frecuencia, la *dehiscencia de una cicatriz en el segmento uterino inferior* es asintomática, y sólo se descubre en el momento de realizar una cesárea de repetición. Si se produce la dehiscencia, alguna vez puede aparecer una escasa hemorragia y también puede aparecer dolor en la zona baja del vientre, que persiste durante el período entre las contracciones.

El signo más frecuente son las alteraciones de la frecuencia cardíaca fetal (50-70%). Aparecen desaceleraciones variables que suelen evolucionar con rapidez hacia desaceleraciones tardías, bradicardia o ausencia de latido cardíaco. Cuando en el curso de la rotura uterina se comprime el cordón umbilical o se desprende la placenta, puede haber una depresión neonatal grave, hipoxia o muerte fetal.

La rotura uterina, ¿puede producir anoxia perinatal grave y muerte fetal?

Así es y, de hecho, es una de las principales causas de Anoxia Perinatal Grave, ya que la rotura uterina puede producir una interrupción parcial o total de la circulación materno-fetal, sobre todo cuando se produce también un desprendimiento de la placenta, como consecuencia de la rotura uterina.

DESPRENDIMIENTO DE PLACENTA

Concepto

Desprendimiento prematuro de la placenta normoinserta (DPPNI) es la separación de la placenta no previa, de su inserción decidual (pared interna del útero), en una gestación de más de 20 semanas y antes del tercer periodo del parto.

El DPPNI, en la pared uterina después de la semana 20 del embarazo y antes del tercer periodo del parto, es también uno de los problemas más importantes que tenemos en el curso de un embarazo y parto.

Al desprenderse la placenta, se produce una interrupción en la comunicación materno-fetal que puede llevar a la muerte del feto, si el porcentaje de desprendimiento es grande.

Frecuencia

Su frecuencia en las gestaciones simples oscila entre 1/150-200 partos. En las gestaciones múltiples, su frecuencia está aumentada, siendo aproximadamente 1/80 partos.

Clasificación

- *Grado 0*: asintomática, el diagnóstico nos lo da el examen de la placenta postparto.
- *Grado 1*: desprendimiento ligero, metrorragia escasa con o sin ligera hipertonía. Mortalidad aumentada. Pérdida hemática 100-500 ml.
- *Grado 2*: desprendimiento moderado, hipertonía importante y dolorosa. Aparecen signos de grave afectación fetal. Puede no haber hemorragia uterina. Pérdida hemática >500 ml.
- *Grado 3*: desprendimiento grave, hemorragia interna o externa muy importante, con hipovolemia materna, tetania uterina y muerte neonatal.

Complicaciones

Su complicación más importante y grave es la presentación de una coagulopatía intravascular diseminada (CIV), con todas sus consecuencias.

¿Cuál es la causa que puede producir un DPPNI?

La etiología del DPPNI *es desconocida*; posiblemente varios factores de riesgo, aislados o actuando sinérgicamente, producen un efecto común final que sería el DPPNI.

¿Cuáles son los *factores de riesgo* que pueden producir un DPPNI?

Según el protocolo de la SEGO[2], factores de riesgo asociados al DPPNI se han identificado los siguientes:

- *Estados hipertensivos del embarazo*. Cuando son graves, se encuentran presentes en el 50% de los DPPNI severos. No está aún clara la causa de esta asociación. Pudiera ser que fuera más determinante la alteración de la coagulación originada por la preeclampsia que la severidad de la hipertensión arterial.
- *Edad y paridad*. La mujer gestante >35 años tiene mayor riesgo de padecer un DPPNI, al igual que la gran multípara.
- *Rotura prematura de membranas pretérmino*. El 5% de todas las roturas prematuras de membranas pretérmino presentan también un DPPNI. La causa puede ser la brusca descompresión uterina o la corioamnionitis. La asociación de metrorragia en un caso de rotura prematura de membranas pretérmino supone un fuerte aumento del riesgo de presentar DPPNI.
- *Corioamnionitis*. Los estudios placentarios en casos de DPPNI señalan una mayor frecuencia de corioamnionitis subclínica. En corioamnionitis clínicas, el riesgo de padecer DPPNI se duplica.
- *Antecedentes de DPPNI*. En estas gestantes, el riesgo de padecer un nuevo cuadro de DPPNI es 6 veces superior.
- *Cesárea anterior*. Varios estudios indican que la cesárea anterior es también un factor independiente de riesgo de DPPNI.
- *Estado de trombofilia positivo*. Se ha encontrado esta circunstancia en el 65% de las mujeres que presentaron DPPNI. Para la presencia de mutación del factor V de Leyden, el riesgo calculado de padecer DPPNI es 6 veces superior al control. Por ello, se recomienda realizar estudio de trombofilia en aquellas gestantes que presenten DPPNI, sobre todo si no aparecen otros factores de riesgo.
- *Embarazo múltiple*. El riesgo de DPPNI se encuentra aumentado, tanto en primigestas como en multíparas.
- *Crecimiento intrauterino restringido*. El CIR multiplica el riesgo x 4.
- *Traumatismos*[3]. Suponen la causa del 4% de todos los DPPNI. Los traumatismos menores no suelen originar DPPNI. En el caso de los accidentes de tráfico, debemos sospecharlo cuando la velocidad era superior a 50 Km/hora y cuando aparece dolor abdominal y/o sangrado abdominal.
- *Consumo de tabaco*. El mecanismo productor de DPPNI parece ser la alteración originada por el tabaco en los vasos deciduales. El riesgo aumenta con el consumo de >10 cigarrillos fumados por día. Además, el consumo de tabaco asociado a los estados hipertensivos del embarazo potencia el riesgo de DPPNI.
- *Consumo de cocaína*. En mujeres consumidoras de cocaína, el DPPNI se presenta con una frecuencia del 2-13%.
- *Yatrogénicos*. Se ha descrito la aparición de DPPNI asociados a maniobras invasivas intrauterinas (colocación de catéter de presión), versión externa, cordocentesis etc.
- Otros factores que se han señalado como factores de riesgo de DPPNI, aunque su asociación no ha sido demostrada de forma concluyente,

serían factores nutricionales (déficit de ácido fólico e *hiperhomocisteinemia*).

Diagnóstico

1. *Anamnesis*: paciente con historia de hipertensión arterial o DPPNI, o sin antecedentes.
2. *Clínica*:
   - Metrorragia, es el síntoma más frecuente, pero no constante, de escasa cantidad y color oscuro, no siempre guarda relación con el estado general de la paciente.
   - Dolor abdominal, fijo, punzante y de intensidad variable. A veces no puede distinguirse de la contracción uterina.
   - Puede asociarse a una coagulopatía.
3. *Exploración Física*:
   - Metrorragia.
   - Útero leñoso.
   - Shock hipovolémico.

Tratamiento

Dependerá de la edad gestacional, estado materno y fetal y de la clínica.

Ante la sospecha de DPPNI:

- Ingreso y reposo.
- Estabilización hemodinámica de la madre.
- Pruebas complementarias.
- Maduración pulmonar.

Se finalizará la gestación

- Ante un DPPNI moderado-severo, cuando exista sufrimiento fetal agudo y/o compromiso materno. Se llevará a cabo cuando se consiga la estabilización hemodinámica de la madre.
- Ante un DPPNI leve, ausencia de compromiso materno o fetal, y siempre en fetos muy prematuros, se optará por un tratamiento expectante.

La *vía del parto* va a depender de:

- Las condiciones obstétricas y del estado materno.
- La presentación fetal.

Aunque la mayoría de los casos se opta por finalizar mediante cesárea.

Ante muerte fetal, el parto debe ser vía vaginal, salvo indicación de cesárea por causa materna.

EMBOLIA DE LÍQUIDO AMNIÓTICO[4]

Concepto

El embolismo de LA es uno de los accidentes obstétricos más graves que puede sufrir una gestante durante el parto o en sus proximidades, debido a lo imprevisible y repentino de su aparición, junto con la altísima morbi-mortalidad materno-fetal que acarrea. El embolismo de LA es una causa frecuente de síndrome de distress respiratorio en la mujer, en el curso del parto o periodo posterior, que se debe sospechar ante la aparición súbita de shock, cianosis y patología respiratoria.

Frecuencia

Afortunadamente, este cuadro, descrito en 1926 por Meyer y ampliamente documentado por Steiner y Lushbaugh, es poco frecuente, variando su incidencia según las series, aunque la cifra más aceptada es de 1 cada 30.000 partos.

Etiología

El origen de esta patología radica en el paso a la circulación materna de LA y diferentes productos que éste contiene (células descamativas epiteliales, mucina, pelo, vernix, etc.). La identificación del lugar concreto en el que la barrera que separa el LA y la sangre materna se interrumpe constituye un punto controvertido. Se han propuesto diversas hipótesis, considerando entre ellas como posible lugar de paso las venas endocervicales y uterinas abiertas durante el parto o cesárea. Así mismo, en aquellas situaciones donde ocurre una rotura a través del amnios y el corion, y en los desprendimientos de placenta, se favorecería la inyección del LA en el torrente circulatorio materno.

Factores Predisponentes

Se han señalado numerosos factores como predisponentes a este cuadro, aunque en ningún caso se ha establecido una relación causa-efecto. Algunos de ellos son:

- Edad materna avanzada.
- Multiparidad.
- Fetos macrosomas.
- Partos precipitados, con hiperdinamias, traumáticos y con extracciones fetales dificultosas.
- Cesárea.
- Muerte fetal intraútero.
- Polihidramnios.
- LA teñido con meconio.
- Desprendimiento de placenta.
- Abortos del 2º trimestre.
- Atopia o alergia materna: es frecuente encontrar estos antecedentes, por lo que algunos autores consideran este cuadro como una reacción anafiláctica frente a diferentes componentes del LA.
- Contractilidad uterina aumentada.
- Parto con fórceps y ventosa.
- Anoxia fetal intraparto.
- Rotura uterina.

La embolia de líquido amniótico puede dar lugar a un cuadro de Coagulación Intravascular Diseminada (CID), que puede ser muy grave, con hemorragias masivas maternas, hipotensión y falta de respuesta al tratamiento y que le puede producir la muerte.

Fisiopatología

La fisiopatología del embolismo de LA es compleja y no del todo bien conocida. Si bien el paso de LA al torrente circulatorio es el punto inicial que desencadena el cuadro, se desconoce si la aparición de éste se hallaría en relación con el volumen de LA traspasado o si, por el contrario, sería consecuencia de una especial sensibilidad materna a determinados componentes del fluido.

Lo que sí se sabe es que la letalidad y rapidez de instauración del proceso se incrementa cuando el LA contiene meconio y otras partículas fetales (lanugo, vernix, mucina...).

Las alteraciones fisiopatológicas se centran principalmente a nivel del territorio cardiopulmonar y en el sistema de coagulación[5]. Los primeros fenómenos del proceso tienen lugar a nivel de la circulación pulmonar, porque se produce una vasoconstricción arterial y lesiones capilares en relación con PG y leucotrienos que contiene el LA; además, debido al poder procoagulante del LA, se originarán microtrombos a este nivel. Los bloqueos mecánicos producidos por los componentes fetales o el LA en la circulación arterial tendrán menos importancia en la patogenia de este cuadro.

La vasoconstricción arterial provoca una hipertensión pulmonar y, posteriormente, un cor pulmonale con fracaso ventricular derecho que origina una reducción del aporte sanguíneo al corazón izquierdo; la consecuencia final de todo esto es una severa hipoxia que, hasta en un 70% de los casos, se agrava con la aparición de un edema agudo de pulmón.

Junto a la hipoxia, encontraremos una acidosis metabólica y una alcalosis respiratoria que determinarán un estado de shock y de colapso cardiocirculatorio que se suman al distress respiratorio, conduciéndonos, en muchos casos, a la muerte. Las alteraciones cardiopulmonares mencionadas suelen ser las responsables de las primeras manifestaciones clínicas (en ocasiones mortales); los casos que sobreviven desarrollan una CID, dando lugar a un cuadro hemorrágico de extrema gravedad.

El origen de esta coagulopatía es multifactorial, si consideramos que en el LA existe una sustancia activadora del factor X de la coagulación, así como sustancias con actividad similar a la tromboplastina, responsable de la inducción de la agregación plaquetaria y de la activación del complemento. Además, se han observado cifra elevadas de un pro-activador del plaminógeno en el LA. Se han citado diferentes compuestos del LA como los responsables de todas estas alteraciones de la coagulación: citokinas, PG, leucotrienos, factores tisulares, etc, pero, en realidad, no se sabe cuál de ellos es el implicado.

Clínica

El cuadro del embolismo de LA es una situación catastrófica, dramática y que requiere una actuación inmediata. *La triada clásica con la que se describió (hipotensión, hipoxia y coagulopatía) sigue siendo totalmente válida para su caracterización.* Una de las peculiaridades más llamativas de este proceso es lo súbito y grave de su presentación, que puede acontecer en cualquier período del parto, postparto inmediato e, incluso, anteparto.

Aunque puede ir precedido de síntomas y signos prodrómicos inespecíficos (ansiedad, agitación, vómitos o mal sabor de boca), lo habitual es que debute de forma repentina y brusca como una insuficiencia respiratoria aguda grave (disnea, taquipnea, hipoxemia, cianosis, ...), junto con signos de insuficiencia cardiaca (hipotensión, taquicardia...), pudiendo desembocar, finalmente, en un estado de shock responsable del 50-60% de las muertes.

En los casos en que las pacientes logran sobrevivir a este colapso hemodinámico, van a presentar una CID hasta en un 40-50% de los casos precedida de un cuadro hemorrágico (como expresión de la coagulopatía), que es el responsable del 40% de las muertes. Estas alteraciones en la coagulación pueden observarse en las pruebas de laboratorio a partir de los 30"-60" de la aparición de los signos y síntomas clásicos ya mencionados. Encontraremos sangrados importantes a través de las mucosas, en los puntos de venopunción, regiones intervenidas (episiorrafia, incisión de la cesárea...), así como a nivel uterino, lo cual se complica con la falta de contractilidad uterina secundaria a los PDF.

Hemos visto la coagulopatía normal del proceso; sin embargo, en un 15% de casos, la hemorragia puede ser la forma de debut del cuadro; también, aproximadamente en un 10% de casos, vamos a encontrar afectación neurológica de inicio (convulsiones, pérdida de conciencia, coma...).

Diagnóstico

El establecimiento de un diagnóstico precoz, a fin de instaurar el tratamiento adecuado, es un aspecto de capital importancia en esta entidad, aunque desgraciadamente no es infrecuente que éste tenga lugar en la sala de autopsias.

La sospecha clínica es fundamental ante la aparición de disnea, cianosis y shock, sobre todo si se asocian a alteraciones de la coagulación. Sin embargo, existen muchos cuadros graves que pueden desarrollar un cuadro similar y con los que hay que establecer un diagnóstico diferencial: TEP, DPPNI, IAM, shock séptico, Síndrome de Mendelson, neumotórax bilateral, eclampsia, ACV, embolismo gaseoso, reacción anafiláctica medicamentosa, rotura uterina, Síndrome de hipotensión supina grave, miocardiopatía periparto, ...

El diagnóstico fundamental en pacientes vivas se basa en la demostración de elementos de origen fetal en el torrente circulatorio materno obtenidos mediante aspiración sanguínea de arteria pulmonar con catéter de Swanz-Ganz y tinciones con Wright, Attwood, Giemsa, Sudán III y Negro Sudán. En la necropsia, se realizan múltiples cortes de tejido pulmonar y tinciones especiales para mucopolisacáridos ácidos y mucina, tales como azul de Alcian, mucicarmín, tartracina, etc.

Hasta hace poco, el demostrar este material en territorio pulmonar era patognomónico de embolismo de LA. Sin embargo, se ha observado que no es posible diferenciar citológicamente entre células descamativas fetales y otras con origen epidérmico materno procedentes, por ejemplo, de una venopunción. En este sentido, se considera como indicador más específico la determinación de mucina.

Otras técnicas diagnósticas: Rx de tórax, ECG, etc., que se establecen para el conocimiento de la afectación de la paciente más que para el diagnóstico específico de esta entidad.

Tratamiento

El tratamiento del embolismo de LA consistirá en adoptar todas las medidas necesarias para lograr mantener una aceptable oxigenación de los diferentes órganos, estabilizar la situación hemodinámica y tratar las alteraciones de la coagulación.

Debido a la extrema gravedad del cuadro, el tratamiento se iniciará en el mismo instante en que éste se presente, con la instauración de medidas urgentes de soporte vital (reanimación cardio-pulmonar, intubación, fluidoterapia, etc.) que permitan solventar de forma inmediata la situación y lograr cierta estabilidad para realizar la extracción fetal por la vía más rápida posible. Una vez conseguida ésta, la paciente debe ser trasladada a la Unidad de Cuidados Intensivos, donde se adoptarán las siguientes medidas:

- Soporte cardiorrespiratorio mediante la ventilación mecánica.
- Cateterismo cardíaco (catéter de Swanz-Ganz).
- Administración de fármacos inotrópicos para mantener la función ventricular izquierda.
- Fluidoterapia, guiada por la monitorización central.
- Administración de plasma fresco congelado, crioprecipitados (ricos en fibrinógeno) y concentrados de plaquetas.

Pronóstico

El pronóstico de esta patología es nefasto; se calcula que la mortalidad se sitúa en torno al 80%, un 25-30% de los cuales se producen en la primera hora. Representa el 5-10% de la mortalidad materna actualmente y más del 50% de las pacientes que sobreviven presentarán lesiones neurológicas permanentes.

La mortalidad fetal se cifra en torno al 25-30%; de los supervivientes, aproximadamente el 50% presentarán secuelas neurológicas.

PROLAPSO DE CORDÓN UMBILICAL

Concepto

El prolapso de cordón es la presencia del cordón umbilical por delante de la presentación fetal.

Tipos de prolapso

Aunque lo normal es referirse al prolapso de cordón cuando las membranas están rotas y el cordón se palpa en una exploración vaginal, hay tres situaciones muy diferentes:

a) El prolapso propiamente dicho, donde el cordón se presenta por delante de la presentación con bolsa rota.
b) El procúbito, cuando ocurriendo lo anterior la bolsa está integra.
c) La laterocidencia, si el cordón se dispone lateralmente a lo largo de la presentación con la bolsa íntegra.

Incidencia

Los distintos estudios revisados sitúan la incidencia del prolapso por debajo del 2 por 1.000. Así, Gavia-Benziv et al.[5], en un estudio de cohortes retrospectivo con más de 30.000 partos, encontraron una incidencia de 0,11%, y en 62% de los casos el prolapso fue diagnosticado tras la rotura de las membranas. Holbrook y Phelan[6], en su revisión, sitúan la incidencia entre 1,4 y 6,2 por 1.000.

Circunstancias favorecedoras

Aunque el prolapso se presenta de forma imprevista, hay un conjunto de factores que predisponen o favorecen su presentación:

- Situaciones fetales transversas.
- Presentaciones podálicas.
- Rotura de membranas cuando existe un polihidramnios.
- Partos pretérmino.
- Partos múltiples.
- Placenta previa parcial.
- Diversas maniobras obstétricas, como la rotura de las membranas cuando la cabeza no apoya en el estrecho superior. Holbrook y Phelan[6] atribuyen a causas iatrogénicas el 47% de los prolapsos: rotura de membranas, amnioinfusión, versión cefálica externa, inserción de catéter de presión uterina, electrodos fetales o colocación de catéter con balón uterino.

Diagnóstico

El diagnóstico se realiza mediante exploración vaginal cuando se palpa el cordón por delante de la presentación. A veces, incluso, se ve el cordón prolapsado asomando por vagina.

Tratamiento

El tratamiento incluye, en un primer término, el alivio de la presión que pueda sufrir el cordón por la presentación: mediante tacto vaginal, rechazando la presentación fetal y/o colocando a la madre en posición Trendelenburg.

La terminación inmediata mediante cesárea es el tratamiento de elección.

Pronóstico fetal

El prolapso del cordón umbilical es un cuadro muy grave que puede causar el nacimiento de un niño muerto si el alumbramiento no se produce con rapidez, usualmente por medio de operación cesárea, después de que se diagnostica la afección. Otras complicaciones incluyen *daño cerebral por falta de oxígeno*.

El pronóstico fetal depende fundamentalmente de dos factores: del grado de compresión y del momento del diagnóstico. De esto se derivarán todas las situaciones posibles, que van desde la muerte fetal hasta la ausencia de afectación. En una reciente y actualizada revisión, Holbrook y Phelan[6] comunican una mortalidad de 10%, aunque este porcentaje era mucho mayor antes de los años 50 (32% a 47%).

La gestante que ha recibido unos deficientes cuidados prenatales tiende a minusvalorar ciertos signos o síntomas como, por ejemplo, la rotura de las membranas, y debido a ello, demoran la solicitud de asistencia sanitaria. De aquí que Enakpene et al.[7] observaran mayor mortalidad fetal (OR = 3,02, IC 95% 0,879 a 10,356) y mayor morbilidad neonatal (OR = 4,09, IC 95% 1,03 a 16,30) cuando la mujer recibe deficientes cuidados prenatales.

HEMORRAGIA FETO-MATERNA

Para hablar de este cuadro, nos basaremos en la magnífica revisión llevada a cabo por Wylie y D'Alton[7] en 2010.

Concepto

La hemorragia feto-materna se refiere a la entrada de sangre fetal hacia la circulación materna, antes o durante el parto.

Incidencia

La incidencia reportada de hemorragia feto-materna de importancia clínica varía ampliamente, de-

Tabla 9-1. Presentación de Signos y Síntomas de Hemorragia Feto-Materna. Mayor a 50 mL: Revisión de 120 Casos n (%)	
Anemia neonatal	42 (35,0)
Disminución o ausencia de movimientos fetales	32 (26,7)
Muerte fetal	15 (12,5)
Hidropesía fetal	9 (7,5)
Trazo fetal sospechoso	8 (6,7)
Restricción del crecimiento intrauterino	4 (3,3)
Trazo fetal sinusoidal	2 (1,7)
Fibrilación auricular fetal	1 (0,8)
Reacción a transfusión materna	1 (0,8)
Incierto	6 (5,0)

Modificado de Ciacoia GP[8].

pendiendo del volumen de sangre fetal considerado significativo. Muchas series se han enfocado en un punto de corte de 30 mL.

Con este punto de corte, la incidencia de hemorragia feto-materna se ha estimado en aproximadamente *3 por 1.000 nacimientos*.

Factores de riesgo

Se ha demostrado la correlación entre varios factores de riesgo y la presencia de células fetales en la circulación materna. Algunos de estos factores son:

- La muerte fetal.
- Anemia neonatal.
- Parto por cesárea.
- Versión cefálica externa.
- Trauma abdominal.
- Alumbramiento manual de la placenta.
- Desprendimiento placentario.
- Gemelos monocoriónicos-monoamnióticos.
- Preeclampsia.
- Tumores placentarios.
- Amniocentesis.

Sin embargo, más del 80% de los casos en los cuales se estima que la hemorragia feto-materna supera los 30 mL, continúan sin explicación.

Clínica

En una revisión de 120 casos en los cuales se cuantificó un sangrado de más de 50 ml, se describieron signos y síntomas de presentación (Tabla 9-1).

Como se aprecia en la tabla, *la manifestación prenatal más común fue la disminución o ausencia de movimientos fetales*, que se observó en aproximadamente una cuarta parte de los casos. En menos del 10% de los casos se encontraron trazos anormales de la FCF, y el *patrón sinusoidal*, tradicionalmente equivalente a anemia fetal, fue mucho menos común que otras anormalidades del patrón cardiaco de la FCF.

El reconocimiento de sangre oculta antes del desarrollo de una morbilidad o mortalidad significativa requiere un alto índice de sospecha, ya que muchos de los signos que se manifiestan no son específicos. Situaciones en las que se debe solicitar una prueba de laboratorio para hemorragia feto-materna son:

- Muerte fetal no explicada.
- Percepción materna persistente de disminución de la actividad fetal.
- Hidropesía.
- Doppler elevado de arteria cerebral media sin explicación consistente con anemia.
- Anemia neonatal.

Diagnóstico

Antes de enumerar las diversas pruebas diagnósticas existentes, hay que reseñar que las mismas *son imperfectas, con limitaciones*. Son tres las pruebas disponibles:

1. *Prueba de la roseta*: es un estudio cualitativo de sangrado feto-materno que identifica indirectamente la presencia de células fetales Rh D-positivas en madres Rh-negativas. Esta prueba es sólo aplicable a mujeres Rh negativas con un feto Rh positivo.

2. *Prueba de Kleihauer-Betke*: es la prueba cuantitativa estándar actual. Se basa en el principio de que la hemoglobina F, un componente prominente de los eritrocitos fetales, es relativamente resistente a la elución ácida cuando se compara con las hemoglobinas de los eritrocitos adultos. Para llevar a cabo la prueba de esta prueba, se obtiene un frotis delgado de sangre venosa, se seca, se sumerge en un fijador, se incuba en una solución ácida y se tiñe con eritrosina B. La hemoglobina F (Hb F) que contiene eritrocitos (fetales) aparece de color rojo cereza mientras que los eritrocitos adultos (maternos) aparecen como células fantasma decoloradas. Bajo un microscopio, las células fetales se cuentan y reportan como porcentaje de las células adultas.

3. *Citometría de flujo*: esta tecnología cuantifica el número de células fetales presentes midiendo la intensidad de fluorescencia de anticuerpos monoclonales que se ligan a la hemoglobina F.

Manejo

1. Si se sospecha hemorragia feto-materna prenatal, debe obtenerse confirmación, ya sea con la prueba de Kleihauer-Betke o con citometría de flujo, a pesar de sus limitaciones.
2. Evaluación ultrasonográfica de la velocidad sistólica pico del flujo sanguíneo a través de la arteria cerebral media (ACM) del feto: nos puede ayudar a identificar fetos anémicos, ya que para conservar la oxigenación cerebral, aumenta el flujo sanguíneo al cerebro y esto se puede manifestar como una velocidad sistólica pico incrementada en la ACM.
3. Ante la sospecha ultrasonográfica de anemia, se pueden considerar dos opciones de tratamiento:
   - Parto.
   - Cordocentesis, con transfusión intrauterina.
4. Otras medidas:
   - Se deben administrar esteroides prenatales cuando estén indicados.
   - En el momento del nacimiento, el neonatólogo debe estar informado de la sospecha de anemia y tener todo preparado para una posible transfusión.
   - Se debe administrar inmunoglobulina Rh a todas las mujeres Rh negativas con sospecha de hemorragia feto-materna prenatal.

Pronóstico

- El pronóstico a corto y largo plazo para fetos que experimentan una hemorragia feto-materna es variable. Una hemorragia pequeña es, por regla general, bien tolerada por el feto sin signos o síntomas perceptibles.
- Si la anemia no se trata y es de suficiente magnitud, se ha reportado que puede causar deficiencia cardiaca, hidropesía, choque hipovolémico, fallecimiento intrauterino, muerte neonatal, daño neurológico, *parálisis cerebral*, o hipertensión pulmonar persistente.

Temas legales

Estas emergencias obstétricas fulminantes son prácticamente imposibles de evitar en el transcurso del parto y por lo tanto de muy difícil diagnóstico y prevención durante el mismo.

Esto hace que en el contexto de las demandas judiciales, cuando ha ocurrido una de esta emergencia obstétricas, no se lo podrán achacar a una negligencia del ginecólogo que controla el parto.

REFERENCIAS BIBLIOGRÁFICAS

1. SEGO. Rotura uterina. Guía práctica de Asistencia actualizada en Junio de 2013.
2. SEGO. Desprendimiento Prematuro de Placenta Normalmente inserta. Guía práctica de Asistencia actualizada en 2013.
3. Gallo Vallejo JL, Gallo Padilla D. Traumatismos pélvicos que ocasionan fracturas del anillo pélvico en la gestante. Manejo. Clin Invest Gin Obst 2015;42(3):118-24.
4. Sánchez-Seiz M, Arévalo S, Gallo M. Embolismo de Líquido Amniótico. En: Meconio en el Parto. Libro 7 de la Colección de Medicina Fetal y Perinatal. Capitulo 11. Gallo M, director y coordinador general. AMOLCA, Actualidades Médicas, C.A. 2013. pp 131-151.
5. Gabbay-Benziv R, Maman M, Wiznitzer A, Linder N, Yogev Y. Umbilical cord prolapse during delivery - risk factors and pregnancy outcome: a single center experience. J Matern Fetal Neonatal Med. 2014;27(1):14-7.
6. Holbrook BD. Phelan ST. Umbilical cord prolapse. Obstet Gynecol Clin N Am. 2013;40:1-14.
7. Enakpene CA, Odukogbe AO, Morhason-Bello IO, Omigbodun AO, Arowojolu AO. The influence of health-seeking behavior on the incidence and perinatal outcome of umbilical cord prolaps in Nigeria. Internat J Women's Health. 2010;2:177-82.
8. Wylie BJ, D'Alton ME. Fetomaternal hemorrhage. Obstet Gynecol 2010 May;115(5):1039-51.
9. Ciacoia GP. Severe fetomaternal hemorrhage: a review. Obstet Gynecol Surv. 1 997;52:372-80.

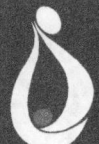

Proyecto Docente "Ágora Médica" (www.agoramedica.com)
Campus online de Medicina Materno-Fetal «Caldeyro Barcia»
Diplomado en "Conceptos Fundamentales en Medicina Materno-Fetal"
Unidad 10. ¿Cómo comunicar las malas noticias en Medicina Materno-Fetal?

10

¿Cómo comunicar las malas noticias en Medicina Materno-Fetal?

José Luis Gallo
Miguel Ruoti Cosp
Manuel Gallo

ÍNDICE

* Introducción
* Diabetes
* Muerte fetal o neonatal
* Primera visita postparto
* Conclusiones

* Patología materno-fetal durante el embarazo
* Patología fetal
* Revisión en consulta tras muerte fetal
* Segunda visita
* Bibliografía seleccionada

INTRODUCCIÓN

Las gestantes en las que el resultado de un embarazo anterior haya sido desfavorable han de recibir información precisa acerca del riesgo de recidiva para poder planificar futuros embarazos. Una vez trascurrido el puerperio de embarazos con patología obstétrica complicada podrá, pues, solicitarse una revisión en consulta donde se identifiquen factores causales y de riesgo.

Aunque el apoyo psicológico en esta consulta no tiene la trascendencia como en los casos de muerte fetal, es importante disipar, en la medida de lo posible, dudas sobre factores responsables de la morbilidad materno-fetal. Así como, un adecuado consejo reproductivo y valorar la consideración de próximos embarazos como de alto riesgo.

La revisión se realizará 2-3 meses tras el parto y se citará en consulta de postnatal (la cita será dada por el médico responsable del alta). La petición de la cita será solicitada por el obstetra responsable del alta teniendo en cuenta la gravedad de la patología y la repercusión materno-fetal.

Estando recomendado en los siguientes casos:

1. Patología materno-fetal durante el embarazo[1].
2. Feto malformado[2].
3. Muerte fetal o neonatal[3].

PATOLOGÍA MATERNO-FETAL DURANTE EL EMBARAZO

Desprendimiento prematuro de placenta normoinserta (DPPNI)

El DPPNI es una de las complicaciones más importantes y serias en obstetricia ya que hay afectación tanto materna como fetal. Su prevalencia se sitúa en torno al 0.8% de las gestaciones. El riesgo de producirse un nuevo episodio de DPPNI en el embarazo siguiente es 6 veces mayor.

Según las circunstancias asociadas a esta patología y potencialmente controlables, las pruebas que debemos solicitar en consulta son:

- *Control de Tensión arterial*: existe relación entre el DPPNI la HTA pregestacional, HTA inducida por el embarazo y la preeclampsia.
- *Hemograma y valoración de posibles déficits nutricionales*: la carencia vitamina A, ácido fólico y los estados anémicos son factores de riesgo. Se debe aconsejar la toma preconcepcional de ácido fólico ante próximos embarazos.
- *Estudio de trombofilias*: el DPPNI se asocia con estados tromboembólicos, como son: déficit Factor V de Leyden, mutaciones de la protrombina, mutaciones de proteína C y proteína S, mutación de antitrombina III y anticuerpo antifosfolípido.
- *Investigar sobre el consumo de tóxicos*: la mortalidad por DPPNI aumenta en pacientes que fuman más de 10 cigarros/día. Consumo de cocaína.

Restricción del Crecimiento Fetal intrauterino (CIR)

El feto con CIR, es aquél que tiene una limitación del potencial de crecimiento intrínseco del feto. Tras el parto de un CIR severo sería recomendable en consulta el estudio de potenciales factores evitables, solicitando:

- *Ecografía transvaginal*: valorando la anatomía uterina y descartando posibles anomalías y miomas.
- *Investigar consumo de tóxicos*: tabaquismo, drogas.
- *Control de tensión arterial*.
- *Estudio de trombofilias*.
- *Valoración en la historia clínica de enfermedades maternas*: todas pueden potencialmente causar crecimiento intrauterino retardado (CIR), pero sobre todo las infecciones, cardiopatías, neuropatías, enfermedades cardiovasculares y las metabólicas (diabetes).
- Solicitar estudio de cariotipo del recién nacido: su petición será individualizada, valorando la sos-

pecha clínica de cromosomopatías y embarazos que hayan presentado CIR severo con Doppler normal.

No hay que olvidar que el antecedente de un feto PEG aumenta el riesgo de óbito fetal en embarazos posteriores, el cual es dependiente de la edad gestacional del feto PEG (RR:2,1 —a término; RR 3,4 -32-36 semanas; RR:5,0 —menos de 32 semanas)[4-5].

Preeclampsia

Trastornos hipertensivos: el objetivo en el manejo de estas pacientes es reducir los factores de riesgo previamente a la concepción, tratar y estabilizar la TA, estudio de función renal y trombofilias y detectar las complicaciones obstétricas lo mas pronto posible.

Se estima que afecta a un 1.2% de los embarazos en nuestro medio, y a pesar de ser una de las principales causas de mortalidad y morbilidad materna y neonatal, la etiología y los mecanismos responsables aún no se conocen con exactitud. El riesgo de recurrencia en un próximo embarazo se eleva a un 10-60%[6]. Esta variabilidad podría obedecer a diferencias existentes entre las distintas poblaciones estudiadas y la presencia de factores de riesgo[4].

Los factores de riesgo de recurrencia de la preeclampsia son un intervalo prolongado entre dos embarazos, la primiparidad, la hipertensión crónica y los antecedentes de preeclampsia. Aproximadamente una tercera parte de los casos de preeclampsia se da en mujeres sin antecedentes de esta entidad. El riesgo de recurrencia aumenta cuanto menor haya sido la edad gestacional en el momento del parto en el embarazo anterior[7].

La conducta a seguir y pruebas a solicitar en la consulta postnatal serían:

- Control de tensión arterial: especialmente si el cuadro de preeclampsia se ha presentado antes de la semana 24, se debería realizar un estudio de hipertensión, enfermedad renal y trombofilias.
- La paciente debería de ser informada que intervalos menores de 2 años o mayores de 10 años entre embarazos se asocia con recurrencia de preeclampsia
- Si hay antecedente de alta ganancia de peso, hay que insistir en la pérdida y mantener hábitos de vida saludable.
- Si el cuadro hipertensivo persiste tras el embarazo, la paciente deberá ser derivada para su valoración por médico de atención primaria y /o especialista (unidad de hipertensión)

Medidas preventivas[6]:

- Dosis diarias de 1000 mg de vitamina C o 400 UI de vitamina E. No se hallaron diferencias significativas con el grupo placebo.
- Otros estudios han investigado el efecto de fármacos antihipertensivos y de los suplementos de calcio, magnesio, cinc y aceite de pescado, aunque ninguno de estos productos ha ejercido efectos beneficiosos en la prevención de la preeclampsia.
- Heyborne realizó un metaanálisis de 19 estudios sobre el tratamiento con dosis bajas de ácido acetilsalicílico en la prevención de la preeclampsia. Este autor propuso que esta medida podría evitar la preeclampsia en algunas mujeres, pero no en otras. El consenso existente actualmente indica que este tratamiento puede reducir el riesgo de recurrencia de preeclampsia en mujeres con antecedentes de esta entidad sin ningún trastorno de base.

En el caso de estar presentes en el embarazo anterior alguna de estas patologías descritas, se recomienda para próximos embarazos hacer un seguimiento de forma individualizada, intensificando las pruebas de control de bienestar fetal. Se puede ampliar el control hospitalario con una ecografía entre las semanas 24-26 en la unidad de Medicina Fetal y otra entre las semanas 28-30 en consulta de prenatal. Estaría indicado, especialmente en los antecedentes de CIR y preeclampsia severa, la realización de Doppler de las arterias uterinas.

DIABETES

Se debe procurar un control preciso de las cifras de glucemia y tratamiento con insulina en las pacientes que lo necesiten para lograr euglucemia.

Reevaluación posparto

Luego del nacimiento y al cabo de 6 semanas[8] la paciente deberá realizarse una prueba que permita establecer el estado metabólico en el que se encuentra después de la gestación. Llama la atención que solamente el 50% de las pacientes con DMG acuden para esta valoración, ya sea por falta de información u otros factores[9]. Dicha prueba de cribado de la diabetes mellitus debe tener una frecuencia anual posteriormente. Una vez de nuevo embarazada, la primera prueba de cribado de la DMG debe tener lugar antes de las 15 semanas de la gestación.

La recurrencia de DG en embarazos posteriores se cifra en un 35-75%. Múltiples factores se han relacionado con el riesgo de recurrencia de diabetes tras el parto:

- Los más importantes son un IMC previo al embarazo alto, un peso al nacer de 4 kg o más de un hijo anterior y la utilización de insulina en un embarazo previo. Otros factores son:
- Grado de alteración metabólica durante el embarazo
- Edad gestacional en el momento del diagnóstico de la diabetes
- Presencia de autoanticuerpos antiislotes pancreáticos
- Edad materna, historia familiar de diabetes, recurrencia de la diabetes gestacional.

El asesoramiento reproductivo en estas mujeres debe incluir, pues:

- Una dieta adecuada antes de la gestación, así como el mantenimiento de una actividad física regular, todo ello en aras de que la paciente pierda peso (el índice de masa corporal debe ser inferior a 27).
- No se debe recomendar un nuevo embarazo hasta que no se haya producido la recuperación física y psicológica completa.
- Suplementos de ácido fólico, puesto que el riesgo de defectos del tubo neural está aumentado
- Si hay otras enfermedades asociadas a la diabetes como la hipertensión o la hipercolesterolemia debe revisarse su tratamiento.
- Para conseguir dicho control óptimo se recomienda la utilización de un método anticonceptivo que debe mantenerse hasta 3-6 meses después de la optimización de los niveles metabólicos
- Debe desaconsejarse la gestación si los niveles de HbA_1 superan en 7 desviaciones estándar la media (> 10%) o si existe una cardiopatía isquémica, retinopatía proliferativa grave con mal pronóstico visual, neuropatía autonómica grave o una nefropatía grave (creatinina plasmática >2 mg/dl o proteinuria >3 g/24 h o hipertensión de difícil control)[9].

PATOLOGÍA FETAL

Comunicar la noticia

En la mayoría de los casos, la pareja no espera un hallazgo patológico por lo que, al comunicarles la existencia de una anomalía fetal, presentan sentimientos de miedo e incertidumbre. Es fundamental que la noticia se de con tiempo suficiente, en un entorno adecuado, fuera de distracciones donde la gestante sienta que se le dedica tiempo y atención. La explicación debe ser dada con lenguaje comprensible para poder razonar con la pareja y permitir que pregunten todo lo que necesiten[2].

La noticia debe ser dada por el profesional que realiza la ecografía, aunque la pareja debe sentir que todos los profesionales involucrados se comunican entre sí, sin contradicciones y ofertando las mismas pautas de actuación.

Reacción ante la noticia

La detección prenatal de anomalías fetales se asocia con un distrés psicológico importante en la gestante, que es especialmente importante en las primeras seis semanas tras el diagnóstico.

Según el estudio realizado por Kaasen y cols, la afectación psicológica es mayor conforme aumenta la edad gestacional, la gravedad del diagnóstico y el hecho de que el pronóstico sea ambiguo. En los días siguientes a la comunicación de la noticia, aunque la pareja haya sido informada de los hallazgos, el pronóstico y las opciones de tratamiento, se encuentra aún en un estado de consejo, en un proceso de toma de decisiones sobre la posibilidad de analizar la gestación que genera angustia.

No sólo las pacientes con un diagnóstico de malformación fetal, síndrome genético o muerte fetal intrauterina, sino incluso aquéllas referidas a una unidad de Medicina Fetal para valoración por un signo ecográ co, experimentan una fase aguda de estrés. Simplemente, la sospecha de tener un problema prenatal tiene un enorme efecto emocional en la paciente.

Los mecanismos emocionales, como es un importante estrés, pueden tener un efecto beneficioso en la toma de decisiones, puesto que ayudan a focalizar a la gestante en el problema pero, por otro lado, si éste es excesivo, puede provocar que la madre quiera «acabar cuanto antes» con el problema, lo que aumenta la probabilidad de que no considere todas las consecuencias de su decisión.

Tras recibir la noticia, la gestante experimenta un vaivén entre diferentes emociones, como son la aceptación del problema y la esperanza de que pueda ser más banal de lo que parece, distancia miento del dilema y la negación de la evidencia, pena y sentimientos de culpa. Todo esto refleja el estado continuo de caos en que se encuentra la gestante.

Todo ello pone de manfiesto la importancia del consejo y apoyo psicológico para la pareja. El hecho de tener en cuenta los valores morales y culturales, así como la presencia de elementos de reacción in conscientes, da seguridad en la toma de decisiones y mitiga el riesgo de trauma emocional y culpa que puede durar un largo periodo tras la nalización de la gestación.

La gestante ante la terminación de la gestación por patología fetal

Al contrario que otras pérdidas fetales, la interrupción de la gestación no es un hecho inesperado. Una vez realizado el diagnóstico de anomalía fetal, los padres se enfrentan a la decisión de continuar o analizar el embarazo. Hay una serie de factores que influyen en la toma de decisión, como son el pro nóstico del feto y el bienestar futuro, así como la consideración de sus consecuencias para la familia y el matrimonio. Además, hay poco tiempo entre el diagnóstico fetal y la terminación de la gestación.

Cuando la finalización ocurre en el primer trimestre no hay diferencias en los resultados psicológicos en función del método empleado para la finalización. Si la terminación se lleva a cabo más adelante, pa rece ser que el hecho de ver el feto, aunque en algunos casos puede ser traumático, en general puede ayudar en la confirmación de la patología y la compresión de que han hecho lo correcto.

La decisión de finalizar una gestación deseada es muy compleja y dolorosa para todos los padres. Existen diversos estudios que evidencian la existencia de problemas de salud mental graves y de lar ga duración en un número no despreciable de pacientes tras la finalización de la gestación por una anomalía fetal. La presencia de un alto nivel de estrés es fuertemente predictivo de complicaciones psicológicas posteriores.

Otros factores predictivos de resultados psicológicos adversos son un elevado nivel de duda en el período de toma de decisión, apoyo no adecua do por parte de la pareja (sobretodo en el caso de las mujeres) y bajos niveles de capacidad personal. Otros factores serían la edad gestacional avanzada, cuando existe un compromiso religioso importante y la edad materna baja.

Parece ser que los factores socio-demográcos no influyen en un resultado psicológico negativo a mediolargo plazo, aunque sí está relacionado con ello un nivel de ansiedad muy elevado una vez pasada la fase aguda y el desarrollo de estrategias negativas de confrontación con el problema.

En estos casos, la prevención primaria, que sería la información y consejo que se lleva a cabo en la generalidad de las gestantes, no ha demostrado efectos beneficiosos, sino incluso, en algunos casos, puede resultar contraproducente, puesto que parece «pre disponer» a la gestante a un hallazgo anómalo en la gestación. Por el contrario, la prevención secundaria, empleada en gestantes que presentan alto riesgo de mal resultado perinatal, mejora claramente las probabilidades de resultados psicológicos positivos. Por ello, es clave identificar aquellos individuos vulnerables de complicaciones psicológicas de importancia.

Una vez establecida la importancia de las posibles consecuencias psicosociales tras una terminación de la gestación por anomalía fetal, debemos decir que los profesionales en diagnóstico prenatal deben estar preparados para la entrega de información clara y directa sobre el diagnóstico, los procedimientos médicos necesarios y qué cabe esperar en estas situaciones para la paciente, lo que produce una disminución en los síntomas de depresión y ansiedad, promoviendo sentimientos de confianza y seguridad.

Por otra parte, estos profesionales deben estar igualmente entrenados para reconocer los comportamientos y conductas anómalas que puedan ser origen de un trastorno psicológico profundo para así referir a estos padres para ayuda psicológica especializada.

MUERTE FETAL O NEONATAL

Terminación de la gestación por muerte perinatal

De acuerdo con los resultados obtenidos por Salvesen y cols., comparando la respuesta psicológica obtenida en pacientes cuya gestación se finalizó médicamente tras el diagnóstico de una anomalía fetal y aquellas mujeres que padecieron una muerte perinatal, ambos grupos de pacientes presentan una clínica psicológica similar, pero las pertenecientes al grupo de finalización por patología fetal presentan menor grado de depresión y un menor grado de estrés posttraumático en la fase aguda. Igualmente, estas mujeres tiene un mayor deseo de intentar una nueva gestación en el primer año tras la pérdida fetal.

REVISIÓN EN CONSULTA TRAS MUERTE FETAL

La muerte fetal es definida por la Organización Mundial de la Salud (OMS) como aquella que acontece antes de la expulsión o extracción completa de la madre de un producto de la concepción.

La muerte fetal es un hecho con una gran repercusión sobre la familia, por lo que es importante ofrecer un apoyo y dedicar el tiempo suficiente a los padres, así como intentar establecer una causa de dicha muerte. Por ello, *hay que insistir en la realización de la autopsia* y en el estudio histológico de la placenta y cordón y, si se sospecha una causa genética, efectuar un cariotipaje y estudios citogeneticos mediante el cultivo de tejidos fetales y placentarios.

Una vez transcurrido el puerperio, se deben realizar una serie de visitas médicas para comunicar a los padres los resultados preliminares del estudio y valorar la evolución física y psicológica.

PRIMERA VISITA POSTPARTO

La primera visita debe realizarse unas *seis semanas tras el parto* y, en ella, se informará a los padres del resultado de las pruebas realizadas anteriormente.

La información que se de a la pareja debe ser sencilla e inteligible para personas no expertas en temas sanitarios, utilizando un lenguaje claro y directo.

Es necesario realizar un estudio lo mas detallado posible para intentar establecer la causa de la muerte, evaluar su evitabilidad y poder asesorar a la paciente ante futuras gestaciones.

Se debe conocer si no está en su historia previa:

- *Antecedentes familiares*: enfermedades hereditarias, defectos congénitos, enfermedad tromboembólica, consanguinidad.
- *Antecedentes personales*: toxicomanías, diabetes, hipertensión arterial, anemia, trombofilias, epilepsia, enfermedades autoinmunes, enfermedades tiroideas, cardiopatías congénitas, enfermedades renales, antecedentes de enfermedades de transmisión sexual.
- *Historia obstétrica*: perdida gestacional o retraso del crecimiento intrauterino en gestación previa, mal control gestacional, diabetes, estados hipertensivos del embarazo, retraso del crecimiento o macrosomía, infección, colestasis gravídica, defectos congénitos, cromosomopatías, parto pretérmino, hemorragia feto-materna durante la gestación.
- *Otros factores de riesgo*: edad materna avanzada, nuliparidad, paridad mayor o igual a tres, obesidad antes de la gestación (IMC ≥ 30), clase socioeconómica baja o infecciones del tracto genital.

Existen situaciones o enfermedades que pueden relacionarse con la muerte fetal y que, por tanto, aumentan el riesgo de recurrencia en posteriores embarazos. Por ello, es importante identificarlas y realizar un adecuado control y seguimiento de las mismas.

En esta visita, se debe comprobar también el resultado de las pruebas complementarias realizadas durante el parto y antes de que la madre abandone el centro:

- Positividad en alguna de las serologías (toxoplasma, rubéola, citomegalovirus, VIH, cribado de sífilis y cultivo de listeria).
- Anticuerpos antigrupo sanguíneo.
- Curva de glucemia.
- Estudio de función tiroidea.
- Estudio toxicológico: si la historia clínica o el examen físico lo aconseja.
- Estudio de trombofilias. Este estudio es fundamental realizarlo en los casos de muerte fetal.

Resultado de la necropsia

Mejor prueba diagnostica aislada. La necropsia, aparte de ser útil para determinar la causa de la muerte fetal, puede ser tranquilizadora para la pareja, al descubrir que el niño no tenia ninguna malformación y, en algunas circunstancias, puede ayudarles a liberar sus sentimientos de culpa. Los resultados de la necropsia deben ser claramente discutidos con la pareja y *ofrecerles una copia de la misma.*

El examen histológico de la placenta es fundamental, pues a menudo ofrece información muy útil sobre una causa inflamatoria o infecciosa. Sus anomalías también pueden estar asociadas en un elevado porcentaje de casos de muertes fetales.

Cuando se halle una posible causa genética, la pareja debe ser referida para consejo genético.

Si la investigación es positiva, se debe discutir el manejo de futuros embarazos y los riesgos de recurrencia.

Además se debe valorar el estado psicológico de los padres y apoyo familiar, realizar un control ginecológico y ofrecer terapia anticonceptiva a la pareja.

SEGUNDA VISITA

Se realizará una segunda visita a los 6 meses. En ella tendrá lugar una exploración ginecológica completa, analítica general y ecografía. Se dará respuesta a todas las dudas que la pareja pudiera tener. Continuar con la terapia anticonceptiva tras acuerdo con la pareja.

CONSEJO REPRODUCTIVO

No se debe recomendar un nuevo embarazo hasta que no se haya producido la recuperación física y psicológica completa. A este respecto, se recomienda *esperar como mínimo de 6 meses a 1 año para un nuevo embarazo*, pues un nuevo hijo concebido antes de este periodo de tiempo podría desencadenar el desarrollo de un duelo patológico.

El embarazo que sigue a una muerte fetal se considerará de alto riesgo, por lo que se recomienda seguir estos embarazos de forma individualizada, prestando especial atención al componente emocional e intensificando las pruebas de control de bienestar fetal.

Manejo de causas o circunstancias relacionadas con la muerte fetal:

Ya hemos señalado anteriormente algunas de ellas (DPPNI, CIR, preeclampsia, diabetes). Aquí se van a indicar otras, como:

- *Síndrome antifosfolípido*: dado que esta enfermedad aumenta el riesgo de prematuridad y preeclampsia, se debe realizar un control estrecho en estas gestantes. Las pacientes con anticuerpos antifosfolípidos y/o antecedentes de trombosis deberán realizar profilaxis con bajas dosis de aspirina (100 mg/dia) y heparina de bajo peso molecular.
- *Trombofilia hereditaria*: tratamiento preconcepcional con acido fólico (5 mg/día) mas enoxaparina (40 mg/día) versus ácido fólico más aspirina (100 mg/día). Por otra parte, y al igual que ocurre con otras enfermedades sistémicas, es importante recordar la necesidad de aconsejar a la mujer que intente buscar la gestación en fases de compensación de su enfermedad de acuerdo con los marcadores oportunos.
- *Obesidad materna*: aumenta el riesgo de complicaciones durante el embarazo (incluida la muerte fetal)[16], parto y puerperio, por lo que debe animarse a la paciente a perder peso antes de afrontar un nuevo embarazo.
- *Tabaco*: aumenta el riesgo de muerte fetal debido a que disminuye la oxigenación fetal, mientras que la nicotina reduce la secreción de prostaglandinas lo que produce vasoconstricción y agregación plaquetaria. Dejar de fumar en el primer trimestre parece suficiente para disminuir la asociación entre tabaco y muerte fetal.
- *Café y alcohol*: no hay datos concluyentes sobre la relación entre el consumo de estas sustancias y muerte fetal.

- *Epilepsia*: planear la gestación en periodos asintomáticos o con menor número de crisis posibles. Si es posible, suprimir la medicación (mayor riesgo de recaída en los 6 primeros meses tras la supresión) en el caso de que la paciente quiera asumir el riesgo. En todos los casos, consulta al neurólogo si se plantea un nuevo embarazo.

Se aconsejará realizar el cariotipo de los progenitores en caso de abortos de repetición o ante algún defecto congénito presente en el feto. El consejo o asesoramiento genético debe formar parte del consejo reproductivo, en lo que concierne a la detección de los riesgos de enfermedad genética.

CONCLUSIONES

En la mayoría de los casos, la gestante vive su embarazo de forma positiva y no espera ninguna mala noticia; por ello, incluso la realización de pruebas o estudios que puedan tener potencialmente un resultado negativo, genera estrés y angustia. De forma similar, si realmente se diagnostica una anomalía fetal o, aún más, si es lo su cientemente grave como para plantear la terminación de la gestación, los sentimientos de angustia a la vez que la culpa y el estrés ante la toma de decisiones que se plantea produce una respuesta psicológica importante durante largo tiempo en ocasiones.

En efecto, los embarazos con defecto congénito desencadenan una reacción de duelo en los futuros padres. que puede complicarse y evolucionar a estados emocionales patológicos, por lo que adquiere trascendental importancia la valoración e intervención psicológica en el proceso de duelo durante el diagnóstico prenatal, el transcurso del embarazo y la finalización del mismo[10].

La comunicación de la mala noticia de forma adecuada en un entorno tranquilizador, con tiempo suficiente y un lenguaje compresible permite disminuir el nivel de distrés psicológico y la duda en la gestante y así reducir la posibilidad de una respuesta psicológica anómala.

El profesional sanitario debe estar preparado para poder comunicar los hallazgos, su pronóstico y las posibilidades de actuación de forma adecuada, prestar apoyo psicológico, así como para identificar las respuestas anómalas que permitan sospechar complicaciones psicológicas posteriores.

BIBLIOGRAFÍA SELECCIONADA

1. Gallo JL, A Puertas y M Gallo. Embarazo con patología obstétrica. Revisión postnatal. En: Situaciones especiales en la cesárea y puerperio. Capitulo 17, paginas 139-146. Ed. M. Gallo, Amolca 2014.
2. Carrillo MP, Malde FJ, A Puertas y JL Gallo. Asistencia a la familia tras diagnóstico de malformación fetal. En: Situaciones especiales en la cesárea y puerperio. Capitulo 19, paginas 155-160. Ed. M. Gallo, Amolca 2014.
3. Gallo JL y M Gallo. Asistencia a la familia tras una muerte perinatal. En: Situaciones especiales en la cesárea y puerperio. Capitulo 18, paginas 147-154. Ed. M. Gallo, Amolca 2014.
4. Sanchez-Seiz M. Ed. M Gallo. Restricción de Crecimiento intrauterino. Amolca 2016.
5. Surkan PJ, Stephansson O, Dickman PW, Cnattingius S. Previous preterm and small for gestational age births ant the subsequent risk of stillbirth N Engl J Med 2004;350(8):777-785.
6. Sibai BM. Diagnosis, prevention, and management of eclampsia.Obstet Gynecol 2005;105(2): 402-10.
7. Sibai BM. Prevention of preeclampsia: a big disappointment. Am J Obstet Gynecol 1998; 179(5):1275-8.
8. American Diabetes Association: Gestational diabetes mellitus. Diabetes Care 2004;27. (Suppl 1):S88-S90.
9. Carrillo MP, Molina García F, Hurtado F, Calpena A, Puertas A. Actualización en diabetes y embarazo. En: Actualización en Obstetricia y Ginecología 2010. Fernández J, Carrillo MP, Montoya F, editores. Granada, 2010; pp 301-310.
10. Reddy UM. Prediction and prevention of recurrent stillbirth. Obstet Gynecol 2007;110(5): 1151-64.

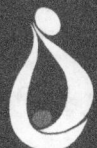

Proyecto Docente "Ágora Médica" (www.agoramedica.com)
Campus online de Medicina Materno-Fetal «Caldeyro Barcia»
Diplomado en "Conceptos Fundamentales en Medicina Materno-Fetal"
Unidad 11.Parto y Parálisis Cerebral Infantil

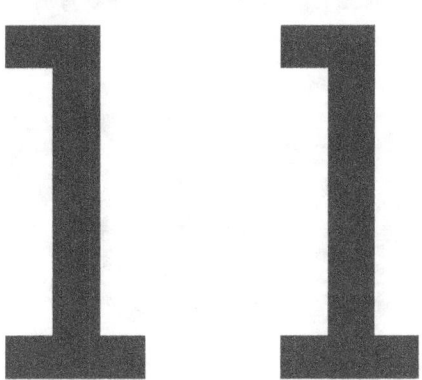

Parto y Parálisis Cerebral Infantil

Manuel Gallo

ÍNDICE

* Introducción
* Sociedad Española de Ginecología y Obstetricia (SEGO)
* American College of Obstetricians and Gynecologists (ACOG)
* Referencias Bibliográficas

INTRODUCCIÓN

Los avances rápidos en investigaciones epidemiológicas, maternofetales y pediátricas han conducido a una revolución en el pensamiento y el entendimiento acerca de la casuística de la encefalopatía neonatal y la parálisis cerebral.

Hasta hace unos años, 4 signos clínicos inespecíficos: líquido amniótico teñido de meconio; patrones no reactivos de frecuencia cardíaca fetal; valores bajos de Apgar, y encefalopatía neonatal, se han supuesto frecuentemente como evidencias adecuadas de asfixia durante el nacimiento, así como de encefalopatía hipóxico-isquémica neonatal, ya que no existían criterios objetivos que demostraran que había ocurrido realmente durante el parto.

En realidad, estos signos inespecíficos periparto, que avisan al equipo médico y a los padres de un posible compromiso infantil, con frecuencia son secuelas de procesos patológicos establecidos antes del parto.

Nuevos datos confirman que la hipoxia intraparto es la única causa de la encefalopatía neonatal y/o parálisis cerebral con baja frecuencia. En menos de un cuarto de los niños con encefalopatía neonatal hay evidencia de hipoxia o isquemia durante el nacimiento y, por tanto, es inapropiado etiquetar a la mayoría de recién nacidos con encefalopatía como encefalopatía hipóxico-isquémica neonatal.

En un editorial de la revista oficial de la SEGO, el presidente de esta Sociedad Científica decía[1]: "Durante muchos años los obstetras hemos percibido, cuando no padecido, como desde distintos foros se atribuía a una mala asistencia al parto todo tipo de parálisis cerebral, cuya etiología se desconocía y que ante la falta de causa explicable, se la colocaba bajo el paraguas de asfixia intraparto. Era una solución simplista para un problema complejo, pero se había encontrado desde el punto de vista legal y compensatorio una víctima propiciatoria a quien inculpar, con unos argumentos tan tenazmente repetidos como pobremente cimentados. Ello nos condujo con asiduidad ante los jueces, que faltos de una información científica adecuada, condenaban al obstetra cuando menos a cuantiosas indemnizaciones, cuando más a la cárcel y la inhabilitación".

AMERICAN COLLEGE OF OBSTETRICIANS AND GYNECOLOGISTS (ACOG)

El *American College of Obstetricians and Gynecologists*[2] *(ACOG)*, la Institución Oficial más prestigiosa del mundo científico en Obstetricia y Ginecología, publicó ya en 1992 que un recién nacido que ha sufrido hipoxia o asfixia próxima al momento del parto en un grado grave (es decir "sufrimiento fetal" demostrado) y que ha producido una encefalopatía (afectación cerebral importante y permanente en el recién nacido), **presentará también otras pruebas de daño hipóxico** (falta de oxigenación cerebral), para que pueda establecerse una relación causa-efecto, entre las que se encuentran **todas** las siguientes:

1) **Profunda acidosis mixta o metabólica en la arteria umbilical**, manifestado por un Ph en arteria umbilical menor que 7,00.
2) Índice de Apgar menor de 3 a los 5 minutos, es decir persistencia de una puntuación patológica de este test neonatal a los 5 minutos del nacimiento.
3) **Aparición de un síndrome neurológico por hipoxia-isquemia**, con secuelas neonatales permanentes y graves, como crisis convulsivas, coma o hipotonía.
4) **Lesiones en otros órganos fetales**, renal, cardiovascular, gastrointestinal, hematológico, pulmonar, etc., que pueden ser atribuidos a la hipoxia.

También el Grupo de Estudio de Encefalopatía Neonatal y Parálisis Cerebral del Colegio Americano de Obstetras y Ginecólogos (ACOG) y la Academia Americana de Pediatría (AAP), en 2003[3], indican que para definir una situación de hipoxia intraparto, de suficiente entidad como para producir un daño neurológico al recién nacido, con secuelas importantes, *se deben cumplir los siguientes 4 criterios (se deben cumplir TODOS ellos)* (Tabla 11-1):

Tabla 11-1. Criterios de relación entre asfixia perinatal y parálisis cerebral. SEGO[4]
Criterios esenciales y suficiente para establecer la relación (se deben encontrar todos)
• Evidencia de acidosis metabólica en sangre arterial de cordón umbilical obtenida tras el parto (ph < 7,0 y déficit de bases ≥12 mmol/L). • Inicio precoz de una encefalopatía neonatal moderada o severa en un recién nacido de ≥34 semanas de gestación. • Parálisis cerebral de tipo discinético o cuadriplejia espástica. • Exclusión de otras causas identificables tales como prematuridad, traumatismos, crecimiento intrauterino retardado, presentación podálica, coagulopatías maternas o fetales, procesos infecciosos o alteraciones cromosómicas o congénitas.
Criterios que colectivamente sugerirían la cercanía del proceso causal al parto (0-48 horas) pero que no son específicos para establecer la relación
• Un evento hipóxico centinela que ocurre inmediatamente antes o durante el parto (por ejemplo: rotura uterina, prolapso de cordón, desprendimiento prematuro de placenta, paro cardíaco materno, embolismo de líquido amniótico o exanguinación fetal por vasa previa o hemorragia feto-materna masiva. • Bradicardia severa y repentina con ausencia de variabilidad junto a deceleraciones tardías o variables persistentes, habitualmente tras el evento hipóxico centinela si el patrón cardiotocográfico previo era normal. • Test de Apgar 0-3 a los 5 minutos de vida. • Inicio de afectación multisistémica en las primeras 72 horas de vida. • Estudio de imagen demostrativo de anormalidad cerebral aguda no focal.

1. ***Evidencia de acidosis metabólica*** en sangre arterial de cordón umbilical obtenida tras el parto (ph < 7,0 y déficit de bases ≥12 mmol/L).
2. ***Inicio precoz de una encefalopatía neonatal*** moderada o severa en un recién nacido de ≥34 semanas de gestación.
3. ***Parálisis cerebral*** de tipo discinético o cuadriplejia espástica.
4. ***Exclusión de otras causas identificables*** tales como prematuridad, traumatismos, crecimiento intrauterino retardado, presentación podálica, coagulopatías maternas o fetales, procesos infecciosos o alteraciones cromosómicas o congénitas.

Estas 4 circunstancias, se pueden presentar, en los llamados signos o eventos hipóxicos "centinelas" que ocurren de forma brusca y repentina alrededor del parto (ver capítulo 9) y que son capaces de dañar a un feto neurológicamente intacto[4], que son los siguientes: el *prolapso de cordón umbilical* (salida hacia fuera de los genitales de la mujer del cordón umbilical, con la consiguiente compresión brusca del mismo y déficit de oxigenación fetal), la rotura uterina, la embolia de líquido amniótico o el desprendimiento prematuro precoz de la placenta durante el parto.

En el mismo informe del ACOG y AAP de 2003, se mencionan unos criterios que colectivamente sugerirían la cercanía del proceso causal al parto (0-48 horas) pero que no son específicos para establecer la relación:

1. ***Un evento hipóxico centinela que ocurre inmediatamente antes o durante el parto*** (por ejemplo: rotura uterina, prolapso de cordón, desprendimiento prematuro de placenta, paro cardíaco materno, embolismo de líquido amniótico o exanguinación fetal por vasa previa o hemorragia feto-materna masiva.
2. ***Bradicardia severa y repentina con ausencia de variabilidad junto a deceleraciones tardías o variables persistentes***, habitualmente tras el evento hipóxico centinela si el patrón cardiotocográfico previo era normal.
3. ***Test de Apgar 0-3 a los 5 minutos de vida.***
4. ***Inicio de afectación multisistémica en las primeras 72 horas de vida.***

5. *Estudio de imagen demostrativo de anormalidad cerebral aguda no focal.*

Recientemente, en el año 2014, ha sido publicado el ultimo informe sobre Encefalopatía Neonatal y Resultado Neurológico, del ACOG[5], con los siguientes aportes, en forma resumida:

- *Definición de Caso.*
  El primer paso de forma obligatoria en la evaluación de la encefalopatía neonatal es confirmar si un neonato especifico cumple la definición de caso.
- *Signos Neonatales consistentes con un Evento Agudo Periparto o Intraparto.*
  Son los siguientes:
  1. Puntuación de Apgar menor de 5 a los 5 y 10 minutos.
  2. ph menor de 7,0 en arteria umbilical.
  3. Neuroimagen evidente de lesión aguda cerebral vista con Resonancia Magnética Cerebral o Espestroscópica, consistente con Hipoxia-Isquemia.
  4. Presencia de Fallo orgánico multisistémico, consistente con Encefalopatía Hipóxico-Isquémica.

SOCIEDAD ESPAÑOLA DE GINECOLOGÍA Y OBSTETRICIA (SEGO)

La SEGO en 2004[5], publica en su Protocolo de Monitorización Fetal Intraparto, los 4 criterios del ACOG de relación entre asfixia perinatal y parálisis cerebral y también los otros criterios inespecíficos (Tabla 11-1).

Varias consecuencias, como dice la editorial de la SEGO[1], se derivan de estas afirmaciones.

a) La primera es que las noxas que provocan el daño fetal actúan durante la gestación, probablemente en períodos tempranos de organogenia cerebral fetal y que, desgraciadamente por el momento, son difícilmente diagnosticables e ilusoriamente evitables.

b) La segunda es que el documento establece de forma vitriólica la necesidad de estudiar el pH y las bases en la sangre fetal tras los nacimientos de los niños, práctica que debe convertirse en rutina, en cuanto que es la prueba balística más importante de que disponemos.

c) La tercera consecuencia que puede colegirse es algo que ya teníamos contrastado: el aumento de la tasa de cesáreas podrá aliviarnos de los problemas que da delante de jueces inexpertos el no haber realizado una cesárea, pero no va a disminuir ni un ápice el número de parálisis cerebrales, como lo demuestra de forma palmaria que en los últimos años éstas no han disminuido, pese a haber multiplicado por 10 aquellas, por mor, creo, de las estelas que como balas trazadoras dejan las demandas judiciales.

d) Por último, se hace imperativo cambiar la terminología y sustituir el concepto error médico por resultado desfavorable.

REFERENCIAS BIBLIOGRÁFICAS

1. Bajo JM. La asociación de la asfixia intraparto con la parálisis cerebral o la historia de un espejismo inducido. Prog Obstet Ginecol 2005; 48 (2): 53-60 (editorial)
2. American College of Obstetricians and Gynecologists. Fetal and neonatal neurologic injury. ACOG Technical Bulletin 163. Washington, DC, ACOG 1992.
3. American College of Obstetricians and Gynecologists (ACOG) and American Academy of Pediatrics (AAP). Neonatal Encephalopathy and Cerebral Palsy: Defining the Pathogenesis and Phatophysiology. 2003
4. A. Garcia-Alix y col. Asfixia intraparto y Encefalopatía Hipóxico-Isquémica. Asociación Española de Pediatría (AEP). Protocolos actualizados 2008
5. SEGO. Protocolo de Monitorización Fetal Intraparto. Actualizado en 2004.
6. SEGO. Documento sobre Encefalopatía Neonatal y Parálisis Cerebral. Prog Obstet Ginecol 2005; 48 (2): 53-60
7. American College of Obstetricians and Gynecologists (ACOG). Neonatal Encephalopathy and Neurologic Outcome, Second Edition. Vol. 123, no 4, April 2014.

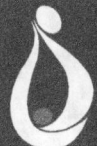

Proyecto Docente "Ágora Médica" (www.agoramedica.com)
Campus online de Medicina Materno-Fetal «Caldeyro Barcia»
Diplomado en "Conceptos Fundamentales en Medicina Materno-Fetal"
Unidad 13. Internet. Conceptos Básicos. Diccionario de Internet

12

Internet. Conceptos Básicos. Diccionario de Internet

Manuel Gallo Pérez de Tudela
Miguel Ruoti Cosp
Manuel Gallo
Andreina Hernández

ÍNDICE

* Introducción
* Historia de Internet
* Estructura de la Red Internet
* Conexión Inalámbrica
* Diccionario de terminos de Internet

* ¿Qué es Internet?
* Características de Internet
* Conexión a Internet
* Aplicaciones de Internet
* Bibliografía Recomendada

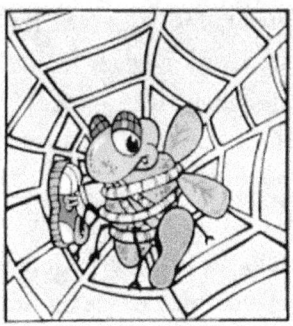

INTRODUCCIÓN

En el mundo médico, la electrónica y las comunicaciones se han desarrollado de una forma tan espectacular, que el ginecólogo, que desea estar correctamente informado sobre los últimos avances de la especialidad y de la ingente bibliografía que se publica actualmente, necesita tener unos mínimos conocimientos de Informática y de Internet.

El futuro de las publicaciones médicas será en formato electrónico, por sus innumerables ventajas: rapidez, economía, accesibilidad, etc. Internet es ya el medio de acceso a todas ellas.

Internet se ha convertido en el mayor y más eficaz instrumento de información, propagación, colaboración y comunicación entre personas y máquinas en todo el planeta y especialmente en Medicina, solucionando cualquier problema derivado de la distancia geográfica. Internet sigue evolucionando día a día y no es aventurado el decir que el ginecólogo que no evolucione a través de Internet, se quedará obsoleto en sus conocimientos.

Esta breve introducción a Internet, está pensada no solo para principiantes, sino además para los que ya tienen conocimientos avanzados con el objetivo de lograr una mayor adhesión a esta herramienta poderosa de comunicación y por qué no, de formación continua en nuestra especialidad tanto en el aspecto asistencial como en la investigación.

¿QUÉ ES INTERNET?

Internet se puede definir como una gigantesca red (telaraña mundial) formada por miles de ordenadores distribuidos por todo el mundo y conectados entre sí, que comparten la información y los recursos que existen en cada uno. Es un conjunto descentralizado de redes de comunicación interconectadas por líneas telefónicas, fibras ópticas, cables submarinos y enlaces por satélite y se describe como la Autopista de la Información, ya que por la red circula constantemente una cantidad increíble de información. Hay millones de Internautas, es decir, de personas que navegan por Internet en todo el mundo. Se dice navegar, porque es normal ver información que proviene de muchas partes distintas del mundo en una sola sesión.

El concepto *Internet* tiene sus raíces en el idioma inglés y se encuentra conformado por el vocablo inter (que significa entre) y net (proveniente de network que quiere decir red electrónica). Es un término que siempre debe ser escrito en mayúscula ya que, hace referencia a «La Red» (que conecta a las computadoras mundialmente mediante el protocolo TCP/IP) y sin un artículo que lo acompañe (el/la) para hacerle referencia.

Internet se describe además, como la Autopista de la Información, ya que por la red circula constantemente una cantidad increíble de información.

Existen diferentes tipos de conexión a internet, es decir, distintos medios por los cuales uno puede obtener conexión a la red de redes. El primero de ellos fue la conexión por dial-up, es decir, tomando la conectividad de una línea telefónica a través de un cable. Luego surgieron otros tipos más modernos como ser el ADSL, la fibra óptica, y la conectividad 3G y 4G (LTE) para dispositivos móviles.

Para acceder a los billones de sitios web disponibles en la gran red de redes, que conocemos como la Internet, se utilizan los navegadores web (software), siendo algunos de los más utilizados Google Chrome, Internet Explorer, Mozilla Firefox, y Safari, todos desarrollados por distintas compañías tecnológicas.

HISTORIA DE INTERNET

Internet nace a principios de los años 60, en USA, donde el ejército usó una red de computadores, llamada ARPANET, para uso militar. A continuación se extendió su uso al mundo universitario americano, donde se empezaron a vislumbrar las inmensas posibilidades de esta red informática para su aplicación a la ciencia. Internet nació con el propósito de compartir información entre universidades, compañías, gobiernos e individuos. A partir de ahí se desarrolló de forma exponencial, tanto en usuarios como en recursos.

En 1989, se hizo una primer propuesta de usar computadoras y enlaces para crear una red, posteriormente conocido como WWW (World Wide Web) que refiere a un conjunto de normas que permite la consulta de archivos de hipertexto (http). Sir Timothy Berners-Lee, un ingeniero británico, realizó la inicial propuesta para WWW en ese año y posteriormente, mediante la implementación de http consiguió la primera comunicación exitosa. En el año 1995, se produce el gran boom de Internet Comercial y en 1996 nace *Internet 2*, con un proyecto universitario en USA, pensado para el uso científico y tecnológico, para crear una red propia compatible con la actual, que solucione todos los problemas de banda ancha y con un buen número de aplicaciones revolucionarias.

Actualmente se extiende por más de 200 países y cuenta con más de mil millones de usuarios. China es el primer país y España se encuentra en el 13° lugar a nivel mundial. Su crecimiento va a un ritmo vertiginoso. Constantemente mejoran los canales de comunicación con el fin de aumentar la rapidez de envío y recepción de datos. Cada día que pasa se publican en la Red miles de documentos nuevos y se conectan por primera vez miles de personas.

CARACTERÍSTICAS DE INTERNET

a) Cualquier tipo de ordenador se puede conectar a Internet, desde los potentes ordenadores centrales de las instituciones hasta el ordenador personal que tenemos en nuestro domicilio. Cualquiera de nosotros puede transmitir información desde su ordenador a otro a través de la línea telefónica utilizando un módem.

b) Los ordenadores están conectados entre sí de formas muy diferentes: línea telefónica de cobre, línea RDSI (red digital de servicios integrados), línea ADSL, fibra óptica, e incluso enlaces vía satélite.

¿Qué es ADSL? ADSL (Asymetric Digital Subscriber Line), es un servicio de Internet, comercializado en España por Telefónica desde agosto del año 2001, que proporciona acceso a Internet con una velocidad de descarga varias veces superior a la disponible con un modem analógico y permite la conexión permanente a Internet, 24 horas al día, con tarifa plana. Puede alcanzar hasta los 6 Megabits por segundo hacia el abonado y unos 800 kbits por segundo desde el abonado. De esta diferencia en la velocidad de transmisión dependiendo del sentido de la misma viene el término «Asymmetric». Los servicios ADSL permiten ir más allá de la mera navegación y disfrutar de teleconferencias, video, música de alta calidad, juegos interactivos y otras muchas aplicaciones en multimedia. Permite mantener simultáneamente una conexión de voz e Internet en banda ancha.

El futuro de Internet fijo es la tecnología VDSL (Very High Speed Digital Subscriber Line), que es un paso siguiente a la tecnología ADSL y su diferencia básica es la velocidad ya que permitirá una tasa de descarga de 622 Mbps. El VDSL esta en fase de pruebas en España. El futuro, ya presente en España, de Internet móvil es el acceso inalámbrico a Internet a través de ADSL y también la tecnología GPRS (General Packet Radio service), que aumentará la velocidad de transmisión entre dispositivos móviles.

c) La mayoría de los ordenadores conectados a Internet forman parte de redes locales más pequeñas, ubicadas en universidades o empresas. Internet es una Red de Redes, ya que está formado por la unión de múltiples redes locales de ordenadores conectadas entre sí como una si fuese una malla.

d) Cada ordenador de la Red está conectado directamente sólo a unos pocos ordenadores, que están a su vez conectados a otros pocos, y así sucesivamente. El resultado final es la conexión entre todos, hecho que puede ocurrir por caminos insospechados.

e) Todos los ordenadores conectados a Internet intercambian información utilizando un lenguaje común.

ESTRUCTURA DE LA RED INTERNET

Internet funciona con la estrategia Cliente/Servidor, lo que significa que en la Red hay ordenadores Servidores que dan una información concreta en el momento que se solicite y, por otro lado, ordenadores Clientes que son los que piden dicha información. Para comunicarse entre sí a través de Internet, los ordenadores utilizan lenguajes que se denominan Protocolos. En Internet toda la información, y por ende la comunicación entre los ordenadores, se transmite mediante el Protocolo TCP/IP (Transfer Control Protocol/Internet Protocol).

Entre sus características están:

1. Cuando un ordenador manda a otro un fichero de datos, lo primero que hace es partirlo en trozos pequeños (alrededor de unos 4 Kb). Cada paquete contiene la dirección en la Red donde ha de llegar, y la dirección de remite. Los paquetes viajan por la Red de forma independiente, escogiendo un camino entre los cientos posibles, según la saturación de las rutas o los posibles atascos. Así, aunque falle algún ordenador intermediario, siempre existe comunicación entre dos puntos de la Red.
2. Cuando un ordenador intermedio se apaga o se satura cuando un trozo de fichero pasa por él, un paquete de información se pierda por el camino. Cuando esto ocurre en nuestras pantallas faltará una imagen o un texto en el lugar donde debería estar. Sin embargo, es mejor que se pierda un pequeño porcentaje de la información, a que se pierda toda por un corte de la red.

Direcciones IP y Nombres de Dominio. Cada ordenador que se conecta a Internet se identifica por medio de una dirección IP. Ésta se compone de 4 números comprendidos entre 0 y 255 ambos inclusive y separados por puntos. Así, por ejemplo una dirección IP podría ser: 156.211.17.33. Cada número de la dirección IP indica una sub-red de Internet. Los tres primeros números indican la red a la que pertenece nuestro ordenador, y el último sirve para diferenciar nuestro ordenador del resto de los que están en la misma red. No pueden existir en la Red dos ordenadores distintos con la misma dirección. No necesitamos conocer ninguna de estas direcciones IP ya que las manejan los ordenadores en sus comunicaciones de manera invisible para nosotros. Sin embargo, necesitamos poner un nombre a los ordenadores conectados a Internet, para poder elegir a cual pedir información.

Hoy las empresas utilizan **IPs Dinámicas** y es un recurso para conectar mayor cantidad de usuarios con menos cantidad de ordenadores. Como es imposible que todos estén conectados al mismo tiempo, cada vez que un usuario se conecta a la red, el router asigna una IP disponible, que seguramente será diferente a la última utilizada por ese mismo ordenador. Los internautas con esta modalidad, solo podrían ser rastreados por las empresas proveedoras del servicio.

Los Nombres de Dominio son la traducción para las personas de las direcciones IP, las cuales son útiles sólo para los ordenadores. Así por ejemplo, *ole.es* es un nombre de dominio. Como se puede ver, los nombres de dominio son palabras sep aradas por puntos, en vez de números como en el caso de las direcciones IP.

No todos los ordenadores conectados a la Red tienen un nombre de dominio. Sólo aquellos que reciben numerosas solicitudes de información, o sea los ordenadores servidor. Por contra, los ordenadores cliente, los que consultan por Internet, no necesitan un nombre de dominio, puesto que ningún usuario de la Red va a pedirles información. El número de palabras en el nombre de dominio no es fijo. Pueden ser dos, tres, cuatro, etc., aunque normalmente son sólo dos. En EE.UU, la última palabra indica a que tipo de organización pertenece el ordenador al que nos referimos. En el resto de los países, que se unieron a Internet posteriormente, la última palabra es la abreviatura aceptada del país.

Por lo tanto, con sólo ver la última palabra del nombre de dominio, podemos averiguar donde está localizado el ordenador al que nos referimos.

CONEXIÓN A INTERNET

Para poder conectarnos a Internet y acceder a los servicios que Internet ofrece se requiere (Fig. 12-1):

a) Una *línea telefónica* la cual se conecta a nuestro ordenador. Sirve la misma línea que utilizamos para hablar por teléfono.

Normalmente, esta línea telefónica tiene un conector en la pared, al que se suele enchufar el teléfono.

Para poder enchufar nuestro ordenador a este conector, debemos disponer de un módem, que viene con un cable de teléfono. El único inconveniente de esta configuración es que cuando llamamos por teléfono no podemos conectarnos a Internet, y cuando nos conectamos a la Red, no podemos llamar por teléfono. Mientras estemos conectados, nuestro teléfono dará señal de comunicando, puesto que ocupamos la línea con nuestra conexión al ordenador.

b) *Un módem*: El módem es un aparato que transforma la información digital de los ordenadores en analógica, la utilizada por la línea telefónica. Permite conectar nuestro ordenador a la línea telefónica con una velocidad de transmisión que cuanta más alta sea mejor; es recomendable que al menos sea de 33.600 baudios por segundo.

c) *Un acceso a Internet*: Una cuenta de acceso a Internet, proporcionada por un proveedor de acceso a la red. Los proveedores son empresas que permiten la conexión de nuestro ordenador a la Red. Disponen de ordenadores llamados servi-

Tabla 12-1. Extensiones de dominio genéricas

arts	Cultura y entretenimiento
com	Comercial
eu	Empresas
edu	Educación
firm	Negocios y empresas
gov	Gobierno EE.UU.
info	Servicios de información
mil	Instalaciones militares
net	Red
nom	Identificación personal
org	Organizaciones no gubernamentales
rec	Entretenimiento y ocio
store	Tiendas y compras
web	Servicios relacionados con la Web

Tabla 12-2. Extensiones de dominio de algunos países

ar	Argentina	hu	Hungría
au	Australia	is	Islandia
at	Austria	ir	Irlanda
be	Bélgica	il	Israel
br	Brasil	it	Italia
ca	Canadá	jp	Japón
ch	Suiza	lu	Luxemburgo
cl	Chile	mx	Méjico
co	Colombia	nl	Holanda
cu	Cuba	nz	Nueva Zelanda
de	Alemania	no	Noruega
dk	Dinamarca	py	Paraguay
ec	Ecuador	pl	Polonia
es	España	pt	Portugal
fi	Finlandia	ru	Rusia
fr	Francia	se	Suecia
gb	Reino Unido	us	Estados Unidos
gr	Grecia	uy	Uruguay
hr	Croacia	za	Sudáfrica

dores a los que conectamos nuestro ordenador, y que a su vez nos conectan a la red. Generalmente el proveedor nos proporcionará un número de teléfono al que podemos llamar desde nuestro ordenador. Esta llamada nos conectará con uno de los ordenadores del proveedor, el cual nos conectará a la red.

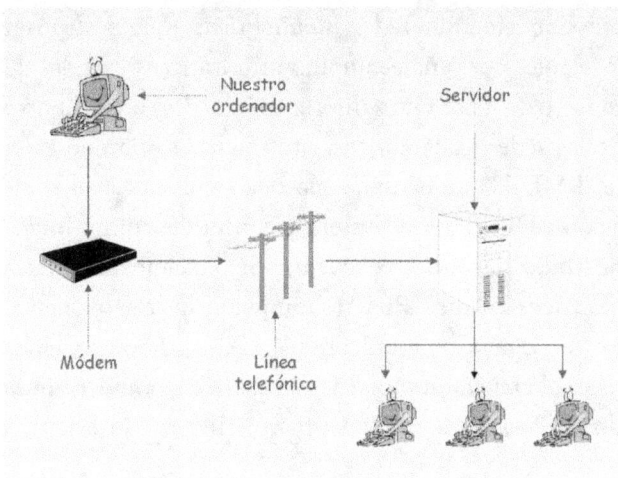

Fig. 12-1. Conexión a Internet.

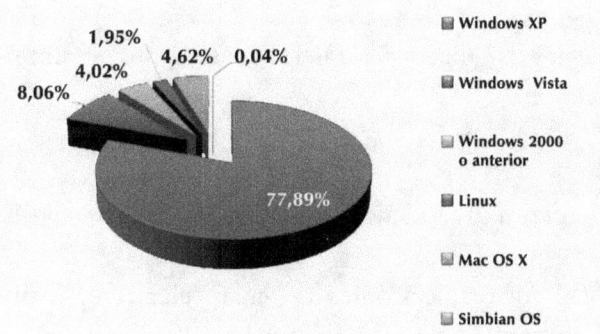

Fig. 12-2. Gráfico tomado de <http://es.wikipedia.org/wiki/Sistema_operativo>.

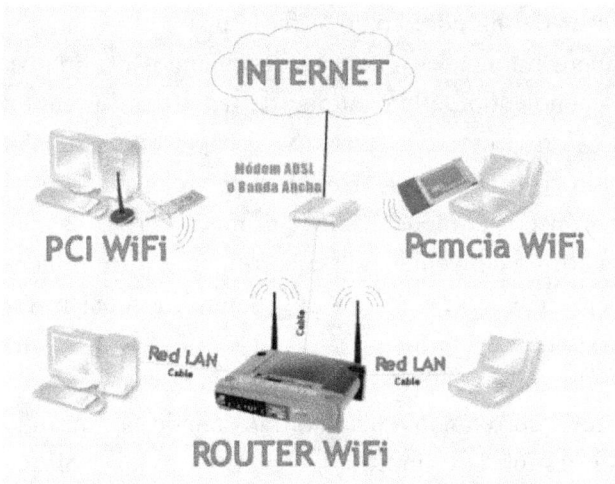

Fig. 12-3. Conexión inalámbrica.

d) **Un ordenador**: Sus características pueden ser muy variables, aunque existen unas condiciones mínimas, no es necesario que sea especialmente rápido aunque sería recomendable que dispusiese al menos de un procesador Pentium o superior.

- Memoria RAM recomendable entre 64 y 256 Mb para Windows 98, 512 para XP, y al menos 1 o 2 Gb según la versión de Windows Vista. Cuanto más moderno sea el ordenador más memoria RAM aceptará, haciendo más rápida la navegación.
- Disco duro de al menos 40 Gb. Cuanta mayor capacidad, mayor espacio asigna el sistema para guardar en memoria páginas cuyo acceso se repite, por lo que genera inmediatez en la carga siempre que esta página no haya sido modificada desde su último acceso.
- Tarjeta gráfica, y de sonido, son esenciales, pero sería una rareza que no vinieran integradas en la placa madre hoy en día. También pueden adicionarse a las bahías PCI como 3ras partes, con memoria RAM propia o compartida con el sistema.

e) **Software**: El software que necesitamos se puede clasificar en tres tipos:
- Sistema Operativo, que debería ser gráfico, como Windows u OS/2. En la Fig. 12-2 se observa la distribución de la frecuencia de los sistemas operativos más utilizados en la actualidad.
- Software de establecimiento de la conexión. Es un programa especializado en llamar al proveedor, negociar el enlace y conectar a la red. Viene incluido con Windows (acceso telefónico a redes). Para su instalación sólo debemos seguir los pasos que propone la ayuda que acompaña a Windows.
- El software (programas y lenguajes de ordenador) que permiten la comunicación entre nuestro ordenador y el servidor, que recibe el nombre genérico de Navegador.

CONEXIÓN INALÁMBRICA (Fig. 12-3)

Si bien existen diversos protocolos de transferencia inalámbrica de datos, el más popular es el **WI**

FI (wireless fidelity), que es un nombre de fantasía que indica la utilización de la norma IEE 802.11

Si deseamos generar una red hogareña, solo debemos incorporar un router inalámbrico al módem ADSL. Este router tramsmitirá la señal que será captada por la placa de red inalámbrica que deberá poseer la notebook, ordenador, o Smartphone. Estas pueden estar integradas a un puerto PCI o miniPCI (PC y notebook respectivamente), o a los puertos PCMCIA, o USB. Los 2 estándares más utilizados alcanzan velocidades de 11 y 54 Mb por segundo de transferencia, por lo que siempre será más rápida una conexión por cable (Ethernet), que transfiere datos a 100 Mbs.

Hoy son numerosos los dispositivos a los que se les ha agregado una placa de recepción de WI FI: algunos teléfonos celulares; otros dispositivos de mano Handelds (tipo Palm, etc); y hasta cámaras de fotos.

Como gran ventaja, cada vez son más los sitios públicos que comparten su red inalámbrica, en forma gratuita, o de pago, permitiéndonos estar comunicados a donde quiera que vayamos.

Como desventaja se ha comprobado que la masificación progresiva de su uso, no solo genera numerosas interferencias, sino que puede atribuírsele gran contaminación magnética al medio ambiente. Por otra parte los hackers y crackers están entusiasmados con este tipo de conexión que es la más vulnerable si no se toman los recaudos necesarios.

En resumen, Internet se puede utilizar a través de una **línea telefónica** que se subdivide en líneas telefónicas **convencionales** (transmite señales de forma analógica pero actualmente fueron desplazadas por otras que ofrecen mayores beneficios) o **digitales** (mediante el empleo de un adaptador de red se traducen las tramas resultantes de la computadora a señales digitales). Asimismo, puede ser una conexión por **cable** (que implementa señales luminosas en vez de eléctricas que codifican una mayor cantidad de información y a su vez, dicho cable es de un material llamado **fibra óptica** que le permite transmitir datos entre nodos).

También, existe la conexión vía **satélite** (normalmente estamos hablando de un sistema de conexión híbrido de satélite y teléfono para disminuir la congestión presente en las redes terrestres). A su vez, podemos implementar **redes inalámbricas** (que sustituyen los cables por señales luminosas infrarrojas u ondas de radio para transmitir información). En suma, dentro de las redes inalámbricas, otro método utilizado es el de **LMDS** (que es una sigla que significa Local Multipoint Distribution System y consta de utilizar **ondas de radio de alta frecuencia**). Si hablamos de **líneas eléctricas** usamos **PLC** (conjunción de tres palabras: Power Line Communications). Por último, podemos usar a la **telefonía móvil** (que refiere a **comunicaciones disponibles para celulares** para acceder a Internet).

APLICACIONES DE INTERNET

Hoy en día, los servicios más usados en Internet son:

El correo electrónico

El correo electrónico o e-mail (electronic mail), es un servicio de Internet que permite mandar mensajes de texto, o cualquier fichero, incluyendo imágenes, diapositivas, sonidos, programas ejecutables, etc, a otras personas de la red situadas en cualquier lugar del mundo, como si fuese una carta o un paquete normal, en cuestión de segundos o minutos, dependiendo de la cantidad de texto que se remita.

Con el correo electrónico el papel y el lápiz han sido sustituidos por el ordenador y el teclado, y el buzón por el módem. Sigue el mismo principio que el correo convencional: se escribe una carta o mensaje, que se envía a un destinatario, el cual lo recoge de un buzón.

El correo electrónico ofrece muchas ventajas sobre el correo convencional: más rápido, alcanzando su destino en minutos, sea cual sea el lugar al que se remite, requiere menor trabajo que el envío de una carta a través del correo convencional, es muy barato, se puede enviar la misma información a varias personas a la vez, entrega la información en un formato legible por el ordenador y el destinatario nos puede enviar la respuesta de forma inmediata.

¿Cómo utilizar el e-mail? En el correo convencional hay que indicar de alguna manera la persona a la que queremos mandar una carta. Para ello, escribimos sus datos personales (Nombre y Dirección) en el sobre que contiene el texto. En el correo electrónico se hace algo parecido. Cada carta que se envía por correo electrónico lleva asociada una cabecera, en la que se indican los datos necesarios para que la carta llegue correctamente a su destino. Uno de estos datos es la dirección electrónica de la persona a la que enviamos la carta.

Cada usuario de Internet que tenga una cuenta de correo, dispone de una dirección de correo. El ordenador de nuestro proveedor de Internet gestiona el correo. Actúa como si fuese un buzón, donde se almacenan los mensajes de correo electrónico que vayan llegando con nuestra dirección, para que, cuando nos conectemos, podamos comprobar si tenemos correo nuevo en él, en cuyo caso nos los remite.

Cada dirección de correo electrónico está formada por un nombre del cliente o usuario, el símbolo @ (arroba) y el nombre completo del dominio del ordenador que estamos utilizando o del proveedor de acceso que hemos contratado.

Para enviar un correo electrónico necesitamos:

- Una conexión a Internet, una dirección de correo, que nos dará nuestro proveedor de Internet y un programa al que se le denomina «cliente de correo».
- A su vez este «cliente de correo» puede estar en nuestro propio ordenador (Eudora, Pegasus, Messenger, Outlook, Outlook Express, Exchange, etc.) o en un ordenador remoto o servidor (por ej. Con el Programa PINE). Todos ellos utilizan un protocolo de transferencia de datos que puede ser IMAP (el mayor volumen de información reside en el Servidor), o POP3 (la información se va borrando del servidor y queda únicamente en nuestro ordenador, es decir que si borramos un mensaje, no tendremos forma de recuperarle).
- También podemos prescindir de un programa instalado: es el caso del Webmail, ya que utiliza el protocolo HTTP, permitiéndonos leer nuestros mails con los mismos gestos de una navegación por Internet. En el área restringida de los Socios de la SEGO se cuenta con esta posibilidad (http://webmail.sego.es) o accediendo desde la Página Principal.
- Y para completar el envío necesitamos la dirección de correo electrónico de la persona a la que queremos enviar el mensaje.

El objeto principal de cualquier aplicación de correo electrónico es *enviar mensajes*, por lo que para empezar vamos a enviar uno. Para hacerlo abrimos el gestor de correo.

Por ejemplo en la barra de herramientas del webmail de la SEGO, pulsamos sobre el botón «Redactar», con lo que aparece el cuadro de diálogo «Redacción del mensaje» (Fig. 12-4).

En la cabecera del mensaje, situada en la parte superior, es donde introducimos los datos necesarios para enviar el mensaje. Es como el sobre de una carta y contiene todas y cada una de las siguientes líneas:

1. De: indica quién va a enviar el mensaje y contiene la dirección de correo electrónico de la persona que envía el mensaje.
2. Para: indica a quién se envía el mensaje; contiene la dirección de correo electrónico del destinatario.
3. CC (Con Copia): indica aquellos que recibirán una copia del mensaje además de aquel a quien se remite (es opcional).
4. CCO (Con Copia Oculta) o Bcc: indica aquellos que recibirán una copia sin que sepa el o los destinatarios ubicados en Para y CC. Es ideal para cuando se quiere hacer un envío masivo, tipo listas, por múltiples ventajas (es opcional).
5. Asunto: descripción en una frase del tema objeto del mensaje (es opcional).

Para *recibir un mensaje* debemos realizar la conexión con el servidor (al igual que si deseamos enviar un mensaje). El programa comprueba si existen mensajes en el buzón del servidor en cuyo caso

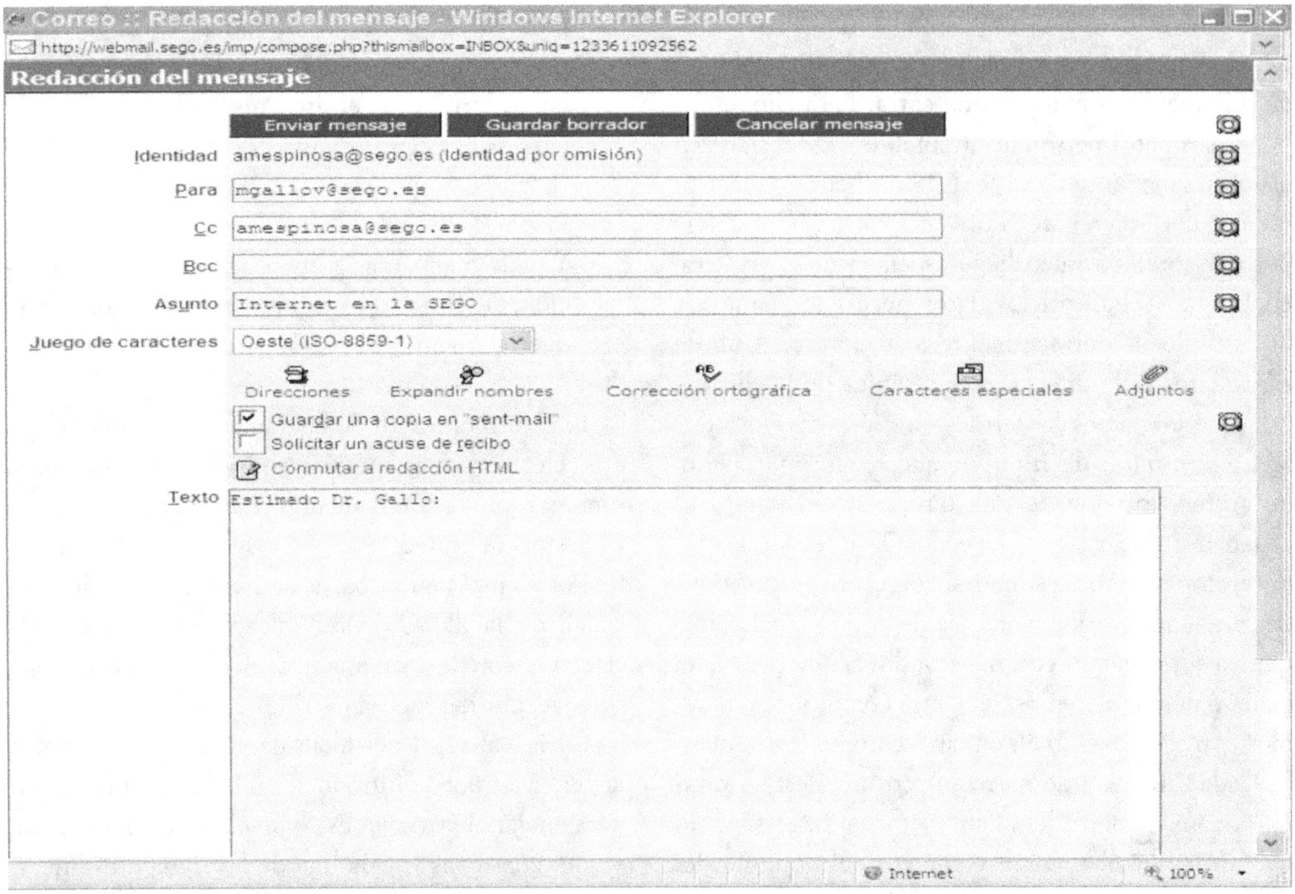

Fig. 12-4. Mensaje Nuevo en el webmail de la SEGO.

los deposita en nuestra Bandeja de entrada para su lectura posterior.

La mayoría de los programas de correo electrónico permiten **adjuntar (attachment) un fichero a un mensaje**. De esta forma, junto con el mensaje podemos mandar archivos de texto, presentaciones, imágenes, ficheros de audio, páginas web, etc. Esta opción es muy útil cuando deseamos enviar a alguien con rapidez un trabajo que hemos realizado para que nos emita su opinión, o simplemente para que lo tenga en su poder.

Adjuntar un archivo es sencillo (Fig. 12-5). Primero debemos crear un mail de la misma forma que hemos hecho antes. Después ejecutamos el comando «Archivo adjunto» de la ventana Mensaje nuevo, o pulsamos sobre el icono que contiene la imagen de un clip (flecha negra de la Fig. 12-5). Entonces aparece el cuadro de diálogo: «Insertar archivo».

A través de este cuadro de diálogo exploramos nuestro disco duro hasta llegar al lugar en que tenemos almacenado el archivo que queremos enviar. Una vez allí seleccionamos el archivo haciendo clic sobre él (flecha roja de la Fig. 12-5) y luego sobre el botón Insertar. En ese momento en la parte inferior de la ventana mensaje nuevo, aparece el icono del archivo que hemos adjuntado. El procedimiento lo podemos repetir tantas veces como archivos vamos a enviar, siempre considerando el tamaño del envío ya que archivos muy pesados (más de 10 MB en un envío) pueden no ser entregados al destinatario por las limitaciones técnicas de los servidores.

World Wide Web

La World Wide Web, WWW o Web, como se suele abreviar, es un conjunto de ordenadores que con-

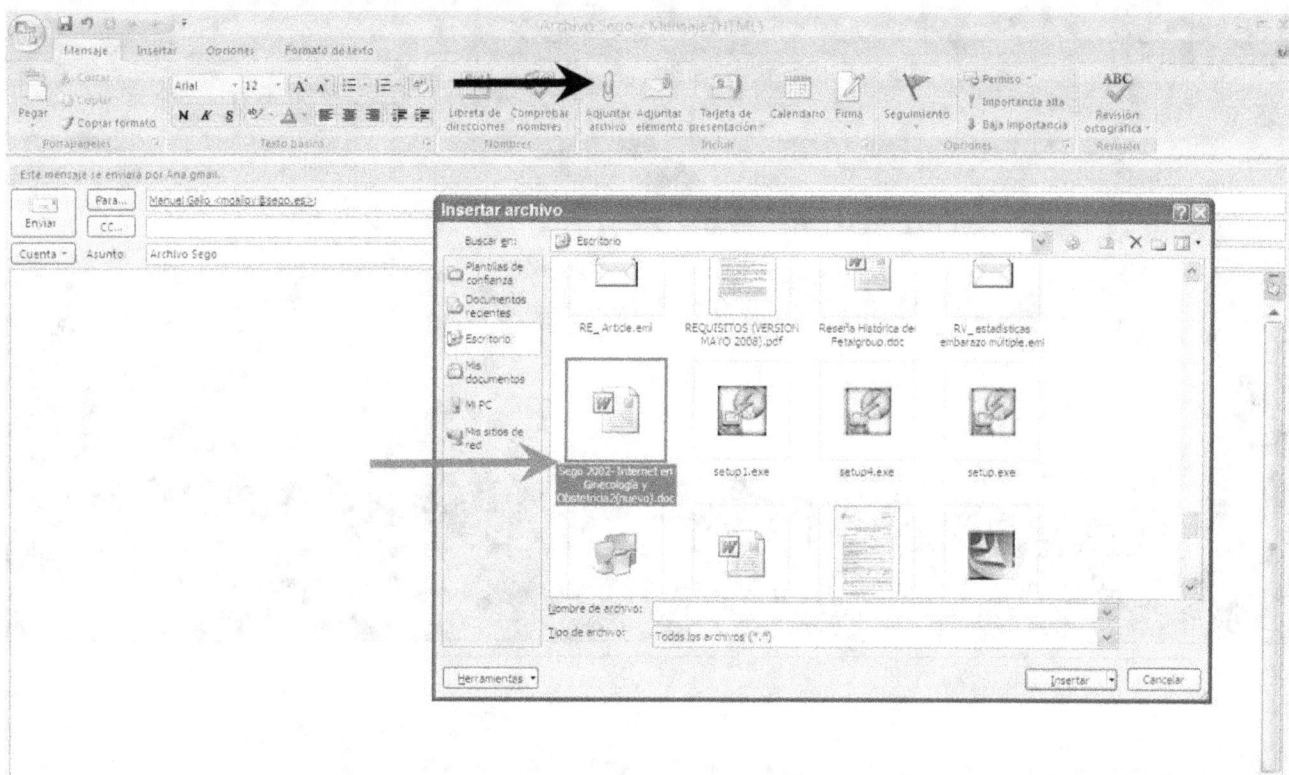

Fig. 12-5. Insertar archivo.

tienen documentos escritos en un lenguaje especial a los que podemos acceder en forma rápida y sencilla. Se les denominan documentos de hipertexto y contienen unos elementos denominados hiperenlaces que permiten trasladarnos a otros documentos existentes en el mismo ordenador o en otros ordenadores.

El responsable de la WWW fue Paul Kunz, físico de Stanford, California, Este visitó el laboratorio de Física de Ginebra, donde conoció al programador británico Tim Berners-Lee, quién había establecido el primer servidor de Internet. A su vuelta a California, el 12 de Diciembre de 1991, diseñó la primera página Web en Internet, que se componía de 3 líneas de texto, un enlace de e-mail y otro a una base de datos científica. Desde entonces el diseño de las páginas WWW ha cambiado sustancialmente con la incorporación de los gráficos, fotografías, el movimiento, los sonidos, etc. Un año después de su creación, se acuñó el término «navegando por la red» y el 1994, la Casa Blanca disponía de su página web. En 1997 se vendió el nombre de Bussines.com por 150.000 dólares y poco después el servicio de registros Network Solutions ya tenía 2 millones de páginas web.

Hoy se calcula que existen en Internet según Netcraft, 172.338.726 web sites en Junio 2008. Esto permitiría obtener, en base al supuesto de que cada web site tiene publicadas 254 páginas, la nada despreciable cifra de 43.770 millones de páginas en Junio 2008.

La página WEB es el sistema más popular para acceder a la información existente en Internet, que distribuye la información en un formato similar a una revista. En la Red quedan almacenadas lo que se llaman Páginas Web, que no son más que páginas de texto con gráficos o fotos. Aquellos que se conecten a Internet pueden pedir acceder a dichas páginas y acto seguido éstas aparecen en la pantalla de su ordenador. Este sistema de visualización de la información revolucionó el desarrollo de Internet. A partir de la invención de la Web, muchas personas empezaron a conectarse a la Red desde sus domicilios, como mero entretenimiento. Internet recibió un gran impulso, hasta el punto de que hoy en día

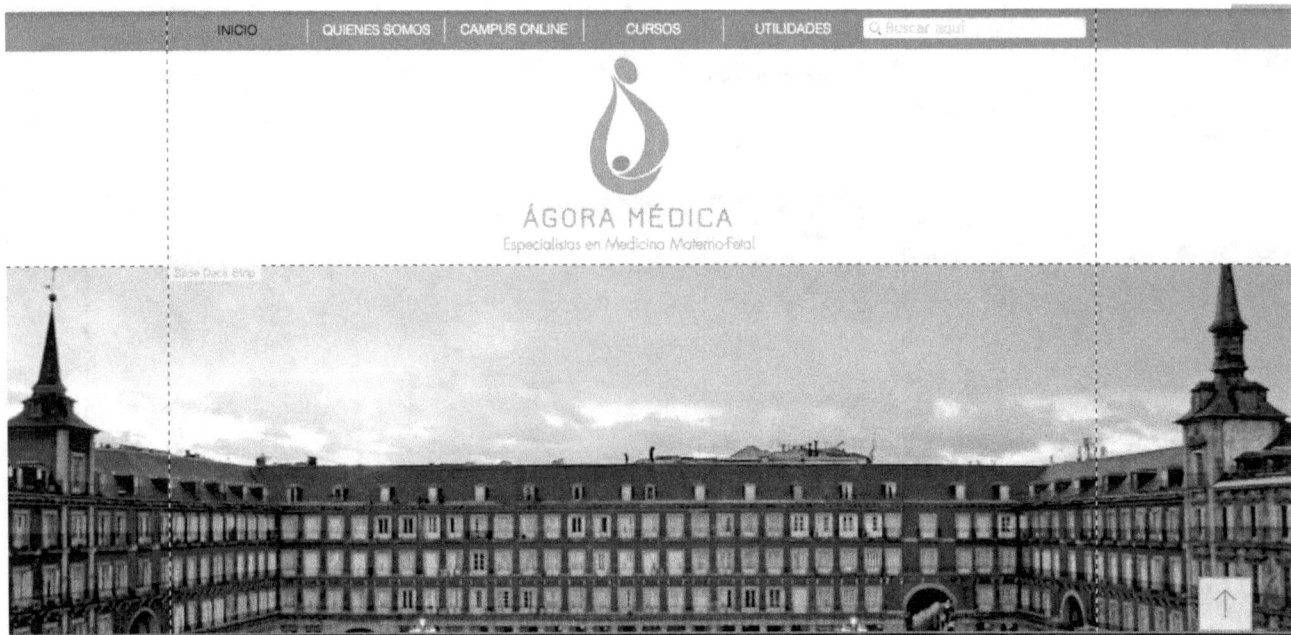

Fig. 12-6. Página principal de Ágora Medica.

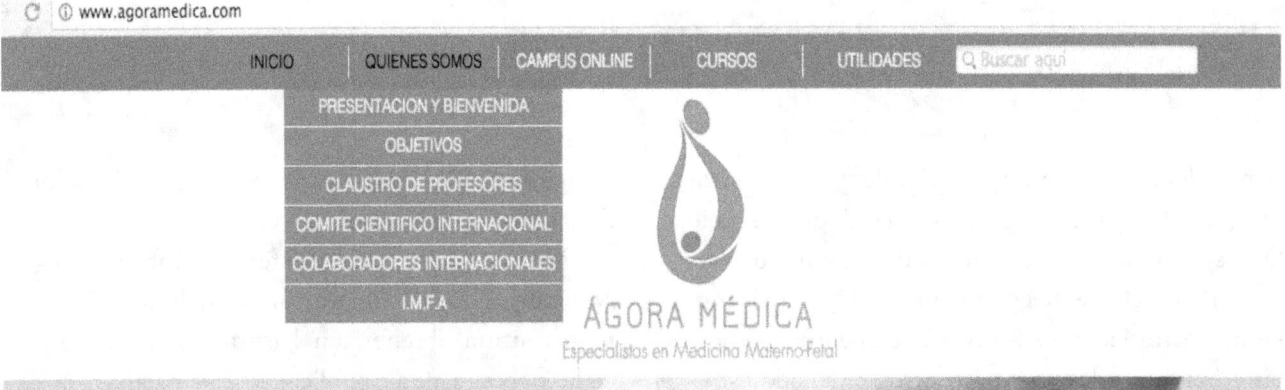

Fig. 12-7. Menú de la página principal de Ágora Médica.

casi siempre que se hablamos de Internet, nos referimos a la Web.

La Web son páginas de información enlazadas. Cada página de información contiene texto, imágenes y enlaces con otras páginas. La página Web es la unidad básica de información en la World Wide Web. Consta de cuatro elementos necesarios para su creación, transmisión y presentación:

1) URL o localizador uniforme de recursos,
2) Hipertexto e hiperenlaces,
3) Protocolo de transferencia de hipertexto, y
4) Lenguaje de hipertexto.

Cada página Web que existe en Internet se designa mediante su dirección **URL** (Universal Resource Locator: Localizador Universal de Recursos). La URL contiene la información exacta sobre dónde se encuentra un documento. Cada documento que existe en la red se identifica por su dirección URL. Cuando queremos cargar de la red una página, escribimos su dirección URL en la celda dispuesta para este propósito en el navegador Así, por ejemplo, cuando queremos ver la página de la SEGO, escribiremos la dirección: <http://www.sego.es>. Cuando escribimos una dirección URL, el navegador la descompone en sus partes e inicia la búsqueda de la página solicitada de la forma siguiente:

Las siglas del protocolo. La abreviatura *http://* indica que la información se transfiere mediante Hypertext Transfer Protocol. Es el procedimiento estándar por el que se presentan en pantalla las páginas Web y se transfieren los documentos. No es el único protocolo existente, pero si el más utilizado.

Nombre de Dominio del ordenador servidor. Después viene el nombre del ordenador servidor de Internet al que vamos a conectar y que nos va a dar la información solicitada. Normalmente, los ordenadores servidores de páginas Web tienen por nombre de dominio algo parecido a: <www.agoramedica.com>. Las tres letras *www* del principio indican que el ordenador está destinado a servir páginas Web. Después viene el nombre del ordenador, que en este caso es *agoramedica.com* (Fig. 12-6).

En la web de Agora Médica hay muchas posibilidades de navegación, desplegado las «persianas» de las ventanas principales: Inicio, Quienes somos, Campus Online, Cursos y Utilidades (Fig. 12-7).

Buscadores

Un Buscador de Internet es una dirección más de la Web que ofrece al usuario las direcciones URL de otras páginas o servicios, u otro tipo de información en el caso de buscadores especializados, atendiendo al criterio de búsqueda que se haya seleccionado. Además permite, en la mayoría de los casos, acceder a los recursos localizados mediante enlaces, facilitando así nuestra navegación, ya que sólo es necesario conocer la dirección del buscador para moverse dentro de la Red.

Los Buscadores facilitan la tarea de localizar la información que está dispersa por la Red. Razón por la que son las páginas más visitadas, como punto de partida para obtener cualquier información que se encuentre en Internet sobre un tema concreto. Encontrar la información deseada en la Red no es fácil. Localizar un tema concreto puede ser muy difícil ya que existen millones de páginas Web y cualquier búsqueda que se realice sin criterio será una pérdida de tiempo sin que encontremos lo que buscamos.

Existen dos métodos de búsqueda por la Web: a) búsqueda por Temas, b) búsqueda por Palabras Clave. Aunque inicialmente existía una clara diferencia entre los buscadores según el método de búsqueda que utilizaban, en la actualidad esta distinción es algo artificial, ya que la mayoría de los buscadores incorporan ambas opciones.

Los *Buscadores Temáticos* o Índices disponen de una base de datos que almacena las direcciones URL de las páginas Web agrupadas por temas o categorías, según un orden jerárquico, desde el más general hasta el más concreto. Son como un árbol cuyas ramas principales son los temas más generales, que se van ramificando progresivamente en subtemas cada vez más específicos, hasta llegar a las páginas que contienen las direcciones. La base de datos la crea el equipo humano que administra el buscador, explorando la Red en busca de direcciones que incorporan a la base de datos según los temas y subtemas existentes. Los buscadores Temáticos son muy adecuados cuando buscamos información sobre un tema muy general, como puede ser, «Revistas Online», «Cine», o «Salud de la Mujer». Para cada tema, el buscador presentará la dirección de muchas páginas relacionadas. La principal ventaja de los Buscadores Temáticos es que la información que contiene su base de datos ha sido previamente supervisada y clasificada adecuadamente por parte del administrador. Esto hace que la búsqueda sea menos ruidosa y más sencilla, ya que las páginas están indexadas y seleccionadas.

Los *Buscadores por Palabras Clave* o de tipo Motor (de Búsqueda) exploran la Red automáticamente utilizando programas específicos, conocidos como arañas, cuya misión es localizar e incorporar las direcciones URL a las que accede. A diferencia de los índices, los motores de búsqueda no presentan la información jerarquizada en categorías y subcategorías. Para realizar la búsqueda debemos escribir, en el cuadro de diálogo, las palabras clave que mejor definan nuestro criterio de búsqueda. Son útiles cuando buscamos información sobre un tema muy concreto.

Por ejemplo, si queremos obtener información sobre Neural Tube Defects, lo mejor es buscarlo con este tipo de buscador. Los Buscadores por Palabras Clave suelen tener una base de datos más amplia, lo que les hace más potentes pero menos selectivos. Es necesario definir con precisión los parámetros de la búsqueda, ya que en otro caso recibiremos una información caótica, obteniendo miles de páginas Web que contienen la palabra seleccionada.

Cuando no sabemos como empezar para localizar cierta información, lo mejor es utilizar un buscador temático, pues el directorio de temas nos permite acotar la consulta.

Tal vez el buscador más utilizado hoy día, con unas 100 millones de visitas al día es Google (<www.google.com>). Explicar todas las funcionalidades de este mega portal, ocuparía más que un capítulo de este libro. Básicamente hay que saber que los robots de Google recorren permanentemente la Web, indexando los sitios por relevancia y jerarquía. Para posicionarse en los primeros lugares, los sitios deben cumplir con una serie de exigencias: Por ejemplo, no deben tener vínculos inexistentes, el texto debe ser claro y consistente, entre otras tantas (que son más técnicas).

De esta forma, cuando realizamos una búsqueda, Google «nos protege» mostrándonos en sus primeras páginas los sitios de mayor calidad y relevancia.

La gran mayoría de los Internautas tenemos conocimientos rudimentarios a básicos a la hora de hacer una búsqueda. Por ejemplo, si queremos buscar información sobre los perros de raza Beagle y ponemos «perros Beagle», primero aparecerán los sitios que contengan ambas palabras, y por último aquellos que contengan cualquiera de las dos. Así aparecerá información sobre perros que no son Beagle, y sobre el canal de Beagle que no nos interesa de momento. El resultado son 491 mil páginas.

La forma correcta de hacer la búsqueda anterior, es colocar «+perros +beagle –canal». Así, anteponiendo el signo más fuerzo a que sea obligatorio que dicho término esté contenido en el sitio a listar por el buscador. Por el contrario, anteponiendo el signo menos, evito que se listen los sitios que contengan dicho término. El resultado son 286 mil páginas que se refieren solo a perros de raza Beagle.

Listas de Correo

Se trata de un grupo de personas con un interés común, y que intercambian información sobre un tema específico a través de correo electrónico.

Una vez aceptado el usuario como miembro de la lista, empieza a recibir todos los mensajes distribuidos a la misma. También está habilitado a enviar sus comentarios, directamente a la lista, sobre el tema que se esté discutiendo. Estos mensajes llegan a un servidor que genera automáticamente una copia para cada uno de los restantes suscriptores.

Cualquiera teniendo acceso a Internet y una cuenta de correo electrónico puede establecer una lista de correo.

Para que la lista pueda ser utilizada por los suscriptores, es necesario alojarla en un servidor habilitado para tal fin. En este sentido se dispone de varias opciones:

1. *En sus propios servidores o cuenta de correo*: Si se planea tener sólo un número reducido de suscriptores, posiblemente la mejor alternativa sea la de utilizar su propio programa de correo electrónico.
2. *Servidores gratuitos*: Están muy de moda últimamente, dado que sus servicios son cada día más y mejores, y por supuesto, porque no cuestan nada. Como contrapartida, suelen incluir publicidad por parte de la entidad gestora del servidor, y las direcciones de las listas muestran el nombre y dominio del proveedor (Algunos servidores que ofrecen hospedaje gratuito a listas de correo son <elistas.net>, <http://www.elistas.net/> y Domeus <http://www.domeus.es/> en castellano; Yahoo! Groups <http://groups.yahoo.com/> y Topica <http://topica.com/>, en ingles).
3. *Servidores de pago, o soluciones comerciales*: Se utilizan cuando las listas gratuitas no terminan de proporcionar una solución viable para muchos.

¿Qué clases de listas existen? Básicamente 2 tipos: ***abiertas*** y ***moderadas***. Las primeras, si bien son más democráticas (porque cualquier miembro puede escribir cualquier cosa a la lista, y se distribuye siempre), suelen ser caóticas, pues es muy común que los integrantes hagan comentarios que nada tienen que ver con el tópico de dicha lista. Las moderadas, requieren del trabajo de una o más personas que evalúan cada mensaje decidiendo luego si es pertinente que se distribuya al resto de los miembros. Es muy importante que los miembros conozcan las normativas de la lista, siendo por lo general, dictada por los administradores de la misma (aunque hay una normativa bastante universal que puede ser consultada en <http://www.rediris.es/list/list-moral.es.html>).

Foros de Discusión

Son grupos de personas que intercambian información sobre un tema específico, pero a diferencia de las listas de correo que lo hacen a través de correo electrónico, en los foros de discusión se utiliza una página web. Aunque ambas herramientas tienen el mismo objetivo, el mecanismo de recepción a los usuarios es diferente. Utilizando un ejemplo simple y práctico se puede decir que las listas de correo son como cuando en una empresa se distribuye un memorando a todos y cada uno de sus empleados y en los foros de discusión, este mismo memorando es colocado en una cartelera para que sea visto por todos ellos.

Los foros en Internet existen invitando a usuarios a discutir o compartir información relevante a la temática del sitio, en discusión libre e informal, con lo cual se llega a formar una comunidad en torno a un interés común. Las discusiones suelen ser moderadas por un coordinador o dinamizador quien generalmente introduce el tema.

Un foro en Internet, comúnmente, permite que el administrador del sitio defina varios foros sobre una sola plataforma. Éstos funcionarán como contenedores de las discusiones que empezarán los usuarios; otros usuarios pueden responder en las discusiones ya comenzadas o empezar unas nuevas según lo crean conveniente.

Para una mejor comprensión del funcionamiento de esta importante herramienta para nuestra actividad, con sus reglas, ventajas y desventajas ofrecemos como ejemplo el foro ***Fetalgroup,*** un foro de Medicina Fetal y Perinatal en lenguas latinas, principalmente en español, que si bien es un Foro de Discusión, posee herramientas de distribución al igual que las listas.

Grupos de Noticias (News)

Los Grupos de Noticias, tienen un tronco común con las listas de discusión o los foros. Cuando en 1979, 2 estudiantes estadounidenses (***Tom Truscott y James Ellis-***) encontraron que las listas de distribución no cubrían todas sus necesidades, idearon una serie de aplicaciones que denominaron ***Network News*** (noticias de la red). Con el tiempo pasó a llamarse USENET (acrónimo de «user's network» o «red de usuarios»). Está totalmente integrado a Internet, y algunos clientes de correo incluyen la opción de configurar su recepción (Fig. 12-8).

Como se aprecia en las Fig. 12-9 y Fig. 12-10, podemos configurar una nueva cuenta en nuestro cliente de correo, con los valores que nos ceda el Servidor de noticias (que visitamos previamente, encontrándolo a través de un buscador web). Comenzaremos a recibir las noticias, y rápidamente comprenderemos la tónica de dicho grupo, y nos animaremos a participar.

Pero a fuerza de comprender la realidad, difícilmente sintamos la necesidad de hacerlo, pues los foros de la actualidad (como por ejemplo el Fetalgroup) poseen herramientas mixtas, compartiendo las virtudes de las listas y los grupos de noticias.

Charlas (Chat)

El servicio IRC (Internet Relay Chat) nos permite entablar una conversación en tiempo real con

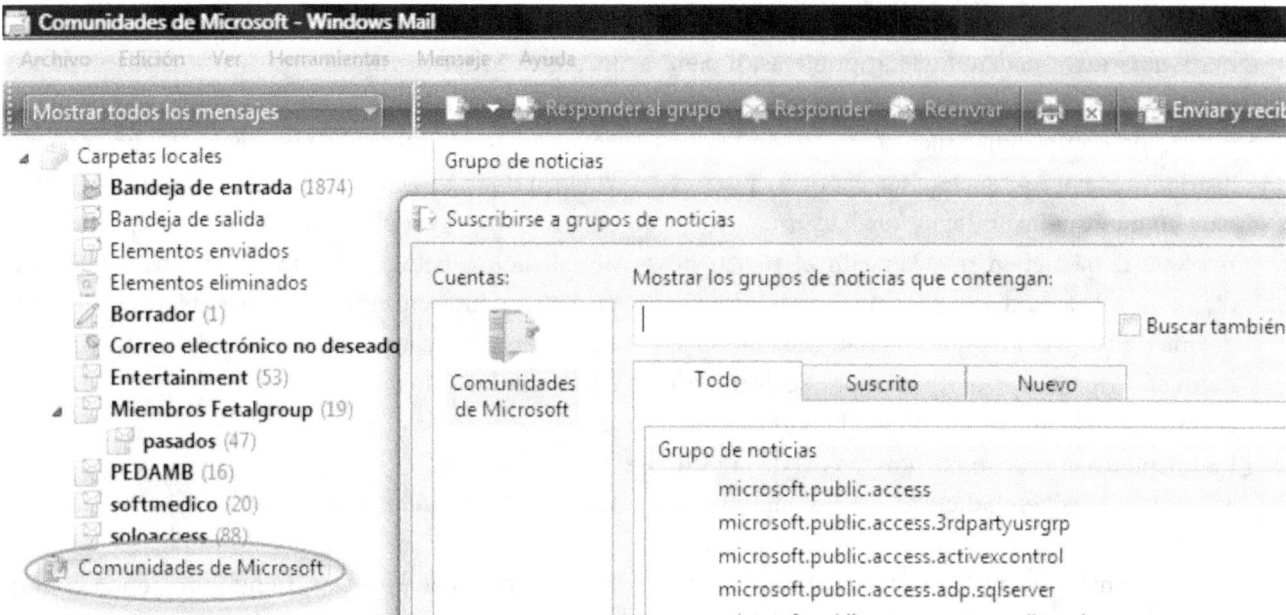

Fig. 12-8. Grupo de noticias. Configuración.

una o varias personas por medio de texto. Todo lo que escribimos en el teclado aparece en las pantallas de los que participan de la charla. También permite el envío de imágenes u otro tipo de ficheros mientras se dialoga. El ordenador se utiliza para mantener conversaciones con otros usuarios que estén conectados.

Hoy día es posible establecer un chat con voz real, a través de Internet. Los programas «Messenger» nos permiten hacerlo y lo único que hay que hacer es seguir las instrucciones para poder hablar con cualquier lugar del mundo y con cuantas personas queramos hacerlo de forma simultanea, a precio de Internet.

Hay varias ofertas de otros programas y con posibilidades mixtas, como por ejemplo, el Skype es un programa destinado para llamadas telefónicas entre usuarios y a números fijos que puede enviar mensajes instantáneos entre usuarios.

Intercambio de Archivos

El FTP (File Transfer Protocol) es un protocolo que tiene por objeto el intercambio de archivos. Nos permite enviar y recibir ficheros de datos por

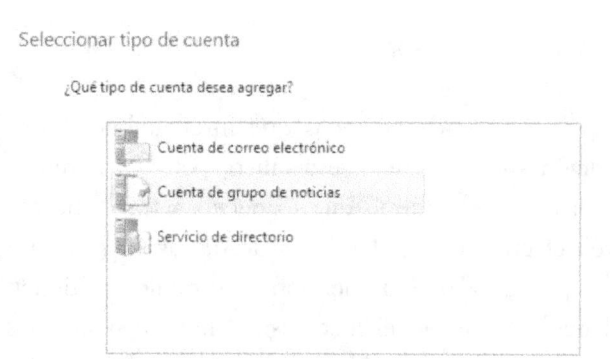

Fig. 12-9. Grupo de noticias. Nueva cuenta.

Fig. 12-10. Grupo de Noticias. Configuración.

Internet. Esta posibilidad permite obtener ficheros que, conteniendo información de todo tipo (artículos, libros, programas, imágenes, sonidos, etc.), están en otros ordenadores.

Servicios de Telefonía

Los Servicios de Telefonía son las últimas aplicaciones que han aparecido para Internet. Nos permiten establecer una conexión con voz entre dos personas conectadas a Internet desde cualquier parte del mundo sin tener que pagar el coste de una llamada internacional. Algunos de estos servicios incorporan no sólo voz, sino también imagen. A esto se le llama Videoconferencia. De esta forma una persona puede comunicarse con otra u otras, no sólo tecleando en el ordenador, sino también mediante sonido e imagen. La calidad del sonido es aceptable y depende del programa que utilicemos, del tráfico que haya en a red, del servidor que estemos utilizando. Es obvio que para conseguir estas prestaciones es necesario contar en nuestro equipo con una tarjeta de sonido, micrófono, altavoces y una cámara web conectada al ordenador.

En fin, Internet le permite al usuario **buscar información** que necesite en Google, **comprar** objetos en sitios como Amazon o Mercado Libre, **comunicarse** con familiares o amigos que estén en otros países o ciudades mediante **video llamada** de Skype o a su vez **jugar juegos online** como el League of Legends con personas de distintas nacionalidades. Claro está, que una palabra que resuma todas estas cualidades que Internet posee puede ser **conectar** o bien **relacionar**. Internet tiene la capacidad de conectar personas en distintas partes del mundo y con distintos intereses entre sí.

DICCIONARIO DE TERMINOS DE INTERNET

Signos y números

. (punto). Identificación de todo tipo de direcciones.

@ (arroba). Signo componente de las direcciones de correo electrónico y separa el nombre del usuario de los nombres de dominio del servidor de correo.

©. Ver «copyright».

:-). Diversas formas en que una persona puede mostrar su estado de ánimo en un medio 'frío' como es el ordenador. Representa un rostro sonriente (smiley) y es una forma de «metacomunicación» de las centenares que existen y que van de lo obvio a lo críptico. Este símbolo expresa en concreto felicidad, pero también broma o sarcasmo. Si no lo ve, gire su cabeza noventa grados a la izquierda.

401 Unauthorized (401 No autorizado). Código de estado frecuente que indica a un usuario del Web que no está autorizado a acceder a una determinada página. Forma parte del protocolo HTTP de WWW, escrito en 1992 por el inventor del Web, Tim Berners-Lee, que tomó muchos de dichos códigos de los correspondientes al FTP (File Transfer Protocol).

404 Not found (404 No encontrado). Código de estado frecuente que indica a un usuario de la Web que no se ha encontrado (Not found) una determinada página. Forma parte del protocolo HTTP de WWW, escrito en 1992 por el inventor del Web, Tim Berners-Lee, que tomó muchos de dichos códigos de los correspondientes al FTP (File Transfer Protocol).

A

Acknowledgement (Acuse de recibo). Tipo de mensaje que se envía para indicar que un bloque de datos ha llegado a su destino sin errores. Un acuse de recibo puede también ser negativo (no acknowledgement -- NOACK), es decir, indicar que un bloque de datos no ha llegado a su destino.

ActiveX. Tecnología desarrollada para los navegadores de Microsoft que permite incluir elementos interactivos en las páginas Web.

ADSL (Asymmetrical Digital Subscriber Line). Línea de Subscripción Asimétrica Digital. Bucle de abonado digital asimétrico. Cable de conexión telefónica ultra-rápida.

Agente. Programa que recoge información o realiza algún otro servicio de forma planificada y sin la presencia del usuario. Habitualmente, utilizando parámetros suministrados por el usuario, busca en toda Internet, o en parte de ella, información de interés para el mismo y se la facilita de forma periódica, diaria o no.

Ancho de banda. Volumen de información que puede circular por un medio físico de comunicación de datos, es decir, la capacidad de una conexión. A mayor ancho de banda, mejor velocidad de acceso; más personas pueden utilizar el mismo medio simultáneamente. Se mide en hertz o bps (bits por segundo).

Adjunto. Archivo de datos (por ejemplo una planilla de cálculo o una carta de procesador de textos) que se envía junto con un mensaje de correo electrónico.

Alias. Apodo o nombre corto fácil de recordar que se utiliza en lugar de otro nombre más largo y difícil de recordar, indica un elemento de Internet. Puede ser un ordenador, un disco duro, o un usuario.

Apache. Servidor HTTP de dominio público basado en el sistema operativo Linux. Desarrollado en 1995, es actualmente uno de los servidores HTTP más utilizados en la red.

ASP (Advanced Server Page). Proveedor de Servicio de Aplicaciones. Tecnología avanzada soportada por algunos navegadores que permite realizar páginas Web de alta calidad.

ATM (Asynchronous Transfer Mode). Modo de Transferencia Asíncrono. Permite un mayor ancho de banda en el cable, lo cual es idóneo para la transmisión de datos multimedia. Alcanza los 560 Mbps.

ASCII (American Standard Code for Information Interchange). Estándar Americano de Codificación para el Intercambio de Información. Conjunto de normas de codificación de caracteres mediante caracteres numéricos, de amplia utilización en informática y telecomunicaciones.

B

Backbone (eje central, eje troncal, línea principal). Línea de gran capacidad a la que se conectan otras líneas de menor capacidad a través de puntos de conexión llamados nodos.

Bajar. Descargar algo de Internet hacia nuestro ordenador. Sinónimo de download.

Barra de herramientas. Lista de botones asociados a tareas concretas a elegir durante la ejecución de un programa. Estas opciones suelen aparecer en una barra horizontal en la parte superior de la ventana del programa, debajo de la Barra de Menú. Cada botón suele tener dibujado un icono indicativo de su funcionalidad.

Bcc. Una de las líneas que componen la cabecera de un mensaje de correo electrónico y su finalidad es incluir uno o más destinatarios de dicho mensaje cuya identidad no aparecerá en el mensaje recibido por el destinatario o destinatarios principales. Acrónimo de la frase inglesa *Blind carbon copy* (copia ciega, copia oculta).

Binhex. Estándar para la codificación de datos bajo plataforma Macintosh, utilizada para enviar archivos adjuntos. Similar en concepto al MIME y al Uuencode.

Bit. Unidad mínima de información digital que puede ser tratada por un ordenador. Proviene de la contracción de la expresión binary digit (dígito binario).

Bps (bits per second). Bits por segundo. Unidad de medida de la capacidad de transmisión de una línea de telecomunicación.

Bombing. Mensaje o conjunto de mensajes utilizados para «bombardear» (llenar) una cuenta de correo. Esta práctica es muy agresiva y puede hacer perder el buzón de correo del que la realiza. El usuario bombardeado ve como se ralentiza la descarga de sus correos.

Bookmark (marca de página, favoritos). Señal o recordatorio que los internautas dejan en su aplicación de navegación para marcar un sitio interesante encontrado en la red Internet a fin de poder volver él posteriormente.

Browser (navegador, visualizador). Aplicación para visualizar todo tipo de información y navegar por el espacio Internet.

Buscador. Herramienta que permite localizar páginas relacionadas con la palabra clave que indiquemos.

Bug. Fallo que posee un determinado programa, que no fue detectado por sus creadores. Los piratas informáticos intentan aprovechar estos fallos para romper la protección de esos programas. Para arreglar estos fallos, cuando son detectados la compañía que creó el programa distribuyen un «parche» que es un programa que corrige el error. Fue usado por primera vez en el año 1945 por Grace Murray Hooper, una de las pioneras de la programación moderna, al descubrir cómo un insecto (bug) había dañado un circuito del ordenador Mark.

Byte. Conjunto significativo de ocho bits que representan un carácter, por ejemplo la letra «a» en un sistema informático.

C

Cache. Copia mantenida por un navegador de las páginas web visitadas últimamente, de manera que, si el usuario vuelve a solicitarlas, el navegador mostrará la que tiene acumulada en lugar de volver a buscarla en Internet, consiguiéndose así una mejora muy apreciable del tiempo de respuesta. Almacenamiento intermedio o temporario de información.

Cc. Una de las líneas que componen la cabecera de un mensaje de correo electrónico y su finalidad es copiar ese mensaje a uno o más destinatarios de dicho mensaje, cuyas identidades, a diferencia de lo que sucede con los incluidos en la línea *Bcc*, aparecerán en el mensaje recibido por el destinatario o destinatarios principales. Acrónimo de la frase inglesa *Carbon copy* (copia de papel carbón).

Certificado. Acreditación emitida por una entidad o un particular debidamente autorizados garantizando que determinado dato como una firma electrónica o una clave pública, pertenece realmente a quien se supone.

Chat. Sistema de conversación en línea que permite que varias personas de todo el mundo conversen en tiempo real a través de sus teclados. Hasta hace pocos años sólo era posible solo la «conversación» escrita pero los avances tecnológicos permiten ya la conversación en audio y vídeo.

Ciber. Prefijo utilizado ampliamente en la comunidad Internet para denominar conceptos relacionados con las redes (cibercultura, ciberespacio, cibernauta, etc.). Su origen es la palabra griega *kibernao*, que significa pilotar una nave.

Cibercafé. Cafetería o bar que proporciona a sus clientes la posibilidad de acceder a Internet desde el propio local.

Ciberespacio. Mundo de los ordenadores y la sociedad en torno a éste. Normalmente se refiere a todo lo relacionado con Internet.

Cibernauta. Individuo que navega por Internet.

Click-throughs. Sistema de medición que almacena la cantidad de veces que un cliente potencial hace click en un banner de publicidad y visita el sitio del anunciante. Utilizado como métrica para la venta de espacios de publicidad en los sitios Web.

Cliente. Ordenador que se conecta a Internet para recibir información de la Red. Sólo obtiene datos, no puede ofrecerlos a otros clientes sin depositarlos en un servidor.

Click. Acción de tocar un mando cualquiera de un ratón una vez colocado el puntero del mismo sobre una determinada área de la pantalla con el fin de dar una orden al ordenador.

Contraseña (password, clave). Clave secreta que sólo debe conocer el propietario de un acceso a un ordenador o de una cuenta de correo electrónico o de una cuenta de conexión a Internet. Norma de seguridad establecida para acceder a sistemas privados. Si se introduce una contraseña incorrecta, no se permitirá la entrada al sistema.

Cookies. Pequeños archivos con datos que algunos sitios Web depositan en forma automática en las computadoras de los visitantes, con el objetivo de almacenar allí información sobre las personas y sus preferencias.

Copyleft (izquierdo de copia). Fórmula de copyright nacida en el ámbito del software libre (free software) mediante la cual el autor de un programa lo declara como de dominio público, incluido el código fuente (source code) del mismo, de forma que quien quiera pueda usarlo y modificarlo. Quien modifica un programa puede ejercer sin restricción alguna su derecho de copia sobre el programa modificado.

Copyright (derecho de copia). Derecho que tiene un autor de un programa informático, sobre todas y cada una de sus obras y que le permite decidir en qué condiciones han ser éstas reproducidas y distribuidas. Aunque este derecho es legalmente irrenunciable puede ser ejercido de forma tan restrictiva o tan generosa como el autor decida. El símbolo de este derecho es ©.

Correo electrónico. Servicio de Internet que nos permite enviar y recibir cartas a otros usuarios de Internet por medio de la Red. La recepción es casi instantánea.

Cortafuegos (firewall). Dispositivo de seguridad que protege a las redes locales conectadas a Internet de posibles intrusos. Utilizado para proteger los recursos de una organización de consultas externas no autorizadas.

Counter (contador). Dispositivo que cuenta el número de visitas o de impactos que ha recibido un sitio web. Suele aparecer en la página inicial del sitio.

Cracker (pirata informático). Persona que se especializa en violar medidas de seguridad de una computadora o red de computadoras, venciendo claves de acceso y defensas para obtener información que cree valiosa. Es considerado un personaje ruin y sin honor.

D

DHTML (dynamic HTML). Lenguaje que permite la realización de páginas Web que contengan ciertos elementos interactivos (botones que cambian de color, texto que se mueve al apuntar con el ratón, etc.).

Dirección IP. Dirección numérica de 32 bits asignada a un dispositivo de hardware (computadora, router, etc.) conectado a Internet, bajo el protocolo IP. Se representa con cuatro números decimales del 0 al 255, separados por un punto (Ej. 200.78.67.192). Para convertir una dirección IP en una dirección electrónica humana (por ejemplo, <http://www.fetalgroup.com>) se utilizan los DNS.

Dirección electrónica (electronic address). Serie de caracteres que identifican unívocamente un servidor (por ejemplo, fetalgroup.com), una persona fetalgroup@googlegroups.com) o un recurso (un sitio Web como http://www.fetalgroup.com) en Internet. Se componen de varias partes de longitud variable. Las direcciones son convertidas por los DNS en los números IP correspondientes para que puedan viajar por la Red.

DNS (Domain Name System/Server, servidor de nombres de dominios). Domain Name System, sistema de nombres de dominio. Norma utilizada en Internet para traducir nombres de Internet a direcciones de Internet. Se llama Servidor DNS al ordenador encargado de este proceso.

Dominio (domain). Sistema de denominación de Hosts en Internet. Los dominios van separados por un punto y jerárquicamente están organizados de derecha a izquierda. Por ejemplo: <fetalgroup.com>.

Download. Descargar o traer un archivo fichero desde algún lugar en la Red de Internet a la computadora de un usuario.

E

E-mail (electronic mail o correo electrónico). Servicio de Internet que permite el envío de mensajes privados entre usuarios. La recepción es casi instantánea.

Enlaces (links). Conexiones que posee un documento de la Web (escrito en HTML). Un enlace puede apuntar a referencias en el mismo documento, en otro documento en el mismo site; también a otro site, a un gráfico, video o sonido. Ver Hipertexto.

Explorer. El programa navegador de páginas web, realizado por Microsoft que lo incorpora gratuitamente al sistema operativo Windows.

F

Fibra óptica. Material que permite producir líneas de cable a alta velocidad.

Finger. Comando que permite obtener información sobre una persona en la Red (por ejemplo, dirección de e-mail, dirección postal, hobbies), buscando ciertos datos que ésta pudo dejar en un formulario de consulta.

Foro. Zona virtual de Internet en el que los usuarios pueden intercambiar impresiones estableciendo un debate.

Freeware. Programas que se pueden obtener desde Internet y utilizar de forma gratuita. Su uso es ilimitado.

FTP (File Transfer Protocol, protocolo de transferencia de archivos). Servicio de Internet que permite transferir archivos (upload y download) entre computadoras conectadas a Internet. Método por el cual la mayoría del software de Internet son distribuidos.

FrontPage. Editor de páginas web desarrollado por Microsoft, muy parecido en manejo al programa Word.

G

Gateway. Dispositivo de comunicación entre dos o más redes locales (LANs) y remotas, usualmente capaz de convertir distintos protocolos, actuando de traductor para permitir la comunicación. Como término genérico, es utilizado para denominar a todo instrumento capaz de convertir o transformar datos que circulan entre dos medios o tecnologías.

Gusano. Variante de los virus que usan las redes para distribuirse rápidamente por los ordenadores de los usuarios.

H

Hacker. Navegante de Internet que intenta traspasar sistemas de seguridad. Es un experto en informática capaz de entrar en sistemas cuyo acceso es restringido. No necesariamente con malas intenciones. Son muy respetados por la comunidad técnica de Internet, a diferencia de los crackers.

Hipermedia. Posibilidad de utilizar gráficos, videos y sonidos en las páginas de Internet. Todos estos elementos pueden ser enlaces a otras páginas.

Hipertexto. Documento que contiene texto, imágenes y enlaces a otros hipertextos. También puede contener otros tipos de elemento multimedia, como vídeo, sonido, etc. Permite saltar de un punto a otro en un texto, y a través de los enlaces (con un simple click sobre las palabras subrayadas y en negrita), permite que los navegantes busquen información de su interés en la Red, guiándose por un camino distinto de razonamiento.

Hit (acceso o pedido). Unidad de medida que sirve para valorar el número de accesos en Internet a un determinado recurso. Un Hit sería un intento de acceso.

Hipervínculo. Cualquier elemento contenido en una página o documento que posibilite el acceso a un segundo elemento distante del primero.

Home page (página principal o de entrada). Página de información de la Web, escrita en HTML. En general, el término hace referencia a la página principal o de acceso inicial de un site.

Host. Sinónimo de servidor.

Hosting. Servicio que prestan empresas con servidores en Internet que permite el albergue de páginas web.

Hostname (nombre de un host). Denominación otorgada por el administrador a una computadora. El hostname es parte de la dirección electrónica de esa computadora, y debe ser único para cada máquina conectada a Internet.

HTML (HyperText Markup Language, Lenguaje de Marcado de Hipertextos). Lenguaje mediante el cual se crean y diseñan las páginas Web. Base estructural en la que están diseñadas las páginas de la World Wide Web.

HTTP (HyperText Transfer Protocol, Protocolo de Transferencia de Hipertexto). Mecanismo de intercambio de información que constituye la base funcional de la World Wide Web.

I

IMAP (Internet Message Access Protocol, Protocolo de Acceso a Mensajes de Internet). Protocolo alternativo a POP3, para la recepción de correo. Posee características avanzadas en la recepción de correo tales como el acceso a sólo una parte del correo.

Impressions (visualizaciones). Unidad de medida que verifica cuántas veces un navegante ve un determinado banner de publicidad.

Interfaz (Interface). Cara visible de los programas. Interactúa con los usuarios. Abarca las pantallas y su diseño, el lenguaje usado, los botones y los mensajes de error, entre otros aspectos de la comunicación computadora/persona.

Internet. Red de ordenadores de ámbito mundial.

Internet Mobile. Término que designa a todos los elementos que posibilitan la recepción de Internet a través de teléfonos móviles.

Internic (Internet Network Information Center). Organismo encargado de reservar nombres de dominio con terminación internacional (como com o net por ejemplo).

Intranet. Red local de una organización, diseñada y desarrollada utilizando los protocolos de Internet. Permite crear un sitio público donde se centraliza el acceso a la información de la compañía.

IP (Internet Protocol). Protocolo en el que se fundamenta Internet, confirma la base del estándar de comunicaciones de Internet, provee un método para fragmentar (deshacer en pequeños paquetes) y rutear (llevar desde el origen al destino) la información. Es inseguro, ya que no verifica que todos los fragmentos del mensaje lleguen a su destino sin perderse en el camino. Por eso, se complementa con el TCP.

IRC (Internet Relay Chat). Canal de Chat de Internet. Sistema para transmisión de texto multiusuario a través de un servidor IRC. Usado normalmente para conversar on-line también sirve para transmitir ficheros.

J

Java. Lenguaje de programación para realizar aplicaciones para Internet, puede correr en cualquier computadora.

JavaScript. Lenguaje similar a Java cuyo código se incluye en las páginas Web, permite aumentar la interactividad y la personalización de un sitio.

K

KBPS. Kilobits por segundo.

Keyword. Palabra clave en general empleada para hacer búsquedas.

L

LAN (Local Afea Network, Red de Área Local). Red de computadoras interconectadas, distribuida en la superficie de una sola oficina o edificio. Su tecnología permite una transmisión muy rápida de datos. También llamadas redes privadas de datos.

Linkear. Navegar por Internet (surfear).

Log. Archivo que registra movimientos y actividades de un determinado programa (log file), utilizado como mecanismo de control y estadística (ej. el log de un Web server permite conocer el perfil de los visitantes a un sitio Web.

Login. Proceso de seguridad que exige que un usuario se identifique con un nombre (user-ID) y una clave, para poder acceder a una computadora o a un recurso.

Linx. Navegador de páginas de Internet que trabaja en modo texto (no puede ver los gráficos). Muy utilizado en ordenadores UNIX.

M

Mail robot (autoresponder). Programa que responde e-mail en forma automática, enviando al instante información. Simplifica la tarea de administrar un correo. Los programas utilizados para administrar mailing lists son un tipo de mail robots.

Mailing list (listas de interés). Modo de distribución de e-mail grupal.

Majordomo. Software de tipo mail robot usado para la administración de una mailing list.

MAN (Metropolitan Area Network, Red de Area Metropolitana). Red que resulta de varias redes locales (LANs) interconectadas por un enlace de mayor velocidad o backbone (por ejemplo de fibra óptica) en varias zonas. Ocupa un área geográfica más extensa que una LAN, pero más limitada que una WAN.

Marco. Sección independiente de una página Web. Cada marco muestra una página completa.

MBPS. Megabits por segundo.

Menú. Lista de opciones a elegir durante la ejecución de un programa. Suelen aparecer en una barra horizontal en la parte superior de la ventana del programa, al seleccionar una de las opciones, pueden aparecer más sub-opciones.

Mirror. Sitio Web que es una copia idéntica de otro sitio Web generalmente más lejanos. En Internet se construyen mirrors para conseguir un acceso más rápido a ciertas páginas (por ejemplo la descarga de Linux por Internet se puede realizar en mirrors de España, Portugal, Italia, Irlanda, etc. de modo que cada persona elija el que más le convenga).

Módem (Modulador/Demodulador). Dispositivo que se utiliza para transferir datos entre computadoras a través de una línea telefónica. Unifica la información para que pueda ser transmitida entre dos medios distintos como un teléfono y una computadora. La velocidad del módem se mide en una unidad llamada baudios (bits por segundo). Cuanto más rápido es el módem, más datos pueden viajar por él en menos tiempo.

Mosaic. Nombre de uno de los primeros navegadores de Internet.

Mozilla. Navegador gratuito.

MP3. Formato de datos que permite comprimir el sonido para que ocupe menos espacio. Una canción comprimida en este formato ocupa 10 veces menos que la original, sin perder apenas calidad.

Multimedia. Combinación de varias tecnologías de presentación de información (imágenes, sonido, animación, video, texto) con la intención de captar tantos sentidos humanos como sea posible.

N

Navegador. Programa con el que se visualizan las páginas Web, que permite ver hipertexto y conectarse a los servidores Web para pedirles los documentos a los que apuntan los hiperenlaces.

Navegar. Recorrer la Web, sin destino fijo, siguiendo enlaces o direcciones.

Nickname (Nick, sobrenombre o alias). Nombre de fantasía que un usuario de Internet utiliza, por ejemplo, para participar de un Chat.

No Acknowledgement (no acuse de recibo). Tipo de mensaje que se envía para indicar que un bloque de datos no ha llegado a su destino.

Nodo. Ordenador conectado físicamente a Internet.

Nombre de usuario. Palabra que identifica a un usuario de un ordenador o de un servicio de Internet.

O

Off-line (fuera de línea). Estado de comunicación diferida, no en tiempo real. Desconectado de Internet.

On-line (en línea). Estado de comunicación activa, también llamado «en tiempo real». Conectado de Internet.

Overhead. Desperdicio de ancho de banda, causado por la información adicional (de control, secuencia, etc.) que debe viajar además de los datos en los paquetes de un medio de comunicación.

P

Página (page o Webpage). Unidad que muestra información en la Web. Una página puede tener cualquier longitud, si bien equivale por lo general a la cantidad de texto que ocupan dos pantallas y media. Las páginas se diseñan en un lenguaje llamado HTML, y contienen enlaces a otros documentos. Un conjunto de páginas relacionadas componen un Site.

PARCHE (patch). Software desarrollado para solucionar problemas (véase Bugs) que posee un determinado software y que se detectó tras su fabricación y venta.

Página de inicio. La página de entrada a un sitio Web de Internet.

PDF. Formato de documentos que combinan texto e imágenes, muy popular en Internet. Se necesita el programa Acrobat Reader para poder visualizar estos archivos. Se puede descargar Acrobat Reader de la dirección de Internet <http://www.adobe.es>.

POP (Post Office Protocol, Protocolo de Oficina de Correos). Protocolo usado por ordenadores personales para manejar el correo sobre todo en recepción.

Portal. Sitio Web que permite el acceso de una forma organizada a las páginas de Internet.

Port (puerta, puerto). En los protocolos TCP/IP es un punto de conexión lógica. También es un punto de conexión física de un ordenador para enlazar con otros dispositivos como, por ejemplo, módems o impresoras.

Postmaster. Administrador humano de un servidor Internet. Cuando se desea efectuar una consulta sobre algún usuario de ese server, se envía un e-mail al postmaster, quien responderá la consulta.

Protocolo. Conjunto de normas que permiten comunicar dos elementos informáticos distintos (dos máquinas, dos programas, etc.). Lenguaje que usan los ordenadores para intercambiar información.

Proveedor. Empresa que da conexión a Internet a particulares y otras empresas.

Proxy. Programa que permite que todos los ordenadores de una red local compartan la misma dirección en Internet. Hay un ordenador principal que hace las funciones de servidor y que es el que se comunica realmente con los ordenadores de Internet. El resto de los ordenadores de la red local se deben comunicar con el proxy.

R

Real audio. Formato de datos que permite escuchar música en tiempo real a través de Internet.

Real video. Formato de datos que permite ver y escuchar vídeos en tiempo real a través de Internet.

Red. Conjunto de ordenadores conectados entre sí que pueden compartir información.

Request (pedido). Solicitud de información o datos que una computadora cliente efectúa a un servidor.

RFC (Request For Comment, pedido de comentario). Documentos a través de los cuáles se proponen y efectúan cambios técnicos en Internet, en general con orientación técnica. Tienen una estructura determinada y normalizada y pueden ser utilizados por cualquier organismo (o incluso particular) que desee proponer cambios en el funcionamiento interno de Internet.

R-login (Remote Login). Acceso a un server desde un sistema remoto.

Router (ruteador). Dispositivo de conexión y distribución de datos en una red. Es el encargado de guiar los paquetes de información que viajan por Internet hacia su destino.

S

Script. Pequeños programas de comandos que realizan procesos en IRC más o menos complicados.

Search engine (buscador, indexador de información, motor de búsqueda, sistema de búsqueda). Servicio que permite al usuario acceder a información sobre un tema determinado contenida en un servidor de información Internet a través de palabras de búsqueda introducidas por él. Entre los más conocidos se hallan Google, Yahoo, WebCrawler, Lycos, Altavista, Infoseek y DejaNews.

Servidor. Cualquier elemento informático que es capaz de prestar un determinado servicio que otro elemento (el cliente) le pide.

SET (Secure Electronic Transactions, Transacciones Electrónicas Seguras). Un estándar para pagos electrónicos encriptados que está siendo desarrollado por Mastercard, Visa y otras empresas. Similar al SSL.

Shareware. Software de libre distribución pero por el se espera un pago si el usuario decide tras un período de prueba que desea continuar utilizándolo.

Sistemas Abiertos. Conjunto de computadoras de distintas marcas interconectadas, que utilizan el mismo protocolo normado de comunicación. El protocolo estándar más difundido es el TCP/IP.

Site (sitio). Conjunto coherente y unificado de páginas y objetos intercomunicados, almacenados en un servidor. Formalmente es un servicio ofrecido por un server en un determinado port.

Sitio Web. Dirección de Internet que da la posibilidad de ver las páginas Web de una determinada persona o entidad.

Smiley (signo de sonrisa). Pequeños dibujos que se usan en el correo electrónico para representar el estado de ánimo del autor. Se hacen a base de signos de puntuación. Se ven girados 90 grados. (Ej. :-) Cara sonriente).

Spam (bombardeo publicitario). Mensaje electrónico no solicitado enviado a muchas personas. Considerado una mala práctica de márketing directo por quienes desconocen las reglas de Netiquette.

Spiders (arañas). Complejos programas autónomos que recorren la Web siguiendo enlace tras enlace en cada página; almacena estas últimas para que más tarde sean catalogadas en las enormes bases de datos de los índices de búsqueda.

SSL (Secure Socket Layer, capa de seguridad). Estándar para transacciones electrónicas encriptadas que está siendo ampliamente utilizado para hacer negocios vía la Red.

SMTP (Simple Mail Protocol). Protocolo sencillo de transferencia de correo. Protocolo utilizado para el intercambio de mensajes de correo entre ordenadores servidores. Para recoger los mensajes se utiliza el protocolo POP3.

Subir. Publicar información en Internet.

Surfear (Surfing). Navegar por Internet.

T

TCP (Transmission Control Protocol, Protocolo de Control de Transmisión). Conjunto de protocolos de comunicación que se encargan de la seguridad y la integridad de los paquetes de datos que viajan por Internet. Complemento del IP en el TCP/IP.

TCP/IP (Transmission Control Protocol/Internet Protocol, Protocolo de Control de Transmisión/Protocolo Internet). Nombre que recibe el conjunto de protocolos de Internet. Estos protocolos (que normalmente se tratan como si fuera un solo protocolo) es necesario para poder utilizar Internet, ya que esta red utiliza el lenguaje definido por este conjunto de protocolos.

Teleconferencia. Sistema que permite conversar con una o varias personas simultáneamente, viendo su imagen en movimiento (video) además de la voz.

Telnet (Unix). Programa que permite el acceso remoto a un host. Utilizado para conectarse y controlar computadoras ubicadas en cualquier parte del planeta.

Time-out (desconexión por tiempo). Parámetro que indica a un programa el tiempo máximo de espera antes de abortar una tarea o función. También mensaje de error.

Tiempo Real. Hace referencia a servicios o aplicaciones que trabajan inmediatamente, sin espera.

To (a). Es una de las líneas que componen la cabecera de un mensaje de correo electrónico y su finalidad es designar al destinatario o destinatarios principales de dicho mensaje.

Troyano. Tipo de virus que se transmite a través de un elemento informático que en apariencia es inofensivo.

U

Upgrade. Actualización de un programa.

Upload (subir). Proceso de enviar un archivo desde su computadora a otro sistema dentro de la red (inverso a descarga).

URL (Uniform Resource Locator, Localizador Uniforme de Recursos). Formato de direcciones de Internet en un formato especial que indica el protocolo a utilizar para poder ver el recurso, junto con la dirección completa al recurso.

User Account. Cuenta de usuario. Similar a user ID.

User ID. Identificación de usuario en una computadora. Relacionado con una clave de acceso o password.

V

Videoconferencia. Sistema de comunicación que permite conversar y ver en vídeo al interlocutor.

Visita (visit). Recorrido que un usuario hace por un sitio web dado. El recorrido puede ser corto o largo en el tiempo.

Virtual. En informática se utiliza para definir lo que la propia informática crea; en contraposición de lo real, lo que existe en la vida real. Lo virtual existe sólo a través de los programas y sistemas informáticos.

Virus. Pequeños programas de computadora que tienen la capacidad de autoduplicarse y parasitar en otros programas. Una vez que se difunden, los virus se activan bajo determinadas circunstancias y, en general, provocan algún daño o molestia.

W

Webcam. Cámara de video cuyas imágenes, bien en directo bien en diferido, son difundidas por Internet desde un sitio web.

Webmail. El correo electrónico de Internet utilizado a través de una página Web.

Webmaster. Persona encargada de la administración de un determinado sitio Web.

Website. Véase Sitio Web.

Web. Ver World Wide Web.

Webmaster. Administrador y/o autor de un sitio Web.

White Pages (páginas blancas). Listado de direcciones electrónicas de usuarios de Internet.

World Wide Web o W3 o WWW. Conjunto de servidores que proveen información organizada en sites, cada uno con cierta cantidad de páginas relacionadas. La Web es una forma novedosa de organizar toda la información existente en Internet a través de un mecanismo de acceso común de fácil uso, con la ayuda del hipertexto y la multimedia. El hipertexto permite una gran flexibilidad en la organización de la información, al vincular textos disponibles en todo el mundo. La multimedia aporta color, sonido y movimiento a esta experiencia. El contenido de la Web se escribe en lenguaje HTML y puede utilizarse con intuitiva facilidad mediante un programa llamado navegador. Se convirtió en el servicio más popular de la Red y se emplea cotidianamente para los usos más diversos: desde leer un diario de otro continente hasta participar de un juego grupal.

Worm (gusano). Tipo de programa similar al virus que se distribuye en una red. Su objetivo es generalmente afectar o dañar el funcionamiento de las computadoras.

Y

Yellow Pages (páginas amarillas). Listado de direcciones electrónicas de comercios en Internet.

BIBLIOGRAFÍA RECOMENDADA

1. Gallo PT, Manuel y cols. Conceptos Basicos de Internet. Ed. Amolca, 2013.
2. Gallo PT, Manuel y cols. Redes Sociales y Comunicaciones. Ed. Amolca, 2014.
3. <http://es.wikipedia.org/wiki/Direcci%C3%B3n_IP> accedido enero 2009.
4. <http://www.iata.csic.es/~fernando/doc/clientecorreo.shtml> accedido enero 2009.
5. <http://www.yoteca.com/pg/glosario-de-internet.asp> accedido enero de 2009.
6. <http://www.pcdigital.org/como-saber-cuantas-visitas-tiene-un-sitio-web/> accedido enero de 2009.
7. <http://www.redepapa.org/elistas.pdf> accedido enero 2009.
8. <http://www.rediris.es/rediris/> accedido enero 2009.
9. <http://www.educoas.org/portal/bdigital/contenido/valzacchi/ValzacchiCapitulo-6New.pdf> accedido febrero de 2009.

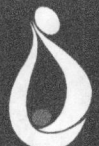

Proyecto Docente "Ágora Médica" (www.agoramedica.com)
Campus online de Medicina Materno-Fetal «Caldeyro Barcia»
Diplomado en "Conceptos Fundamentales en Medicina Materno-Fetal"
Unidad 13. Almacenamiento de datos médicos en la Nube de Internet

13

Almacenamiento de datos médicos en la Nube de Internet

Manuel Gallo Pérez de Tudela
Andreina Hernández
Manuel Gallo

ÍNDICE

* Introducción
* Tipos de nube en función de su privacidad
* Almacenamiento de datos médicos en la nube
* Ventajas del almacenamiento en la nube
* Tipos de servicios
* Referencias bibliográficas

INTRODUCCIÓN

Durante los últimos años estamos asistiendo a una gran cantidad de cambios increíble. Si los smartphones y las tablet cambiaron nuestra forma de comunicarnos y de utilizar internet, que ahora está sin duda mucho más presente en nuestro día a día, también han afectado a los servicios de almacenamiento.

El Almacenamiento en nube o «cloud storage», es un modelo de almacenamiento basado en redes, ideado en los 1960s, donde los datos están alojados en espacios de almacenamiento virtualizados y por lo general están alojados por terceros. Las compañías de alojamiento operan enormes centros de procesamiento de datos; y los usuarios que requieren que sus datos sean alojados compran o alquilan la capacidad de almacenamiento que requieren. Los operadores de los centros de datos, sea nivel servicio, virtualizan los recursos de acuerdo a los requerimientos del cliente y solo exhiben los entornos con los recursos requeridos, mientras que los clientes por ellos mismos administran el almacenamiento y funcionamiento de archivos, datos o aplicaciones. Físicamente los recursos pueden estar repartidos en múltiples servidores físicos.

Los servicios de Almacenamiento en nube pueden ser accedidos por diferentes medios, como una web service API, interface web de usuario o alguna otra seleccionada por el cliente.

La palabra virtual nos sugiere algo opuesto a lo real, es decir, que tiene una virtud para producir un efecto aparente, no real o simulado. Ahora bien, si decimos que un almacenamiento virtual es capaz de resguardar nuestra información de manera segura y disponer de ella en cualquier momento, entonces nos preguntamos ¿Cómo funciona todo esto?

La proliferación y desarrollo del acceso a Internet móvil y de la disponibilidad del acceso fijo, con anchos de banda muy superiores a los existentes en el pasado (gracias al 3G y a la nueva generación 4G en el ámbito móvil y el crecimiento de la fibra óptica en el ámbito fijo), favorecen la implementación y el uso de servicios con elevados requerimientos de ancho de banda. Esta capacidad para acceder a la red, sin restricciones de velocidad, facilitan en gran medida la posible adopción de servicios en la nube por parte de las empresas, limitando el riesgo a no poder acceder a los servicios ofrecidos desde la nube.

Mucho se habla de la reducción de costos, de hacer más con menos, de ahorrar energía, de ser cuidadosos con el medio ambiente y, en resumen, darnos cuenta de la importancia de la ecología de nuestro planeta. Todo esto ha llevado a diversas empresas e instituciones a utilizar en forma más eficiente sus recursos, principalmente los destinados para el almacenamiento de la información, asegurando la total disponibilidad y óptima recuperación.

No muy recientemente, ha tomado fuerza el concepto de almacenamiento virtual que promete el uso más adecuado de los recursos de almacenamiento físico y la disponibilidad total sin interrupciones. También, se habla del respaldo en línea o en la nube donde nuestra información se resguarda en «algún lugar» fuera de nuestra computadora personal.

Las necesidades de las personas y de las organizaciones están cambiando. Cada vez necesitamos más estar conectados a Internet en todo momento. Queremos estar más informados de todo lo que pasa en el mundo, haciendo uso de múltiples aplicaciones (p. ej. correo electrónico, periódicos digitales, redes sociales, etc.). Además, la productividad en cualquier ámbito de la vida es un concepto cuya demanda e importancia han ido en aumento en los últimos años y es algo que los servicios en la nube ofrecen al cliente.

VENTAJAS DEL ALMACENAMIENTO EN LA NUBE

- Orden económico.
- Una vía rápida y sencilla de ganar agilidad en el negocio y de dotarse de una forma rentable y flexible de las últimas tecnologías, no siempre al alcance de todas las organizaciones.
- Elasticidad en el espacio que puedes usar.
- Servicio por demanda, que en este caso se maneja por bloques de información, por ejemplo puedes contratar 5gb, 10gb, 30gb o 100gb, pero no intermedios.

TIPOS DE NUBE EN FUNCIÓN DE SU PRIVACIDAD

Conviene tener presente que en función de las necesidades de cada organización, los servicios ofrecidos a través de la nube pueden ser de diversa naturaleza y, por lo tanto, la sensibilidad de los datos a procesar así como el acceso a los mismos también difiere. En consecuencia no debería extrañar el hecho de que las personas u organizaciones que hacen su uso requieran tipologías con distintas políticas de acceso:

Nubes privadas

- Accesibles únicamente desde una determinada organización.
- Gestionadas por la propia organización o por un tercero.
- Localización física de la infraestructura de la nube: puede estar en las instalaciones de la organización, a pesar de que dificultaría su mantenimiento por parte del proveedor.
- Proporcionan mayor seguridad y privacidad de los datos.
- Actualmente, en España el 77% de las organizaciones con servicios tecnológicos en la nube tiene una red privada facilitada por empresas como Google, IBM, Microsoft o T-Systems.

Nubes públicas

- Abiertas al público y son propiedad de un proveedor de
- *Cloud Computing* que, adicionalmente, se encarga de gestionarlas.
- Todas las garantías de privacidad, seguridad y disponibilidad, así como las penalizaciones por incumplimiento, deben estar expresadas en el contrato de servicio.
- Proporciona ahorros en costes y gran flexibilidad para hacer frente a los picos de demanda por Internet a cambio de menores niveles de seguridad de los datos de los que hace uso.

Nubes híbridas

- Mezcla de los dos anteriores tipos de nubes.
- Capacidad de portabilidad de aplicaciones y datos como característica principal.
- Modelo de explotación genérico en el que las organizaciones utilizan la parte pública de la nube híbrida para servicios genéricos (p. ej. correo, gestión de nóminas), reservando la parte privada para sus datos analíticos.

Nubes de comunidad

- Ofrecen una infraestructura compartida por varias organizaciones.
- Gestionadas por las propias organizaciones o un tercero.
- Alojadas en las instalaciones de los usuarios o no.

El éxito futuro del «Cloud Storage» pasa por una aceptación paulatina y periódica de los servicios que ofrece la nube. De modo que, antes de alcanzar un escenario 100% web, con certeza se atravesará una fase de transición en la que existirá un modelo de nube mixta donde convivirán al mismo tiempo servicios en la nube con servicios ubicados en el dispositivo del cliente.

A continuación se muestra un resumen comparado de las principales características de los distintos tipos de nube (Fig. 13-1).

TIPOS DE SERVICIOS

Hay una gran variedad de servicios y aplicaciones que ofrecen un almacenamiento fiable al consumidor, y siempre empezando desde un servicio

	Privada	Pública	Híbrida	Community
Visibilidad y acceso	Organización	Todo el mundo	Depende de la información a la que quiera acceder	Organizaciones que tengan el acuerdo
Gestión de la infraestructura	Organización/Proveedor	Proveedor	Organización/Proveedor	Comunidad/Proveedor
Localización	Organización/Proveedor	Proveedor	Organización/Proveedor	Comunidad/Proveedor
Aplicación típica	Nube que trabaja con datos especialmente sensibles: por ejemplo, bancos.	Servicio que se contrata para publicar información que se quiere transmitir al mayor número de personas; por ejemplo, *streaming*.	Si se quiere distinguir el tratamiento de la información dentro de una organización, según el tipo de servicio. Por ejemplo, parte pública para el correo electrónico y parte privada para datos analíticos.	Clásico tipo de nube para universidades o entidades públicas que están organizadas por diferentes departamentos.
Escalabilidad	Media - Baja. Necesidad de invertir en nuevos equipos a medida que se aumenta la capacidad.	Alta. Fácil escalado de aplicaciones sobre múltiples servidores.	Media - Alta. Posibilidad de derivar picos de procesos y sobrecargas de trabajo sobre la nube publica en caso de necesidad.	Media. Necesidad de invertir en nuevos equipos a medida que se aumenta la capacidad de manera coordinada entre las organizaciones usuarias implicadas.
Seguridad	Alta. Almacenamiento bajo permisos. Almacenamiento de todos los datos e información a nivel local. Control global sobre el *Data Center*.	Media. Dependiente de las medidas de seguridad ofrecidas por el proveedor. Multi-propiedad y comunicaciones a través de internet que pueden derivar en problemas de privacidad. Pérdida del control global sobre el *Data Center*.	Media - Alta. Capas opcionales de seguridad. Elementos críticos hospedados en el *Data Center* local. Elementos no críticos almacenados en el proveedor de servicios de *Cloud* pública.	Media - Alta. Almacenamiento bajo permisos. Almacenamiento de todos los datos e información a nivel local. Control global sobre el *Data Center*. Nube compartida con otras organizaciones.
Rendimiento	Alto. Gran capacidad de la red (local) al servicio *Cloud*.	Medio - Bajo. Recursos compartidos por gran número de usuarios. Dependencia de la capacidad de la red de acceso al servicio *Cloud*.	Medio - Alto. El contenido en la caché se almacena localmente.	Alto. Gran capacidad de la red (local) al servicio *Cloud*.
Fiabilidad	Alta. Todos los equipos pertenecen a la organización.	Media. Dependiente de la conectividad a internet y de la disponibilidad del servicio ofrecido por el proveedor.	Media - Alta. El contenido en la caché se almacena localmente. Dependiente de la conectividad a internet y de la disponibilidad del servicio ofrecido por el proveedor.	Alta. Todos los equipos se encuentran en el ámbito de la organización.
Coste	Alto. Requiere equipamiento a nivel local (*Data Center*, electricidad y refrigeración). Implementación y mantenimiento. Nuevos procesos operativos en la gestión de activos IT.	Bajo. Modelo de pago pay-as-you-go sin necesidad de almacenamiento local (infraestructura off-site).	Medio. Permite migrar a la nube gran parte de los equipos hacia un modelo pay-as-you-go.	Medio - Alto. Requiere equipamiento a nivel local (*Data Center*, electricidad y refrigeración). Implementación y mantenimiento. Nuevos procesos operativos en la gestión de activos IT. El coste de los equipos es compartido entre las diferentes organizaciones que hacen uso de la nube.
Características generales	El negocio gira en torno a los datos de la empresa y a las aplicaciones (la seguridad es crucial). Necesidad de respetar estructuras políticas de seguridad y confidencialidad de datos. Alto número de usuarios a nivel interno. Capacidad de gestionar de manera autónoma, eficiente y efectiva *Data Centers* de nueva generación.	La carga de trabajo estándar necesita de aplicaciones empleadas por muchos usuarios (p. ej. E-mail). Necesidad de testear y desarrollar aplicaciones. Se dispone de aplicaciones SaaS con un alto nivel de seguridad. Se necesita una capacidad incremental (añadir capacidad de computación en picos de carga). Se realizan proyectos de colaboración con otros usuarios/organizaciones.	Empleo de aplicaciones SaaS pero con necesidad de cumplir estrictas medidas de seguridad. Existencia de datos privados de crucial importancia así como información menos crítica.	El negocio gira en torno a los datos de la empresa y a las aplicaciones (la seguridad es crucial). Necesidad de respetar estrictas políticas de seguridad y confidencialidad de datos. Alto número de usuarios a nivel interno. Capacidad de gestionar de manera autónoma, eficiente y efectiva *Data Centers* de nueva generación. Organizaciones/empresas que comparten los servicios prestados en la nube tienen las mismas necesidades en términos de seguridad, privacidad y legislación.

Fig. 13-1. Cuadro comparativo de los tipos de nube.

	Google Drive	Dropbox	SkyDrive	iCloud	Box
Almacenamiento	5 GB	2 GB	7 GB	5 GB	5 GB
Cuenta Premium	25 GB por $30/año	50 GB por $100/año	27 GB por $10/año	20 GB por $40/año	25 GB por $10/mes
Máximo de Carga por archivo	10 GB	300 MB/ Sin límite desde escritorio	2 GB	25 MB/250 MB para clientes pagos	25 MB/1 GB para clientes pagos
Gestor de archivos en línea	Sí	Sí	Sí	Limitado (iWork y fotos)	Sí
Soporte nativo de archivos	Docs colaborativos	Fotos, videos	Fotos y docs colaborativos	Fotos	Docs colaborativos
Aplicación para escritorio	PC y Mac	PC, Mac, Linux	PC y Mac	PC y Mac	PC y Mac
Aplicaciones móviles	Android, iOS	Android, iOS, Blackberry	Windows Phone, iOS	iOS	Android, iOS, WebOS, Blackberry
API para desarrolladores	Sí	Sí	Sí	Sí	Sí
Funciones especiales	Integración con Gmail y Google Docs	Oportunidad para upgrades gratuitos	Integración con Windows Phone	Copia de seguridad contactos, notas, calendario, mail	No

Fig. 13-2. Cuadro de servicios de almacenamiento en la nube.

gratuito mínimo que se puede complementar con servicios más avanzados de pago, adquiriendo un mayor espacio. Aquí exponemos una selección de 5 de los servicios (Fig. 13-2) más utilizados hasta la fecha:

Dedicaremos mayor atención al servicio rey hasta el momento «Google Drive» ya que cuenta con la mejor opción en general, sin embargo, haremos referencia a los demás servicios disponibles.

Google Drive

La propuesta del gigante Google se llama Google Drive, y no es otra cosa que el anterior y exitoso servicio ofimático online de Google, Google Docs, con el 'añadido' del almacenamiento de ficheros. Como ocurre con otros servicios en 'la nube', Google Drive sincroniza automáticamente todos los contenidos que tengamos almacenados, para que podamos trabajar con ellos independientemente del dispositivo que utilicemos para acceder a nuestra cuenta.

El servicio dispone de aplicaciones para Windows y Mac, así como de apps para Chrome OS, el iOS de Apple (iPhone/iPad) y Android. Otro aspecto interesante de Google Drive, es que podremos compartir cualquiera de nuestros archivos, sea cual sea su extensión y de forma muy sencilla: la herramienta genera un enlace 'público' para que otro pueda abrir un fichero o ficheros concretos.

También cabe destacar, que los documentos de Office que vayamos creando en este entorno, no computan en la cuota de almacenamiento de 5GB que el servicio ofrece por defecto. Hablando de espacio, Google Drive también ofrece accesos Premium para los usuarios más exigentes.

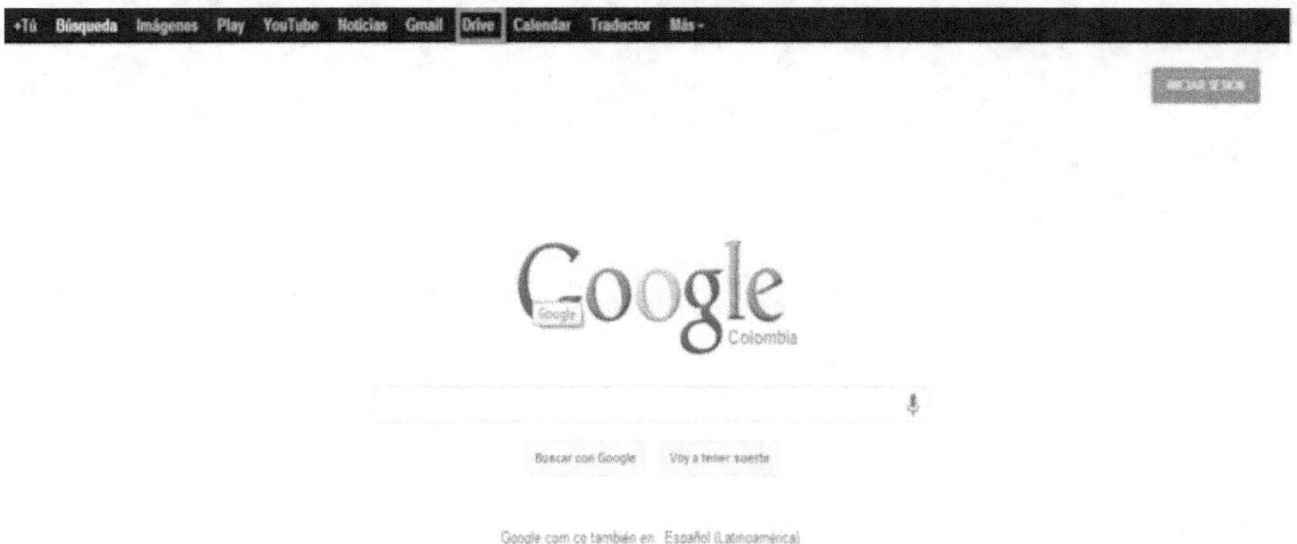

Fig. 13-3. Iniciar Google Drive a través de la página de Google.

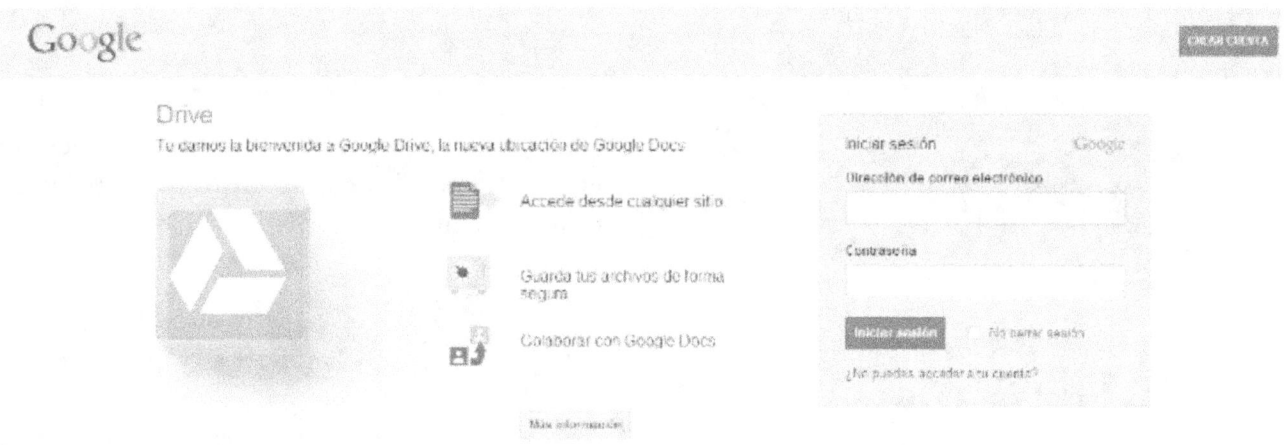

Fig. 13-4. Página de Bienvenida de Google Drive.

Para ingresar a Google Drive damos clic en la página de Google en la pestaña drive tal como se muestra en la Fig. 13-3.

O ingresamos a la siguiente dirección <https://accounts.google.com/ServiceLogin?service=wise&passive=1209600&continue=https://drive.google.com/?tab%3Dwo%23&followup=https://drive.google.com/?tab%3Dwo&ltmpl=drive>. Con lo cual aparecerá la página de bienvenida a Google Drive (Fig. 13-4).

Si disponemos de una cuenta de correo electrónico en Gmail podemos utilizar esos datos para ingresar y almacenar o compartir nuestra información en el Drive, de lo contrario procederíamos a crear una cuenta nueva dando clic en el botón «Crear Cuenta». De la misma forma que utiliza Dropbox, Google Drive posee un instalador para vincular nuestra cuenta a nuestro computador.

La página que muestra Google Drive una vez ingresamos con nuestros datos personales es como se muestra en la Fig. 13-5 junto con algunas características de la cuenta.

Para crear un nuevo documento, carpeta o presentación damos clic en el botón con lo que se desplegara el siguiente menú (están son las opciones conocidas como Google docs las cuales permiten crear un documento de texto similar al de Microsoft Word, Excel o PowerPoint) (Fig. 13-6).

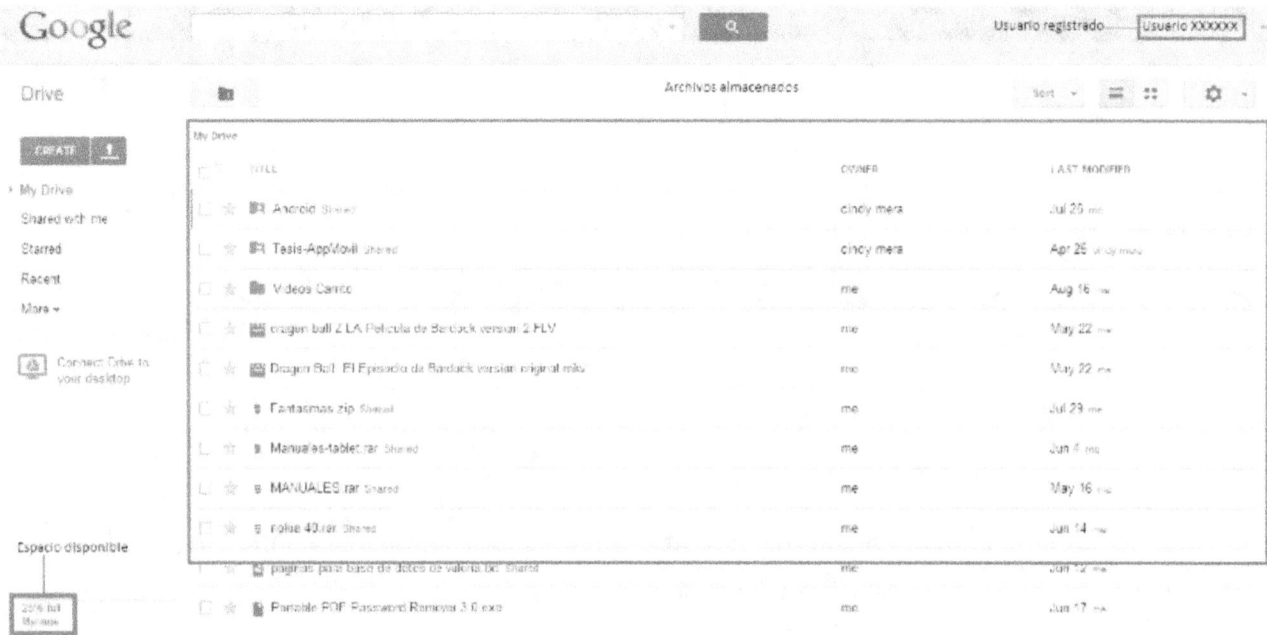

Fig. 13-5. Cuenta de Google Drive.

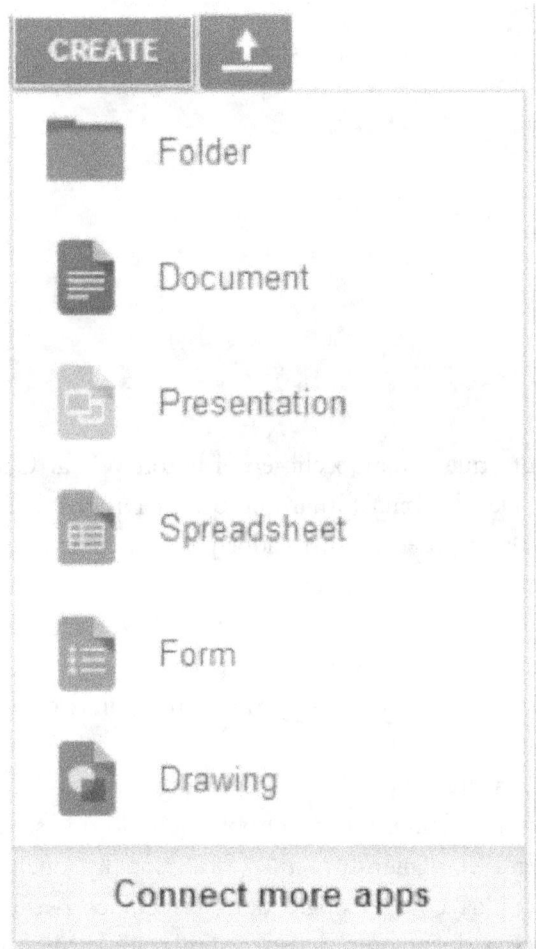

Fig. 13-6. Menú de opciones al presionar el botón «Create».

Para subir un archivo al drive solo debemos dar clic en el botón 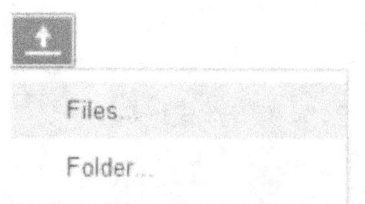 con lo cual se muestra la siguiente ventana:

Luego damos clic en Files y aparecerá la opción de buscar el archivo que queremos almacenar, lo seleccionamos y le damos Abrir (Fig. 13-7).

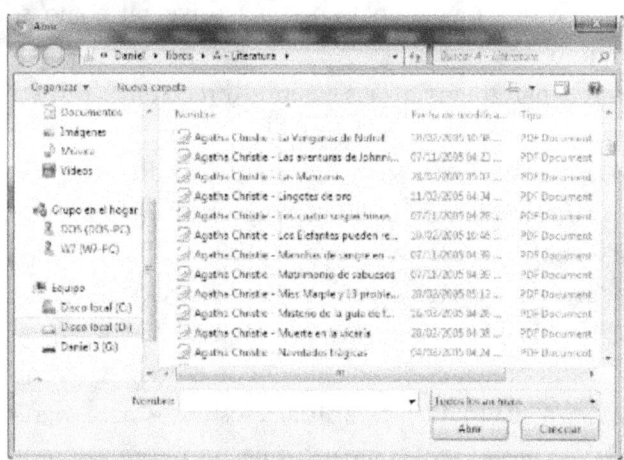

Fig. 13-7. Subir un archivo al Drive.

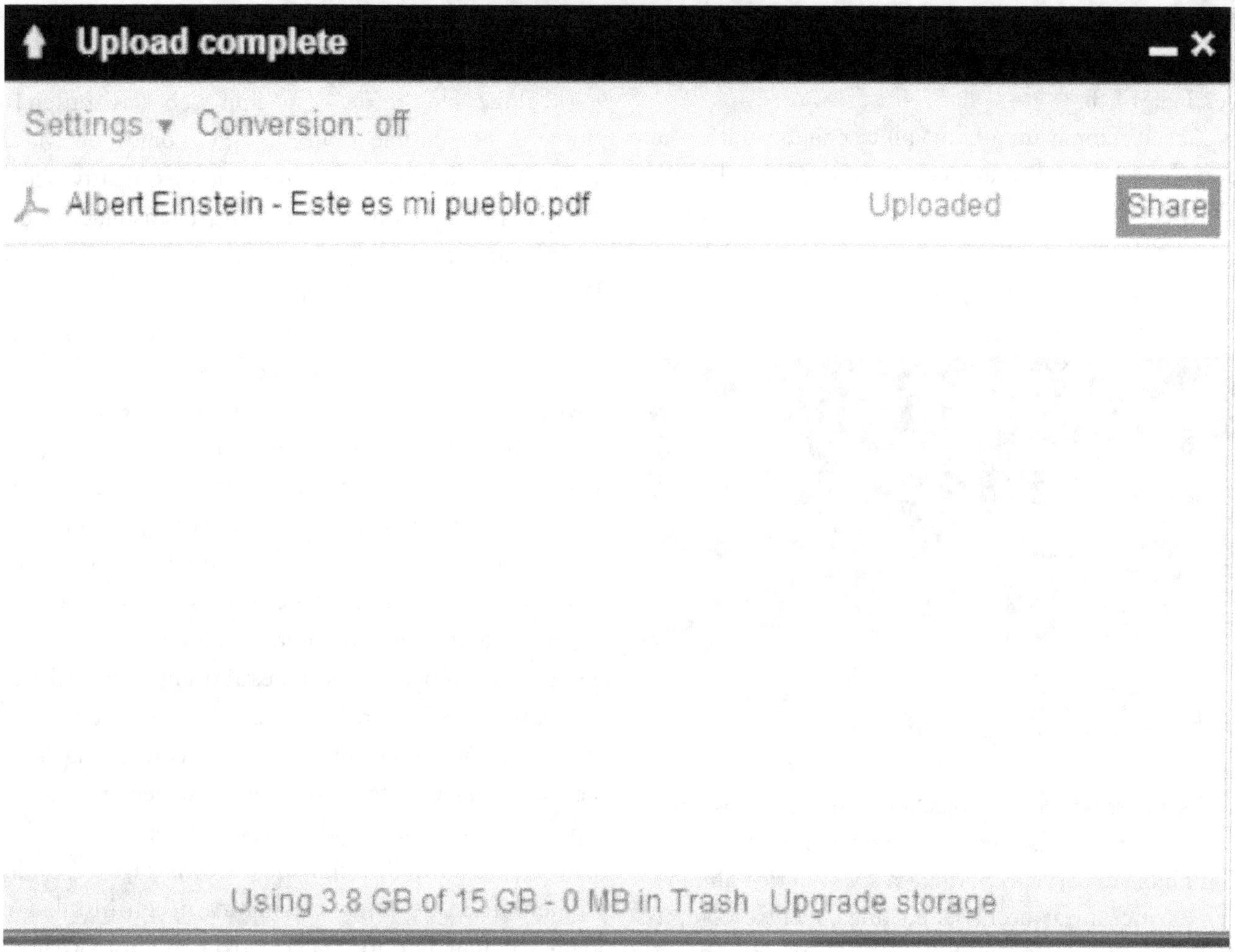

Almacenamiento de datos médicos en la Nube de Internet

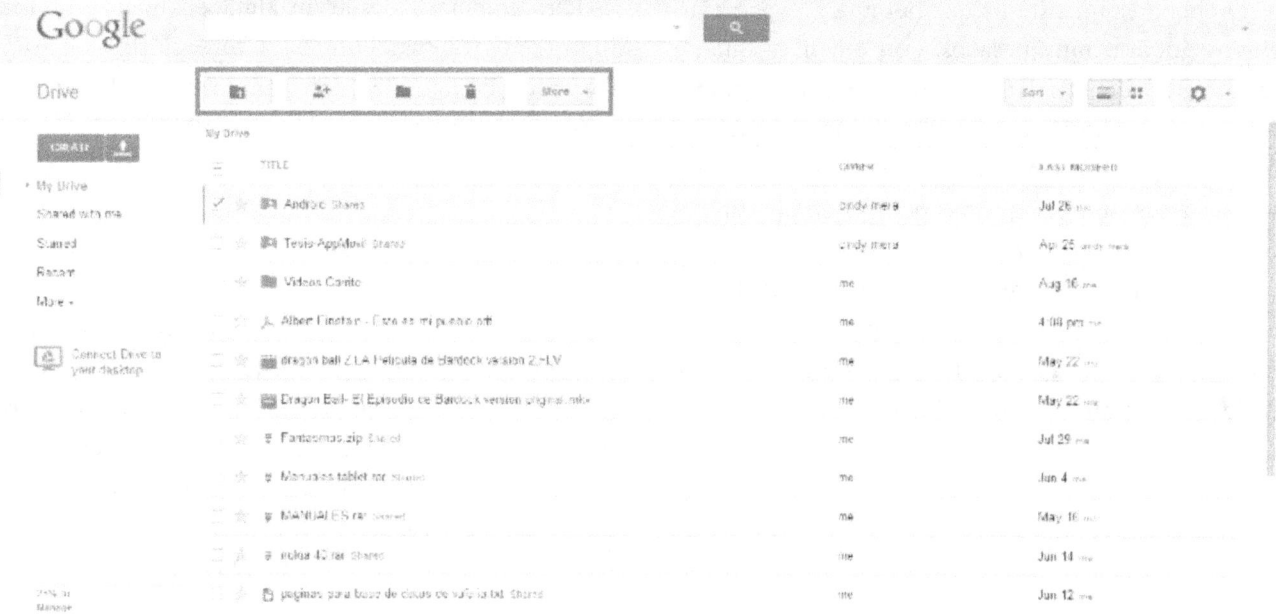

Fig. 13-8. Archivo subido con opción de compartir.

Fig. 13-9. Otras opciones al seleccionar un archivo almacenado.

Finalmente aparecerá el archivo subido y se mostrara la opción de compartirlo con otros usuarios, ver Fig. 13-8.

Al seleccionar un archivo almacenado y darle clic derecho con el ratón aparecerá un menú con las opciones de descargar, eliminar, compartir, mover etc.

Dropbox

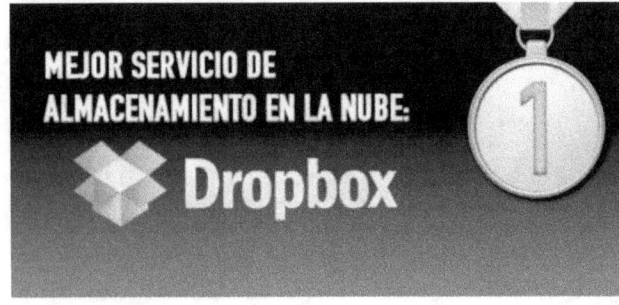

¿Qué es Dropbox y para qué sirve?

Es un servicio de alojamiento de archivos multiplataforma en la nube, operado por la compañía Dropbox. El servicio permite a los usuarios almacenar y sincronizar archivos en línea y entre computadores y compartir archivos y carpetas con otros. Existen versiones gratuitas y de pago, cada una de las cuales con opciones variadas.

Dropbox es un sistema que permite compartir archivos, incluso muy pesados, con quien tú quieras en carpetas que tú creas y que subes a «la nube» (internet). Es un sistema muy interesante para trabajo en equipo o simplemente para mandar fotos y vídeos a tus amigos, que no podrías compartir por correo electrónico por pesar demasiado.

Lo más útil es que te permite tener guardados tus archivos en la nube y poder consultarlos desde cualquier equipo, basta con tener conexión a internet, incluso desde tu telefono celular o móvil.

¿Cómo instalarlo?

Para acceder a DropBox ingresamos a la siguiente dirección en nuestro navegador preferido: https://www.dropbox.com, con lo cual aparecerá la siguiente página de bienvenida (Fig. 13-10). Puedes descargarlo directamente de su página web a tu ordenador y es compatible tanto con PC como con Mac. Esta página web te ofrece un video explicativo con toda la información a seguir para la instalación de la aplicación.

Aunque este servicio también es ofrecido directamente desde la página web sin necesidad de descarga de ninguna aplicación, tal y como un correo electrónico funciona. Únicamente tendremos que dirigirnos a la página web y accederemos a nuestros contenidos con una cuenta de email y una clave de acceso.

Damos clic en «iniciar sesión» si ya poseemos de una cuenta de usuario, en caso de no disponer de una cuenta se da en el botón de «Registrarse» tal como se muestra en la figura anterior, para ello se deberán llenar los campos que se muestran en la Fig. 13-11.

Ingresamos nuestros datos personales, nuestro correo electrónico, establecemos una contraseña para acceder a la cuenta y finalmente seleccionamos la opción «Acepto las condiciones de Dropbox», hecho esto seremos re direccionados a otra página donde comenzara la descarga automática de un instalador para vincular DropBox a nuestro computador, si se quiere se puede instalar el programa, de lo contrario cancele la descarga y cierre sesión.

Para comenzar desde un almacenamiento online ingresemos nuevamente a la dirección: <https://www.dropbox.com>, con los datos de la cuenta creada (Fig. 13-12).

La carpeta de Dropbox

Cuando se ha instalado Dropbox en tu equipo, se crea una carpeta única de este servicio. Esta tiene la característica de que cualquier archivo que guardes en ella, se guardará automáticamente en todos tus otros equipos (móviles, iPad, etc) en los que dispongas de Dropbox.

En la parte superior de tu Dropbox hay un icono que te permite conocer el estado de tu cuenta en todo momento.

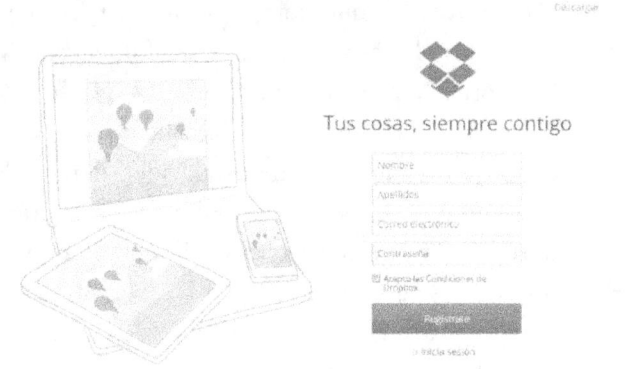

Fig. 13-10. Visualización de la página principal de Dropbox.

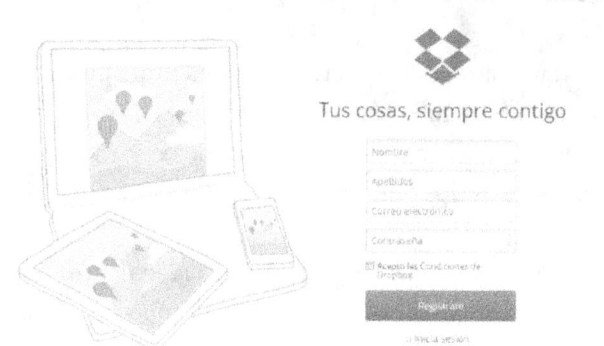

Fig. 13-11. Campos para crear nuestra cuenta en DropBox.

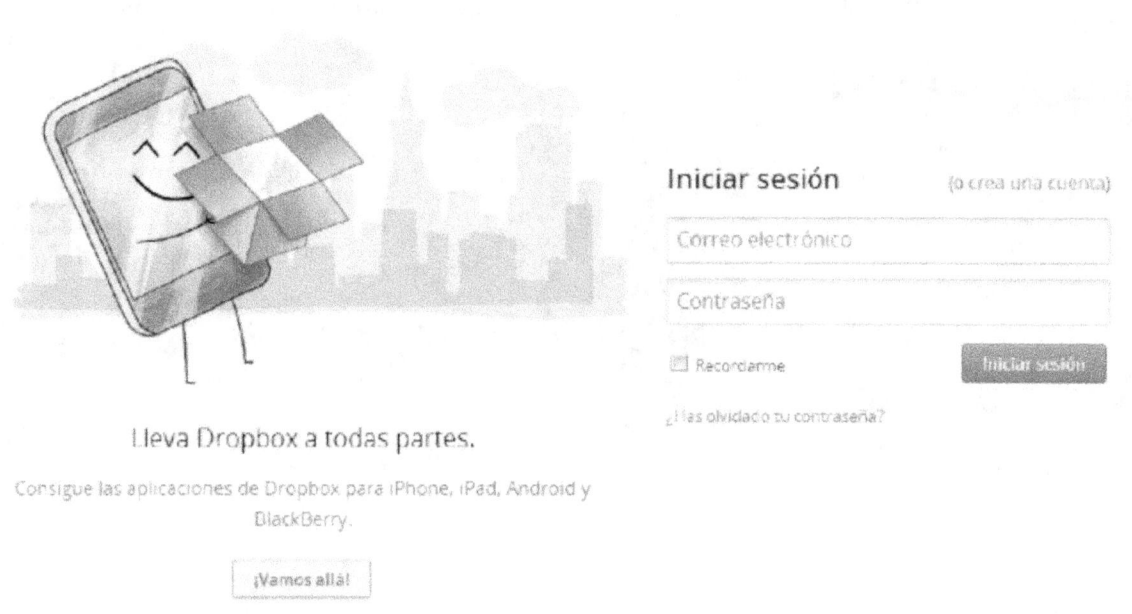

Fig. 13-12. Iniciar sesión en DropBox.

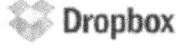 **Circulo verde y marca de verificación**: Todos s archivos están actualizados.

Circulo azul y flechas: Los archivos están siendo actualizados en este momento.

Como añadir archivos a tu Dropbox?

1. Arrastra y suelta un archivo dentro de tu carpeta Dropbox.

2. El icono azul significa que tu archivo se está sincronizando.

Esto es todo lo que hace falta, con la señal de la marca verde de verificación tu archivo está guardado correctamente. Y ahora que está en Dropbox, cualquier cambio que se le realice lo detectará y actualizará de forma automática en todos los equipos.

¿Cómo compartir información?

Imagínate que quieres enviar a un familiar un video de tu hijo pero pesa 140 megas, sería imposible enviarlo por correo electrónico. Pues aquí te exponemos dos posibles formas de hacer esto mismo:

1. **Abrir una carpeta y meter el video dentro.** Después lo compartes con quien tú quieras, simplemente le das acceso escribiendo el correo electrónico de la persona con quien quieres compartirla (Fig. 13-13). Una vez tengáis en común esa carpeta, la otra persona y tú podréis acceder al contenido de la misma indistintamente. Esto es interesante, por ejemplo, si estás trabajando en un proyecto y necesitas que te envíen fotos, vídeos, documentos, gráficos, etc..., pídele a tu proveedor que comparta una carpeta con el nombre del proyecto y de esta forma tendrás la información en tiempo real.

2. **Generar un enlace a ese documento que está en la nube.** Para eso metes el video dentro de una carpeta que se llama «Público», arrastrándola. Verás que del icono de Dropbox, que es una caja, sale una flechita azul, espera a que se ponga verde. Después haces clic con el botón secundario de tu ratón sobre el icono del documento dentro de la carpeta y seleccionas «Copiar enlace público». Lo que has hecho ha sido subir tu archivo a la nube y generar un enlace (www.etcetera) al cual puede acceder cualquier persona, simplemente haciendo clic. Otra forma de generar el enlace público, si estás dentro de la web es buscar el icono de una cadena arriba

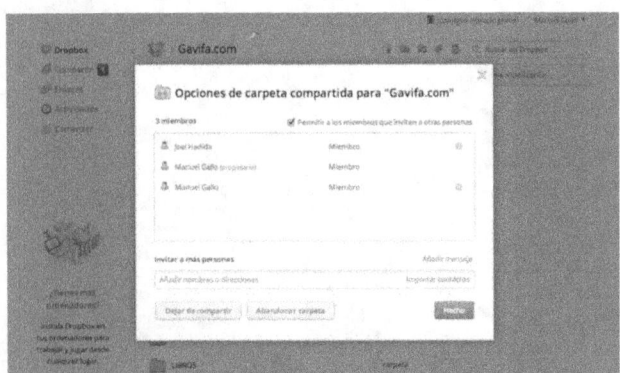

Fig. 13-13. Carpeta compartida de Dropbox.

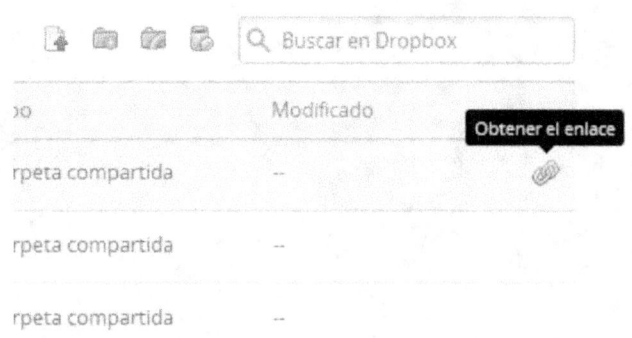

Fig. 13-14. Obtener un enlace directo a una carpeta o archivo.

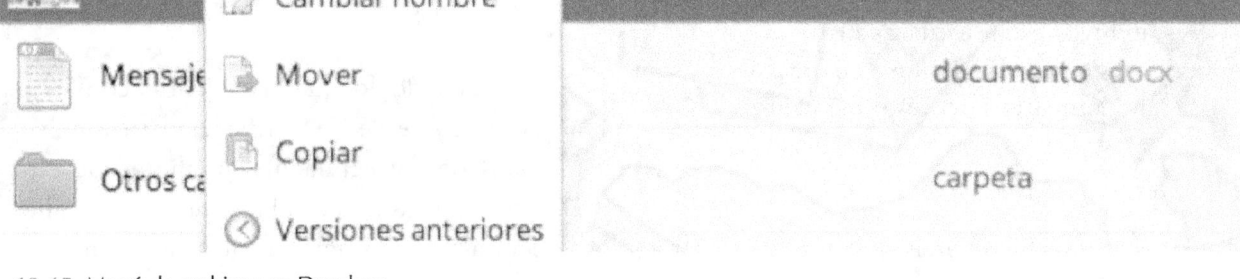

Fig. 13-15. Menú de archivos en Dropbox.

a la derecha y hacer clic sobre él (Fig. 13-14). Da igual lo que pese ese video, con un clic ya lo puede ver cualquier persona.

Menú de clic derecho de Dropbox

Al hacer clic derecho sobre un archivo o carpeta en tu Dropbox, veras un menú (Fig. 13-15) que te permite realizar diferentes acciones:

- *Compartir una carpeta.* Esta opción es para invitar a amigos, familiares o compañeros en general a una misma carpeta de contenido. Esto habilita el contenido para todos los presentes en el grupo.
- *Ver versiones anteriores.* Con esta opción siempre podemos volver a retroceder hasta la última vez que este archivo en concreto fue guardado. Se nos proporciona la opción de volver o quedarnos con el actual.
- *Obtener un enlace.* Crea un enlace a cualquier archivo o carpeta en tu Dropbox. Luego, puedes enviar este enlace a cualquier persona que desees que vea el archivo, aunque no esté dado de alta en Dropbox.
- *Descargar, Eliminar, Mover o Copiar.* Estas opciones son generales y proporcionan lo necesario para el buen manejo de cada archivo.

Aplicación para celular o móvil

Dropbox también tiene aplicaciones para teléfonos celulares o móviles, lo que te permite acceder a tus documentos en la nube desde tu teléfono conectado a la Red.

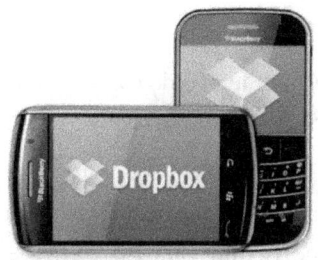

Hacer una copia de seguridad de tu web o blog

Si disponéis de una página web o un blog que esté construido sobre una base «wordpress» se da la opción de instalar un plugin que se llama «WordPress backup to Dropbox» (Fig. 13-16) y que conseguirá generar una copia de seguridad de tu página web o

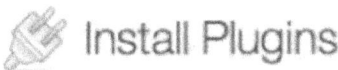

Fig. 13-16. Plugin incorporado en Wordpress para realizar «backups» de nuestra web o blog.

Fig. 13-17. Diferentes formas de conseguir más espacio en tu cuenta Dropbox.

blog cada cierto tiempo, que se le indique. Con esto podemos conseguir que no haya perdida de datos y de formato en nuestra web/blog ya que siempre tendremos una forma de regresar a la la copia de seguridad y partir desde ahí.

Espacio limitado

El único «pero» que tiene Dropbox respecto a otras plataformas para compartir contenidos en la nube es su capacidad de almacenamiento en su versión gratuita. Inicialmente, otorga 2 Gigas de espacio pero puedes aumentar esta capacidad hasta los 18 Gigas con operaciones tan simples como traer a conocidos y darse de alta. Esto, supondría 500 Megas para tu cuenta por cada usuario registrado por ti (Fig. 13-17).

SkyDrive

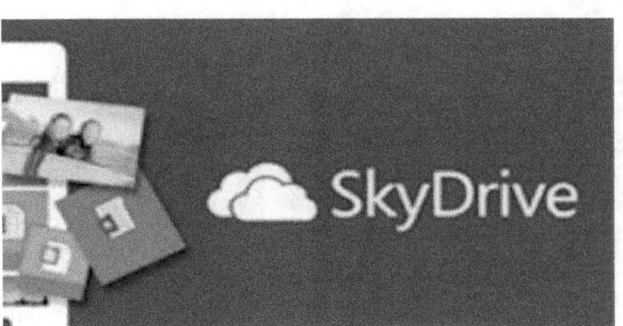

La propuesta en 'la nube' de Microsoft, tras la reestructuración de sus servicios Live, se llama SkyDrive. Como ocurre con la mayoría de servicios de este tipo, en SkyDrive podremos guardar y compartir todo tipo de archivos hasta completar los 7GB a los que da derecho el alta en el perfil gratuito, aunque por 10$ al año tendremos 20GB adicionales, llegando a acumular un total de 27GB.

En este caso, y a diferencia de la 'simplicidad' de Dropbox, además del clásico almacenamiento de archivos encontramos servicios adicionales del calibre de Office Web Apps, la versión para internet del paquete ofimático más utilizado en todo el mundo. SkyDrive es el entorno de almacenamiento perfecto para los usuarios de Windows 8, su integración es impecable.

Además, este es uno de los pocos servicios en 'la nube' que incluyen una app nativa para los smartphones con Windows Phone. Si nuestro celular o móvil es es un iPhone o Android tranquilos, también disponemos de una app oficial de Microsoft para gestionar nuestra cuenta de SkyDrive.

Box

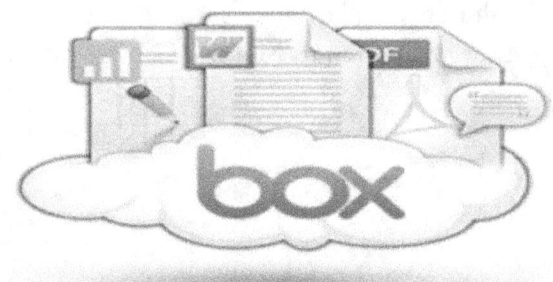

Este otro de los 'grandes' en materia de almacenamiento en 'la nube'. Se llama Box, y quizá sea la herramienta profesional colaborativa más potente de este listado, aunque el perfil para uso personal también está bastante conseguido y debería de estar, obligatoriamente, en un listado de las mejores opciones a la hora de elegir un servicio de almacenamiento remoto.

La versión gratuita de Box ofrece 5GB de espacio, y sincronización de archivos a través de PC con Windows o Mac, además de disponer de apps oficiales para acceder al contenido de nuestra cuenta desde dispositivos iOS y Android.

MEGA

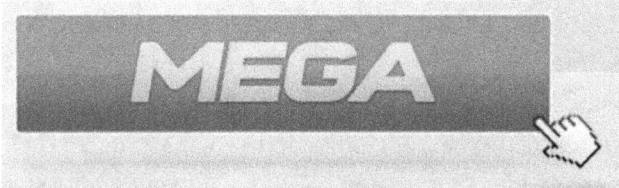

Este nuevo y revolucionario servicio, que viene precedido de un catastrófico resultado de su antecesor «megaupload» fue presentadohace un par de años. Hemos creído conveniente hacerle mención y solo el futuro dirá si es el éxito que su creador Kit DotCom viene augurando o una simple estrella fugaz.

Mega (Figura 18), hereda la filosofía del ya desaparecido Megaupload. En esta ocasión, ofrece 50GB de espacio gratuito online. En el caso de que queramos un mayor ancho de banda para transferencia o que queramos disponer de mayor capacidad de almacenamiento, debemos de pasar por los servicios de pago. Estos empiezan por 9,99€ y una capacidad de 500GB de almacenamiento y llegan hasta los 29,99€ y los 4TB de almacenamiento.

En su lanzamiento se registraron problemas de capacidad debido a la inmensa cantidad de usuarios que se registraron en sus primeras horas de vida, llegando a superar la cifra de 250.000 usuarios en 2 horas.

Los problemas de acceso durante varios días tras su lanzamiento, los problemas con el asunto de las contraseñas, el aumento de seguridad en el cifrado de los archivos a costa de la falta de privacidad y demás historias que han acompañado el lanzamiento de Mega parece que no han mermado las ganas del gran público de lanzarse de cabeza a por el servicio. Veremos si consigue alcanzar las cotas de éxito de Megaupload. Aunque precisamente la desconfianza generada por el anterior cierre del servicio y la menor privacidad de la que disponen los usuarios no hacen muy buena combinación. Por el momento pensamos que es una magnifica idea si se consigue llevar a cabo de la forma presentada, esperaremos expectantes el resultado ya que 50Gb gratuitos de almacenamiento nos proporcionarían otro concepto de las «nubes» inalcanzable para sus competidores.

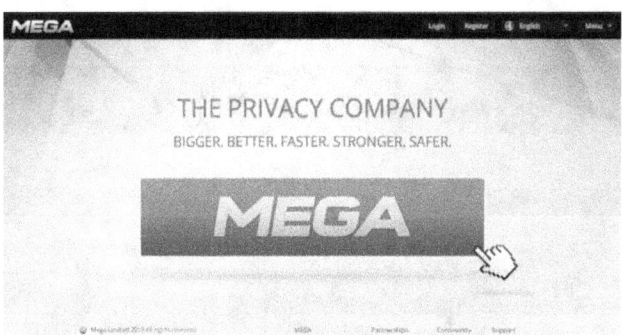

Fig. 13-18. Página principal de MEGA.

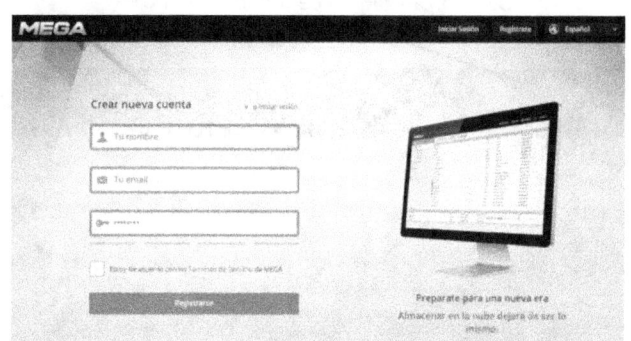

Fig. 13-19. Página de registro para nueva cuenta en Mega.

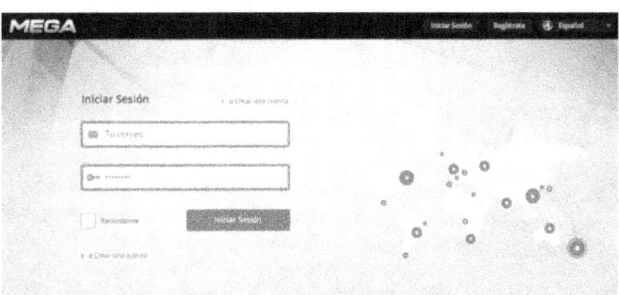

Fig. 13-20. Inicio de sesión de un usuario ya registrado.

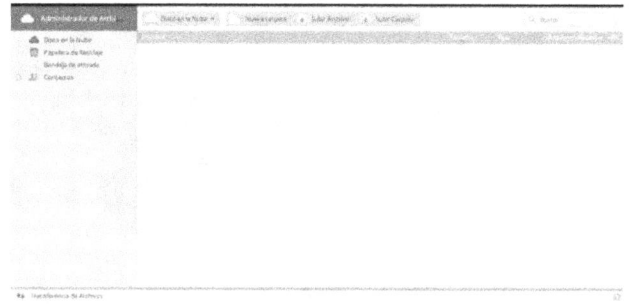

Fig. 13-21. Administrador de nuestros archivos.

Vamos a exponer los principales pasos para acceder a mega.

Registrarnos (Fig. 13-19) en mega es muy simple. En la parte superior está el botón «Regístrate» que apenas pide un nombre, mail y contraseña. Tras verificar nuestra intención de registro haciendo clic en un enlace que nos llega vía mail, estamos habilitados a usar el servicio.

Una vez registrados podremos acceder a la página de inicio de sesión (Fig. 13-20).

Intefaz. La interfaz está bien pensada. Limpia, con colores agradables y con iconos que representan muy bien su objetivo. Al principio veremos un gran espacio en blanco en el centro de la página (Fig. 13-21), pero la idea es que a medida que subamos información éste se vaya llenando de carpetas y archivos.

Sobre el lateral izquierdo encontramos una barra similar a la de un cliente de correo (Fig. 13-22), que muestra un árbol que organiza las carpetas, la papelera de reciclaje, una bandeja de entrada para el sistema de mensajes internos y una agenda de contactos que usaremos para compartir información con otros.

Dentro de «Mi Cuenta» (Fig. 13-23) podemos configurar la cantidad de archivos que permitiremos subir y descargar en simultáneo, si aplicaremos algún límite de velocidad para la subida de información, un filtro para archivos idénticos y la tecnología SSL para mejorar la seguridad en la carga de la información.

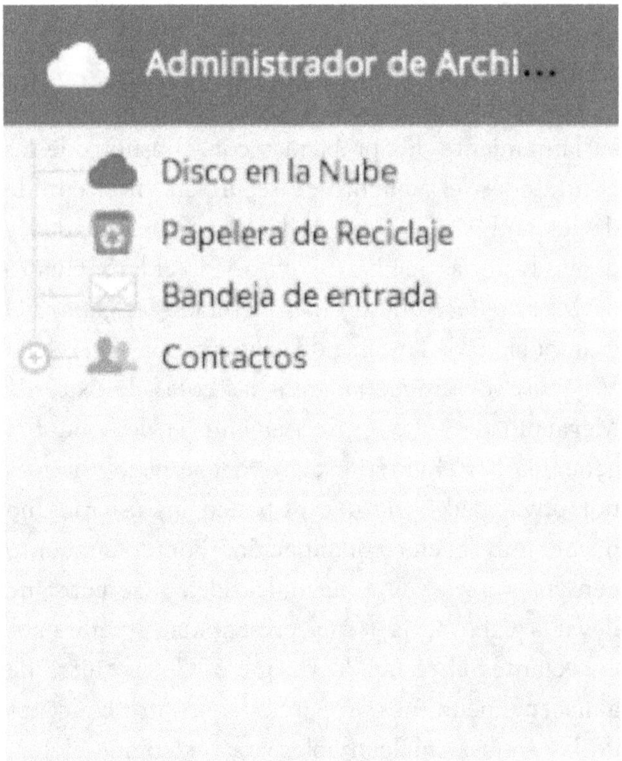

Fig. 13-22. Barra organizadora de nuestros archivos.

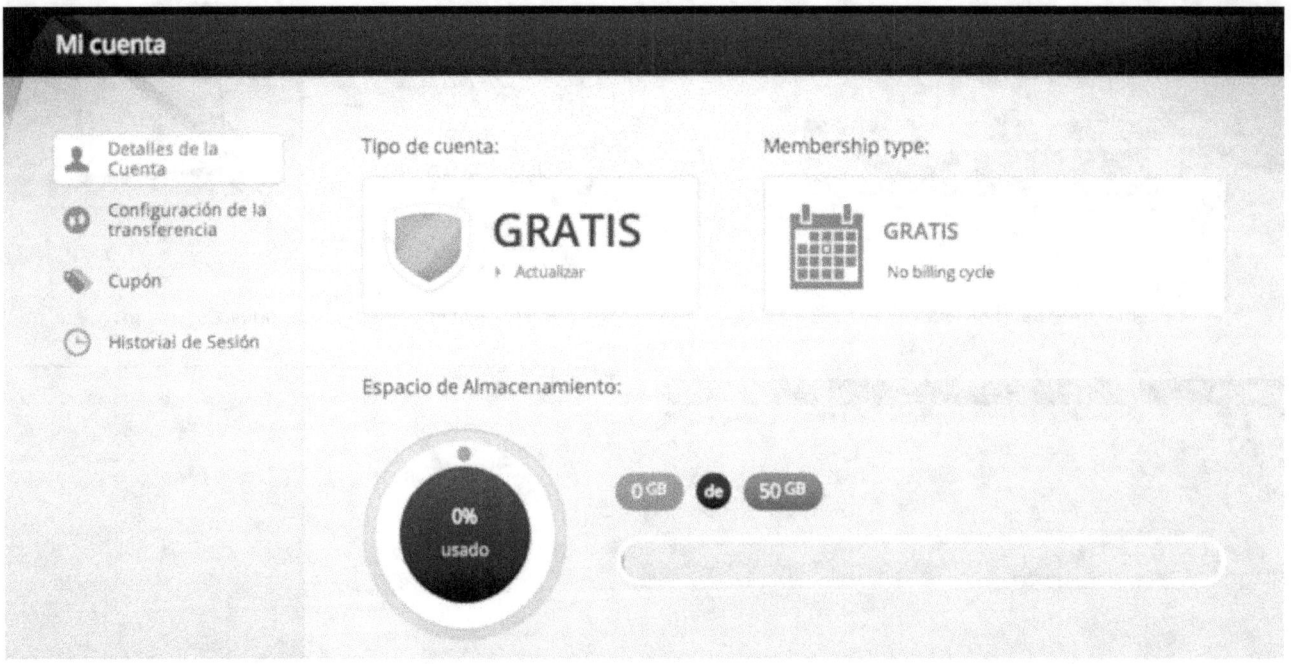

Fig. 13-23. Página de «mi cuenta» en la que configurar diversas opciones.

ALMACENAMIENTO DE DATOS MÉDICOS EN LA NUBE

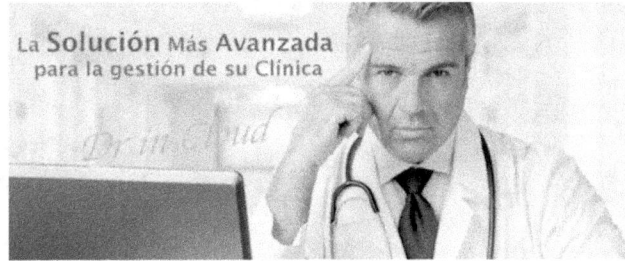

DriCloud pertenece a las empresas de Internet que ofrecen un modelo de negocio altamente competitivo y preparado para crecer incluso en tiempos de crisis.

Funciona bajo el entorno Nube o CloudComputing, que es probablemente el sistema más innovador que hay actualmente. La empresa DriCloud ofrece todos los servicios que una clínica o un profesional médico u odontólogo necesita para ejercer su actividad, por una pequeña cuota mensual y en algunos casos incluso gratis.

Su misión es aumentar la eficiencia de las clínicas, hacerlas más competitivas, así como incrementar la seguridad de los datos confidenciales de los pacientes y situar definitivamente a las clínicas bajo la ley LOPD (Ley Protección de Datos).

DriCloud permite a los profesionales médicos un acceso permanente al programa de gestión, desde cualquier lugar del planeta y desde cualquier tipo de ordenador o dispositivo móvil.

Si bien, el almacenamiento en la nube posee sus beneficios (Fig. 13-24), antes de comprometerse con un servicio concreto de cloud storage, los clientes deberían analizar sus necesidades específicas y comprobar que la oferta del proveedor las satisface. En este punto hay que asegurarse los acuerdos de nivel de servicio más favorables.

REFERENCIAS BIBLIOGRÁFICAS

1. Gallo M (Jr) y cols. Conceptos Basicos de Internet. Internet en Ciencias de la Salud. Volumen 1. Ed. Amolca 2013
2. Gallo M (Jr) y cols. Redes Sociales y Comunicaciones. Internet en Ciencias de la Salud. Volumen 2. Ed. Amolca 2014

LOS BENEFICIOS DE CLOUD STORAGE

Económicos.
- Ahorro de costes de capital y operativos.
- Pago por uso.
- Los "gastos por almacenamiento" pasan a ser de tipo Opex.

Funcionales.
- Asignación dinámica de recursos y capacidad según necesidades.
- Fácil acceso a plataformas de almacenamiento de alto rendimiento.
- Flexibilidad, Cloud Storage puede ser utilizado como almacenamiento primario, secundario o combinado.
- Optimización de recursos mediante una arquitectura de almacenamiento por capas (tiers).
- Versatilidad y migración progresiva a Cloud.

Fig. 13-24. Beneficios del almacenamiento en la nube.

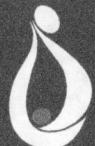

Proyecto Docente "Ágora Médica" (www.agoramedica.com)
Campus online de Medicina Materno-Fetal «Caldeyro Barcia»
Diplomado en "Conceptos Fundamentales en Medicina Materno-Fetal"
Unidad 14. Aspectos Éticos en Medicina Materno-Fetal

14

Aspectos Éticos en Medicina Materno-Fetal

Ernesto González
José Luis Gallo

ÍNDICE

* Introducción
* Aspectos éticos de la cesárea
* Consideraciones finales
* Referencias bibliográficas
* Aspectos éticos
* Procedimientos que podrían evitar algunas Complicaciones

INTRODUCCIÓN

Los aspectos éticos y legales son hoy día fundamentales y totalmente necesarios en cualquier curso y libros que trate de la medicina fetal y por ello no pueden faltar aquí.

Comenzaremos por los aspectos éticos, por su especial relevancia y a continuación presentamos algunos de los aspectos legales que tenemos que tener siempre presentes en el ejercicio profesional de nuestra especialidad con objeto de intentar prevenir uno de los problemas más importantes que tiene ya, en presente, la medicina fetal: las demandas judiciales.

ASPECTOS ÉTICOS

Introducción

Según los Protocolos de la S.E.G.O. del año 94, tomados de los Comités de trabajo de la OMS de 1970, 1975 y 1982, con la expresión «diagnóstico prenatal» se agrupan todas aquellas acciones diagnósticas encaminadas a descubrir durante el embarazo un «defecto congénito», entendiendo por tal «toda anomalía del desarrollo morfológico, estructural, funcional o molecular presente al nacer (aunque pueda manifestarse más tarde), externa o interna, familiar o esporádica, hereditaria o no, única o múltiple».

Por tanto, debe ser entendido como el acto médico mediante el cual el obstetra va a diagnosticar lo más precozmente posible, la presencia de genes nocivos para en el feto o de alteraciones estructurales o morfológicas, genéticas o adquiridas que causen discapacidad o enfermedad.

La ética médica es la disciplina que estudia la moral en medicina, se ocupa de los deberes del médico y de las instituciones hacia los pacientes y también de las obligaciones de éstos. La ética médica centra en orientar la conducta que el médico debe adoptar con sus pacientes[1].

Cabe señalar que el deseo de evitar el nacimiento de niños con discapacidad, unido al incesante desarrollo tecnológico ha llevado a una creciente utilización de las técnicas de diagnóstico prenatal. Sin embargo, a pesar de los progresos realizados en los últimos años en la terapia fetal, en un número elevado de casos en los que el resultado es adverso las posibilidades de tratamiento son muy escasas, por lo que frecuentemente en los casos graves y desafortunadamente, también en un número de casos menos graves, los padres optan por interrumpir la gestación. Las demandas judiciales por *nacimiento indebido* o *vida injusta* tienen esta base.

El DP afecta de lleno a valores relacionados con el respeto de la vida humana, tanto individual como general; el respeto de las personas «discapacitadas», como individuos y como grupo; el respeto de los derechos de autonomía y autodeterminación de las mujeres; la comunicación del profesional con las pacientes y su entorno familiar; la judicialización de la perinatología y la medicina defensiva.

Por suerte, la inmensa mayoría de los procedimientos de diagnóstico prenatal que se se desarrollan en los programas de cribado poblacionales aportan resultados de normalidad, por lo que los conflictos éticos no afloran de forma sistemática. Sin embargo, aún en estos casos los profesionales deben manejar la naturaleza predictiva probabilística de las pruebas, por más que se haya extendido cierta idea de su supuesta precisión y certeza. Por tanto, en DP hay que gestionar la incertidumbre y manejar pronósticos fetales e infantiles sustentados en términos de probabilidad de que algo ocurra o no en un cierto período de tiempo.

Pensamos que una excelente formación técnica debe combinarse con los mejores medios diagnósticos disponibles y adecuados tiempos de exploración, pero como pieza fundamental el perinatólogo precisa de un adecuado entrenamiento en habilidades de comunicación asertiva y en la resolución de conflictos éticos.

Momentos relevantes en el ejercicio del Diagnóstico Prenatal

Podemos plantear tres momentos relevantes en el ejercicio del DP que precisan cierta atención:

El derecho de la pareja a una información objetiva previa

A la hora de realizar cualquier prueba de DP, sobre todo cuando se trata de programas de cribado poblacional, es importante que la gestante y su pareja conozcan la transcendencia de la prueba así como los posibles resultados, las posibles alternativas y sus límites. Asertividad y empatía en el primer contacto son elementos fundamentales para predisponer la receptividad de la gestante a la información de posibles hallazgos, por lo que un documento solicitando exclusivamente la firma de la gestante a manera de consentimiento no va tener utilidad si no va a acompañado de las aclaraciones pertinentes tras una lectura dirigida y razonada.

La realización del examen de acuerdo con la lex artis

En este punto merece la pena señalar la necesidad del compromiso del equipo de profesionales encargado de desarrollar la técnica de DP. Una mera formación técnica no es suficiente. Es preciso el compromiso de todo el equipo para poner a disposición de la gestante y su futuro hijo los medios técnicos adecuados, los tiempos de exploración necesarios y los espacios físicos idóneos que respeten la intimidad de la paciente, tanto a la hora de someterse a la prueba como a la hora de expresar las emociones activadas por los diagnósticos que con alguna frecuencia se realizan en las unidades de DP. Al hacer referencia al equipo incluímos a los profesionales que tienen la responsabilidad de la organización y la gestión de recursos técnicos y materiales.

La comunicación adecuada de los hallazgos y las posibles alternativas

Merece la pena señalar que en el ejercicio de cualquier disciplina médica, los prejuicios y estereotipos van a llevar necesariamente a procesos de categorización erróneos. No todas las gestantes utilizan los mismos esquemas de pensamiento, ya que no todas parten de la misma situación emocional o cognitiva, siendo necesario individualizar desde la información suministrada hasta el vocabulario que utilizamos. Pero además, es preciso señalar que las gestantes tampoco van a pensar necesariamente como nosotros, por lo que no es adecuado imponer nuestros criterios en el manejo de los casos difíciles por más objetivo que podamos suponerlos. Aportar objetividad a la información no implica añadir ni frialdad a la comunicación ni rigidez a nuestro criterio. En este sentido merece la pena destacar que a la hora de asumir un diagnóstico de gravedad nunca existe una única alternativa, y menos aún planteada en sentido único hacia la interrupción del embarazo, ya que hay gestantes demandantes de lo que se ha dado en llamar cuidados paliativos prenatales, que se basan en el acompañamiento, apoyo, información y empatía por parte del equipo de profesionales hasta el nacimiento.

Aunque son múltiples las aproximaciones éticas al campo del DP, son fundamentalmente dos los paradigmas que sustentan la mayoría de las decisiones y las correspondientes intervenciones derivadas de las mismas: la ética principialista y la ética personalista.

La ética principialista

Desde el punto de vista de la bioética principialista, la ambigüedad metodológica que se evidencia al contextualizar los cuatro principios clásicos se resuelve mediante la categorización en niveles de dependencia (Tabla 14-1).

Cuando inicialmente Beauchmp y Childress[2] describieron el marco de referencia que suponen los cuatro principios clásicos, no consideraron la existencia de niveles de jerarquía o prioridad entre los mismos con el objeto de evitar la aparición de posturas intransigentes. Por ello, en el manejo de casos complejos en los que dos o más de estos principios entran en conflicto, reconocían las limitaciones para justificarlos mediante razones absolutamente contun-

Tabla 14-1. Principios clásicos de la Bioética
• *Principio de No-Maleficencia*: Obligación de no dañar, primun non nocere.
• *Principio de Justicia*: Atañe a la distribución adecuada de los recursos en salud y la decisión de quién recibe cada tratamiento (ecuanimidad e igualdad).
• *Principio de Beneficencia*: Requiere actuar en beneficio de otro y obliga al clínico a buscar el mejor balance riesgo-beneficio para el paciente.
• *Principio de Autonomía*: Consiste en el «derecho a elegir y seguir nuestro propio plan de vida y acción».

Tabla 14-2. Condiciones de desobediencia a los Principios
Se deben tener mejores razones para seguir la norma emergente
El objetivo moral debe tener una perspectiva realista de concretización
No puede ser reemplazada por una alternativa moralmente preferible
La forma de infracción debe ser la menor posible
El agente debe buscar minimizar los efectos de la infracción

dentes, alcanzando únicamente niveles explicativos. Estos autores propusieron cinco condiciones para justificar la desobediencia a un principio (Tabla 14-2).

Una de las principales críticas que se han hecho al paradigma de la Bioética principialista se fundamenta en la ausencia de utilidad práctica en ausencia de una jerarquía claramente establecida entre estos principios. En un intento por salvar estas dificultades se han descrito dos categorías en las que se pueden enmarcar los cuatro principios clásicos. En el primer nivel se encontrarían los principios de no-maleficencia y de justicia, que sustentarían una ética de prioridades y mínimos, ya que van a desenvolverse en una dimensión general, siendo de obligación perfecta. En el segundo nivel se encontrarían los principios de autonomía y de beneficencia, que se desenvuelven en un plano más privado y personal.

Una de las mayores dificultades que surge cuando intentamos aplicar la ética de los principios al DP, se relaciona con la finalidad de la intervención. Tenemos serias dificultades para discernir cuál es nuestro auténtico paciente y hacia quién debe ir dirigida toda la inversión diagnóstica. Por ello, el conflicto ético más importante surge cuando se cuestiona quién es el verdadero paciente en el momento de tomar la decisión de realizar un estudio prenatal y por lo tanto a quién beneficiará la información obtenida del mismo. Surge por tanto, el dilema de definir quién es el beneficiario del estudio:

- *El feto*: Considerado como un sujeto con significado moral y por tanto susceptible de derechos

- *Los padres*: Al poder ejercer su autonomía, pueden ser considerados sujetos de derecho o agentes morales.
- *La sociedad*: La implementación del estudio prenatal puede ser considerado como un valor independiente de los derechos del niño y sus padres, y un derecho y obligación de la sociedad, apelando a una visión social e impersonalista.

Desde este punto de vista, la ausencia de un tratamiento adecuado para muchos de los procesos graves e incurables que actualmente son susceptibles de diagnóstico en etapas prenatales obliga a considerar que el feto, al menos en estos casos, no va a ser el auténtico beneficiario. Un razonamiento inverso subyace en los litigios por «nacimiento indebido» o «vida injusta», en los que la interrupción del embarazo y la no-existencia del feto se plantea como el beneficio del que se ha privado a un feto que presenta anomalías severas que pasaron inadvertidas a los profesionales que llevaron a cabo el DP[4].

La ética personalista

La ética personalista se basa en considerar la dignidad humana como centro de atención. Podría definirse como bioética de la inviolabilidad de la vida humana, apoyada en una serie de preceptos:

a) Reconocer que la libertad y autonomía tienen unos límites, que se concretan en el bien de la persona en su conjunto como mente y cuerpo (no en sus deseos). El primer deber es el respeto a uno mismo en nuestra integridad corporal, ya que la vida es algo anterior a la libertad y la que posibilita su ejercicio. Destruir la vida en nombre de la libertad, es estar destruyendo la propia libertad[5].

b) Dada la unidad substancial de la persona humana, el hombre es cuerpo, y las acciones sobre el cuerpo son acciones sobre la persona. Por tanto, la intervención sobre el cuerpo tiene que estar destinada a restablecer su finalismo, no a alterarlo, sino a hacerlo más eficiente y funcional.

c) La vida humana es inviolable «per se»: no puede entenderse como una realidad con grados de mayor o menor calidad. Lo valioso no es un organismo sano, sino el hombre. Hay que ayudar al enfermo, no mejorar al sano.

d) La ciencia ha de estar al servicio de la verdad y de la persona, de forma que la ciencia se abriría no sólo a saber cómo funcionan las cosas sino a contemplar las cosas en sí mismas.

Como podemos observar, la diferencia entre esta propuesta y la de los principios está, más que en la formulación de los mismos (el principio de beneficencia se puede relacionar con el terapéutico, el de autonomía con el de libertad-responsabilidad, el de justicia con el de sociabilidad o solidaridad), en la teoría ética y antropológica subyacente que los articula jerárquicamente determinando un mínimo conjunto de actos que pueden considerarse dentro de lo que la literatura ética denomina absolutos morales. Los fines del diagnóstico prenatal estarán en función del concepto que se tenga del valor de la vida humana y de la calidad de vida[6].

La perspectiva de la ética personalista eleva el nivel de responsabilidad de los profesionales para resolver los conflictos relacionados con la toma de decisiones tras el diagnóstico de una alteración fetal grave. Cuando se informa sobre la existencia de una condición fetal que conlleva mal pronóstico orgánico o funcional, aparecen dos visiones interpretadas como contrapuestas: por un lado, el riesgo de la salud psíquica de la madre y la familia o la inconveniencia social y económica que pueda generar el nacimiento de un niño con discapacidad física o mental; y por otro lado, el valor de la vida del hijo por nacer. En una visión objetiva, es claro que los primeros son valores a los cuales no se debe subordinar el respeto por la vida. En este sentido y desde el prisma de la ética personalista, es profunda la responsabilidad del medico, ya que el futuro del niño y la armonía de la familia va a depender, en gran medida, de la actitud que asuma en el proceso de comunicación del diagnóstico. Es función del medico, en estos casos, brindar la información y el apoyo suficientes

La norma de «proporcionalidad de las terapias» implica que la indicación terapéutica debe evaluarse en el contexto de la totalidad de la persona y debe exigirse cierta proporcionalidad entre los riesgos y los beneficios. Por ello, en diagnóstico prenatal es tan importante la consulta de asesoramiento previa a la realización del procedimiento que justifique la intervención médica, y la explicación clara en la entrega de los resultados. En el siguiente cuadro se recogen aspectos a resolver en la consulta de DP (Tabla 14-3).

Tabla 14-3. Cuestiones previas básicas a resolver en la consulta de DP
La proporcionalidad del procedimiento, es decir si los posibles riesgos de salud que afecten al feto justifican la intervención diagnóstica.
La existencia de otras metodologías diagnósticas alternativas que permitan establecer el estado de salud del niño con el menor riesgo posible para la vida y salud del feto.
La información obtenida debe beneficiar al niño, a los padres y al medico, en la medida que permitan definir un curso de acción en la etapa prenatal pendiente y al comienzo de la vida extrauterina.
Los padres deben haber entendido y aceptado la realización del procedimiento y la información que se obtendrá a partir del mismo.

La socialidad tiene como objetivo lograr el «bien común» a través de la consideración de los «bienes individuales», existiendo circunstancias en que las personas requieren del apoyo de la sociedad para alcanzar sus bienes individuales. Este hecho tiene fundamental importancia en el área de diagnóstico prenatal, y debe ser interpretado como medio de inclusión en la sociedad de los niños diagnosticados con patología congénita. Es importante el apoyo de las asociaciones de padres de patologías genéticas o congénitas quienes, además de brindar a la familia orientación sobre los requerimientos de la atención médica, pueden cubrir de manera más eficiente las necesidades de información que requerirían los padres en el caso del diagnóstico de una patología prenatal.

ASPECTOS ÉTICOS DE LA CESÁREA

El nacimiento por cesárea es un problema importante de salud que afecta la vida de muchas mujeres en edad reproductiva. Desde la década de los 70, las tasas de parto por cesárea se han elevado en forma sostenida en el mundo desarrollado. En algunas áreas y entre algunas poblaciones los partos por cesárea representan la cuarta parte o más de todos los nacimientos. En Estados Unidos el número de cesáreas innecesarias ha crecido un 67 por ciento en los últimos diez años.

En España el 21,57% de los partos que se atienden en hospitales públicos terminan con una cesárea. En los hospitales privados la cifra asciende al 35,26%. Estos porcentajes dejan atrás el máximo del 15% fijado por la Organización Mundial de la Salud (OMS).

Por otra parte, la cesárea, desde siempre, ha conllevado una alta morbimortalidad materna. Afortunadamente, con la utilización de la anestesia, la cuidadosa asepsia en el acto quirúrgico junto con la profilaxis antibiótica sistemática, actualmente la morbimortalidad materna ha disminuido considerablemente. No obstante, *siguen existiendo complicaciones, por la cesárea en sí, que pueden condicionar el futuro reproductivo de la paciente*. Estas complicaciones se clasifican en:

1. COMPLICACIONES ANESTÉSICAS:
   – Hipotensión.
   – Cefalea postpunción dural.
   – Otras menos frecuentes (bloqueo dural completo, parada cardiorrespiratoria, síndrome de Mendelson,...).

2. COMPLICACIONES QUIRÚRGICAS:
   – Desgarro de la histerotomía.
   – Lesiones vasculares.
   – Lesiones en el tracto urinario.
   – Lesión del intestino.
   – Lesiones nerviosas.

3. COMPLICACIONES INFECCIOSAS:
   – Endometritis.
   – Infección del tracto urinario.
   – Infección de la herida quirúrgica
   – Tromboflebitis séptica pélvica
   – Otras menos frecuentes (bacteriemia, sepsis, absceso pélvico, peritonitis, fascitis necrotizante,...)

4. COMPLICACIONES HEMORRÁGICAS POSTPARTO. La hemorragia postparto (HPP) complica el 5-15% de todos los partos y es la causa aislada más importante de mortalidad materna.

5. COMPLICACIONES TROMBOEMBÓLICAS:
   – Trombosis venosa profunda (TVP)
   – Tromboembolismo pulmonar (TEP)

Debido a todas estas complicaciones, se estima que la cesárea conlleva un riesgo de mortalidad materna 6 veces superior al parto vaginal y que la mortalidad perinatal en las cesáreas suele ser casi el doble que en los partos vaginales.

¿Qué dice la MBE con respecto a las complicaciones maternas existentes en relación con la primera cesárea? Se resumen en la Tabla 14-4.

Tabla 14-4. Resultados maternos en relación con la primera cesárea[1]		
	Dirección del efecto	*Evidencia*
Mortalidad Materna	No diferencias entre la cesárea y el parto vaginal	III
Infección	Menor riesgo con la cesárea electiva que con la cesárea intraparto. Mayor riesgo en conjunto en la cesárea que con el parto vaginal.	III
Complicaciones anestésicas	Evidencia limitada. Menor riesgo con el parto vaginal.	III
Hemorragia/transfusión de sangre	Menor riesgo con la cesárea electiva que con la cesárea no programada	II
Histrectomía	Noo evidencia de diferencias. Estudios no válidos.	III
Tromboembolismo	No diferencias entre la cesárea y el parto vaginal	III
Complicaciones quirúrgicas	Menor riesgo con la cesárea electiva o "sin parto" en comparación con la cesáera intraparto o "de urgencia". Menor riesgo de trauma perineal con la cesárea electiva que con el parto vaginal espontáneo o instrumental.	III

Grado de evidencia: I: fuerte; II: moderada; III: débeil; IV: ausente.

PROCEDIMIENTOS QUE PODRÍAN EVITAR ALGUNAS COMPLICACIONES

- Una vez iniciada una cesárea en una gestante con dinámica uterina, el tiempo transcurrido hasta el inicio de la intervención ha de ser el menor posible (en el caso de una cesárea urgente, no más de 30 minutos)
- Normas de asepsia adecuadas, evitando soluciones antisépticas con yodo.
- Posición materna en ligero decúbito lateral izquierdo, para evitar hipotensión.
- Conocer la hora de la última ingesta, para evitar una aspiración pulmonar del contenido gástrico durante el procedimiento anestésico.
- Uso de técnicas anestésicas adecuadas a cada paciente.
- Confirmar el diagnóstico de presentación anómala antes de la intervención.
- No usar el bisturí eléctrico en la histerotomía, por proximidad del feto.
- Recuento de material usado en la intervención.
- Consentimiento informado.

Además, *la cesárea condiciona el futuro reproductivo de la mujer y la sitúa a un mayor riesgo de complicaciones en sucesivos embarazos*. En efecto, la cesárea anterior (CA) supone un mayor riesgo de complicaciones importantes en futuras gestaciones. Se producirán con mayor frecuencia:

- *Rotura uterina y dehiscencia de cicatriz uterina*. El temor a que se produzca, bien la dehiscencia, bien la rotura, conlleva que se amplíen las indicaciones para practicar una nueva cesárea en un posterior embarazo.
- *Inserciones anómalas de la placenta* (placenta ácreta, placenta previa)
- *Realización de nueva cesárea*, por la aparición de un condicionante adicional en la nueva gestación (macrosomía, presentación podálica, gestación gemelar, endometritis o rotura uterina en parto anterior, cesárea anterior en prematuro) que se añada a una cicatriz uterina longitudinal media o a 2 o más segmentarias transversas.
- *Complicaciones intraoperatorias*, mucho más frecuentes y graves en las cesáreas repetidas (hemorragias, roturas vesicales, lesiones ureterales), debido a las adherencias producidas por la intervención previa, con lo que la morbilidad resulta, sin duda, acumulativa.
- *Histerectomía obstétrica*.

En España, la incidencia de placenta ácreta se cifra en 1/2500 partos[2]. El factor de riesgo más importante para la aparición de acretismo placentario es la cirugía uterina. Sin embargo, el más frecuente es la placenta previa tras cesárea anterior.

En 2010, aparece un estudio observacional retrospectivo con 73 casos de placenta ácreta[3]. De ellas, 46 se tratan de forma conservadora, (10 son placentas pércretas) sin llevar a cabo maniobras de extracción placentaria. Los autores del estudio encuentran una incidencia de acretismo de 1.2 por cada 1000 partos. 43 pacientes finalizaron el parto mediante cesárea y 3 en parto vaginal. El manejo conservador falló en 6 pacientes, en 3 de forma inmediata (en las primeras 24 horas) y se les practicó una histerectomía. En algunos casos se necesitaron tratamientos adicionales, con ligadura de arterias hipogástricas, sutura uterina, embolización de arterias uterinas, tratamientos médicos con oxitocina y/o prostaglandinas, y con metotrexate. No se registraron casos de amenorrea. Hubo en 12 pacientes un total de 15 embarazos, de los cuales sólo 9 llegaron a término. En 2 casos hubo recurrencia de acretismo.

El estudio concluye que la fertilidad no parece empeorar si son necesarios tratamientos adyuvantes de ligadura vascular. La función menstrual se recupera rápidamente en la mayoría de las mujeres. En la literatura los casos de amenorrea están relacionados con presencia de sinequias y fallo ovárico. *Cuando se produce gestación si parece que existe mayor proporción de aborto en el primer trimestre*, pero no se pueden extraer conclusiones sobre su causa.

Sentilhes *et al*[4] han publicado en 2010 un estudio retrospectivo multicéntrico que realiza una valoración de los resultados maternos tras tratamiento conservador, concluyendo que el tratamiento conservador debe ser recomendado en pacientes interesadas en conservar su fertilidad, dado que el seguimiento de estas es largo y que el riesgo de hemorragia o infección puede durar semanas o meses.

El tratamiento conservador en los casos de placenta ácreta debe ofertarse como una estrategia para preservar el útero, pero no necesariamente la fertilidad o los deseos genésicos [5].

En la Tabla 14-5 se incluye el riesgo de acretismo placentario y de histerectomía en función del número de cesáreas realizadas. Como se puede apreciar, la tasa de acretismo aumenta proporcionalmente conforme se van haciendo más cesáreas. Igualmente, el riesgo de precisar una histerectomía es mayor a medida que se practican más cesáreas.

Un estudio ya antiguo, pero muy interesante es el de Hemminki[7] que realiza un análisis, desde el punto de vista de la MBE, del impacto que puede tener la cesárea en los futuros embarazos. Tras revisar un total de 8 artículos que incluían a 33.630 mujeres con el antecedente de CA, concluye que:

– En siete estudios, la fertilidad desciende cuando existe el antecedente de una CA.
– En dos de las cinco series que contemplan este aspecto, aumentan los abortos espontáneos, así como los embarazos ectópicos en dos de tres estudios.

Tabla 14-5. Riesgo de placenta ácreta y de histerectomía en función del número de cesáreas en comparación con la primera cesárea[6]

Cesárea	Placenta ácreta	OR (IC 95%)	Histerectomía	OR (IC 95%)
Primera	15 (0,2)	—	40 (0,7)	—
Segunda	49 (0,3)	1,3 (0,7-2,3)	67 (0,4)	0,7 (0,4-0,97)
Tercera	36 (0,6)	2,4 (1,3-4,3)	57 (0,9)	1,4 (0,9-1,2)
Cuarta	31 (2,1)	9,0 (4,8-16,7)	35 (2,4)	3,8 (2,4-6,0)
Quinta	6 (2,3)	9,8 (3,8-25,5)	9 (3,5)	5,6 (2,-11,6)
Sexta o más	6 (6,7)	29,8 (11,3-78,7)	8 (9,0)	15,2 (6,9-33,5)

- En gestaciones posteriores con CA, en dos series hay un incremento en las inserciones anómalas de la placenta y desprendimientos prematuros.
- En dos estudios, el antecedente de una CA se relaciona con un peor resultado perinatal en sus recién nacidos, a expensas de menor peso al nacer, mayor mortalidad perinatal y mayor número de malformaciones.

Trabajos posteriores corroboran estos datos de Hemminski. Así, Mollison et al[8] hallan un alto riesgo de embarazo ectópico; Smith et al[9] describen altas tasas de muertes fetales ≥ 34 semanas durante el segundo embarazo; Murphy et al[10] hallan que el antecedente de una CA está asociado con el hecho de tener un segundo hijo más tardíamente en comparación con la paciente que ha tenido previamente un parto vaginal (OR= 1.5, 95% CI 1.1-2.1), etc.

Es evidente, pues, el hecho de que tener una cesárea previa está asociado con una más baja fertilidad natural posterior[11], pero esta indudable relación es realmente compleja, que engloba tanto factores patológicos como psicológicos[12]. Ahora bien, no está claro si este hecho, es debido a un efecto directo del mismo proceder quirúrgico en la futura fertilidad de la mujer o, por el contrario, es debido a una voluntaria demora a conseguir un nuevo embarazo. En definitiva, la ausencia de concepción, es decir, la pérdida de fertilidad después de una cesárea ¿es voluntaria o involuntaria? Para responder a esta cuestión, Bhattacharya et al[13], y tras analizar 3204 cuestionarios de mujeres de una región de Escocia, concluyen que el hecho de no volver a concebir después de un primer parto fue principalmente un hecho voluntario, siendo la experiencia del parto previo uno de los principales factores que afectó la decisión de la mujer de demorar un nuevo embarazo.

En la Tabla 14-6, se describen algunas de las implicaciones que suponen para futuros embarazos la existencia de una CA, en comparación con parto vaginal. En ella se evidencia claramente las consecuencias negativas que supone el antecedente de CA.

Taylor et al (2005)[18], sobre 136.101 mujeres que tuvieron un parto previo en New South Wales con el nacimiento de un único hijo entre 1998-2002, hallan que el 19% de las madres tuvieron una cesárea en su primer embarazo. Comparadas con las madres que su primer parto fue vaginal, las que tuvieron cesárea y trabajo de parto en el segundo parto tuvieron un incremento de riesgo de rotura uterina (aOR, 12.3; 95% CI, 5.0-30.1; $P < 0.0001$), de histerectomía (3.5; 1.5-8.4; $P < 0.01$), hemorragia postparto (HPP) tras parto vaginal (1.6; 1.4-1.7; $P < 0.0001$), extracción manual de placenta (1.3; 1.1-1.6; $P < 0.01$), infección (6.2; 4.7-8.2; $P < 0.0001$) y admisión en Unidad de Cuidados Intensivos (3.1; 2.1-4.7; $P < 0.0001$); entre las mujeres que no tuvieron trabajo de parto (por ejemplo, a las que se les practicó una cesárea electiva), hubo un más bajo riesgo de HPP (0.6; 0.5-0.7; $P < 0.0001$) e ingreso en UCI (0.4; 0.3-0.5; $P < 0.0001$). En cuanto a los recién nacidos hubo un incremento de riesgo de

Tabla 14-6. Implicaciones para futuros embarazos[14]

	Cesárea(CS)	Parto vaginal	RR(95% CI CS comparado con parto vaginal	Fuente de la evidencia
Placenta accreta	0,25%	0,01%	25 (3,4-184,5)	Estudio observacional[15]
Abruptio placentae	0,41%	0,07%	2,8 (n/a)	Estudio de cohortes[16]
Infertilidad (> 3 años)	2,6%	1,3%	1,97 (1,01-3,81)	Estudio de cohortes[17]
Subsiguiente embarazo ectópico	3,2%	2,1%	1,54 (n/a)	Estudio de cohortes[16]
Subsiguiente aborto	12,2%	10,1%	1,2 (n/a)	Estudio observacional[15]

parto pretérmino (1.2; 1.1-1.3; P < 0.0001) e ingreso en Cuidados Intensivos Neonatales (1.6; 1.4-1.9; P < 0.0001) en los partos después de cesárea anterior. La ocurrencia de recién nacidos muertos no fue modificada por la presencia de trabajo de parto.

Dichos autores concluyen afirmando que la cesárea en el primer embarazo confiere riesgos adicionales en el segundo embarazo, asociados a la presencia de trabajo de parto. Por ello estiman que las indicaciones de cesárea en el primer embarazo deben ser muy estrictas, particularmente en las cesáreas realizadas por razones no médicas, por ejemplo, las **cesáreas a demanda**.

Con respecto a estas últimas, existe el convencimiento generalizado entre las gestantes de que la cesárea es una práctica obstétrica, una forma de finalizar el embarazo igual de segura para binomio madre-feto que el parto vaginal. Sin embargo, desconocen, como ya se ha indicado, que la mortalidad materna global de las cesáreas (de todo tipo) es hasta seis veces mayor que en el parto vaginal y que la morbilidad obstétrica materna grave oscila entre 0,05 y el 1,09% según distintas series publicadas, siendo la infección puerperal, la hemorragia y el tromboembolismo las principales complicaciones maternas. Es por ello por lo que el médico debe proporcionar a la mujer que elija la cesárea una información plena e imparcial sobre las posibilidades de que el procedimiento quirúrgico elegido, la cesárea, influya positivamente (eficacia) o negativamente (riesgos) sobre los resultados finales[19, 20].

En la Tabla 14-7, se incluyen los problemas maternos asociados con la cesárea iterativa (fertilidad, rotura uterina, placenta previa y mortalidad fetal)

Aunque como se aprecia en la tabla no existe evidencia de mayores problemas de fertilidad posterior por el hecho de ser una cesárea a demanda, existen algunos trabajos recientes, como el de Ma et al[21] (2010), que revelan que *la fertilidad disminuye de forma significativa cuando existe una cesárea requerida por la paciente, pero no cuando la cesárea fue indicada por razones médicas.*

En otro trabajo de este mismo año[22] se menciona que, en los Estados Unidos, si la tasa de primeras y segundas cesáreas continúa aumentando al mismo ritmo que al observado en estos últimos años, para el 2020 la tasa de cesáreas podría alcanzar el 56,2%, con el consiguiente incremento sustancial y significativo de las tasas anuales de placenta previa, placenta ácreta y de mortalidad materna.

Finalmente, solo hay que mencionar que **el futuro ginecológico** de la mujer con cesárea anterior también se ve influenciado por:

— Síndromes adherenciales dolorosos.
— El aumento del riesgo quirúrgico, pudiendo verse condicionada la vía de acceso para una intervención quirúrgica.

Tabla 14-7. Resultados maternos en relación con cesáreas posteriores[1]

	Dirección del efecto	*Evidencia*
Fertilidad posterior	Mayor riesgo de problemas de fertilidad con todas las cesáreas. No hay evidencia de mayores problemas por el hecho de ser una cesárea a demanda	IV
Rotura uterina posterior	No diferencias en la rotura uterina asintomática. Pequeño aumento del riesgo de rotura sintomática en el intento de parto vaginal tras cesárea (prueba de parto) en coparación con la cesárea electiva	II
Placenta previa posterior	Mayor riesgo con la cesárea. El riesgo aumenta con la edad materna avanzada, paridad y número de cesáreas previas	II
Recién nacido muerto	Mayor riesgo con todas las cesáreas. No hay evidencia de mayores problemas por el hecho de ser una cesárea a demanda	IV

Grado de evidencia: I: fuerte; II: moderada; III: débeil; IV: ausente.

CONSIDERACIONES FINALES

1. Es un hecho indudable que las tasas de parto por cesárea se han elevado de forma sostenida en el mundo desarrollado.
2. La cesárea es un procedimiento quirúrgico y como tal puede tener complicaciones a corto y largo plazo.
3. Si el primer parto finaliza mediante cesárea, ello conlleva un pequeño riesgo de complicaciones reproductivas en comparación con el parto por vía vaginal.
4. Las más serias complicaciones y consecuencias de la cesárea anterior sobre la salud reproductiva de la mujer ocurren en sucesivos embarazos.
5. Estas complicaciones incluyen:
   - Muertes fetales inexplicables a partir de la semana 34 de gestación
   - Anomalías de la placentación, que se incrementan considerablemente con el número de cesáreas.
   - Riesgo de rotura uterina y de dehiscencia de cicatriz uterina
   - Realización de una nueva cesárea
   - Histerectomía obstétrica
5. También, y en cuanto al futuro reproductivo de la mujer, la realización de una cesárea a demanda conlleva más riesgos que beneficios[23].

REFERENCIAS BIBLIOGRÁFICAS

1. Visco AG, Viswanathan M, Lohr KN, Wechter ME, Gartlehner G, Wu JM, et al. Cesarean delivery on maternal request. Maternal and neonatal outcomes. Obstet Gynecol. 2006; 108:1517-29.
2. Protocolos Asistenciales en Obstetricia. Placenta previa y acretismo placentario. 2004. En: www.sego.es.
3. Provansal, M. Courbiere, B. Agostini, A. D'Ercole, C. Boubli, L. Bretelle, F. Fertility and obstetric outcome after convervative management of placenta accrete. Int J of Gynecology and Obstetric 2010; 109:147-50.
4. Sentilhes, L. Ambroselli, C. Kayem, G. Provansal, M. Fernández, H et al. Maternal outcome after conservative treatment of placenta accreta. Obstetrics and Gynecology. 2010; 115(3): 526-34.
5. Chabrot, P. Diop, A. Boyer, L. Gallot, D. Maternal outcome after conservative treatment of placenta accreta. Obstetric and Gynecology. 2010; 116 (5): 1219-20.
6. Silver RM, Landon MB, Rouse DJ, Leveno KJ, Spong CY, Thom EA, et al. Maternal morbidity associated with multiple repeat cesarean deliveries. National Institute of Child Health and Human Development Maternal-Fetal Medicine Units Networks. Obstet Gynecol. 2006; 107:1226-32.
7. Hemminki E. Impact of caesarean section on future pregnancy- a review of cohort studies. Paediatr Perinat Epidemiol 1996 Oct;10(4):366-79.
8. Mollison J, Porter M, Campbell D, Bhattacharya S. Primary mode of delivery and subsequent pregnancy. BJOG 2005; 112:1061-5.
9. Smith GC, Pell JP, Dobbie R. Caesarean section and risk of unexplained stillbirth in subsequent pregnancy. Lancet 2003; 362:1779-84.
10. Murphy DJ, Stirrat GM, Heron J. The relationship betwen caesarean section and subfertility in a population-based sample of 14541 pregnancies. Hum Reprod 2002; 17:1914-17.
11. Collin SM, Marshall T, Filippi V. Caesarean section and subsequent fertility in sub-Saharan Africa. BJOG 2006 Mar; 113(3):276-283.
12. Porter M, Bhattacharya S, van Teijlingen E, Templeton A. Does caesaren section cause infertility? Hum Reprod 2003; 18:1983-6.
13. Bhattacharya S, Porter M, Harrild K, Naji A, Mollison J, van Teijlingen E, et al. Absence of conception after caesarean section: voluntary or involuntary? BJOG 2006 Mar; 113(3):268-75.
14. Sánchez-Nieves Fernández D, Teulón González M. Cesárea hoy: síntesis de la evidencia científica. Grunenthal Ginecología.
15. Grant A, Glazener C. Elective caesarean section versus expectant management for delivery of the small baby. Cochrane Database of Systematic Reviews 2008; 3.
16. Myers ER (Duke Evidence-based Practice Center). Management of Prologued Pregnancy. Agency Healthcare Research Group. Evidence Report/Technology Assesment nº 53. 2002, May.
17. Marpeau L, Sentilhes L. Against planned cesarean delivery in twin gestations. Gynecol Obstet Fertil 2007; 35(6):588-590.
18. Taylor LK, Simpson JM, Roberts CL, Olive EC, Henderson-Smart DJ. Risk of complications in a second pregnancy following caesarean section in the first pregnancy: a population-based study. Med J Aust 2005 Nov 21; 183(10):515-9.
19. de la Fuente P, de la Fuente L. Cesárea a petición de la embarazada. Documento SEGO. Prog Obstet Ginecol 2007; 50(7):420-8.
20. Lee YM, D´Alton ME. Cesarean delivery on maternal request: maternal and neonatal complications. Current Opinion in Obstetrics and Gynecology 2008; 20:1-5.

21. Ma KZ, Norton EC, Lee SY. Declining fertility and the use of cesarean delivery: evidence from a population-based study in Taiwan. Health Serv Res 2010 Oct;45(5 Pt 1):1360-75.
22. Solheim KN, Esakoff TF, Little SE, Cheng YW, Sparks TN, Caaughey AB. The effect of cesarean delivery rates on the future incidence of placenta previa, placenta accreta, and maternal mortality. J Matern Fetal Neonatal Med 2011(Epub ahead of print).
23. Gilliam M. Cesarean delivery on request: reproductive consequences. Semin Perinatol 2006 Oct; 30(5):257-60.

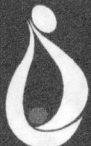

Proyecto Docente "Ágora Médica" (www.agoramedica.com)
Campus online de Medicina Materno-Fetal «Caldeyro Barcia»
Diplomado en "Conceptos Fundamentales en Medicina Materno-Fetal"
Unidad 15. Aspectos Legales en Medicina Materno-Fetal

15

Aspectos Legales en Medicina Materno-Fetal

Manuel Gallo

ÍNDICE

* Introducción
* Situación Social Actual
* Orientaciones Prácticas Clínicas
* Situación Asistencial-Judicial Actual
* Situación Jurídica Actual
* Resumen-Decálogo

SITUACIÓN ASISTENCIAL - JUDICIAL ACTUAL

Según los informes de algunas compañías de seguros, las demandas judiciales contra médicos se han multiplicado por 20 en los últimos diez años. Y si a las denuncias propiamente dichas se suman las reclamaciones administrativas, y las protestas ante las Comisiones Deontológicas de los diversos Colegios de Médicos, las cifras se multiplican por cien.

El análisis pormenorizado de tales reclamaciones, nos reafirma en la idea de que en los últimos años, las relaciones médico-enfermo han sufrido un cambio de 180° y que una relación casi paternal se ha pasado a una relación de desconfianza, y a veces incluso de verdadera confrontación. Por otra parte se están introduciendo mecanismos de corrección absolutamente indeseables, no sólo para el médico, sino también y muy especialmente para el paciente y la sociedad, como por ejemplo la llamada «Medicina defensiva», una auténtica patología profesional. Se estima que actualmente el 69% de los médicos en España, ejerce la medicina defensiva por el temor a ser denunciado[6].

Por otra parte, la demanda de la sociedad por técnicas de medicina perinatal (ecografía de alta resolución, monitorización fetal, doppler, amniocentesis, biopsia corial, cariotipo, etc.) se ha disparado en los últimos años de una forma espectacular[7], aumentando con ello las posibilidades de reclamaciones judiciales. El extraordinario avance de la medicina embrionaria y fetal, sin parangón en otras especialidades médicas, nos permite y exige cada vez realizar técnicas más precoces, más complejas y difíciles y por lo tanto de mayor «riesgo judicial».

Esta siniestralidad por otra parte tiene unos «rankings» y los obstetras y ginecólogos vamos, por lo menos en el ámbito estatal, en segundo lugar, por detrás de los cirujanos plásticos y casi a la par con los anestesiólogos. Y dentro de la Obstetricia, el primer lugar de este siniestro escalafón parece ser que lo ocupamos los que nos dedicamos a la Medicina Perinatal y al Diagnóstico Prenatal. Por esta razón las primas de los seguros de responsabilidad civil oscilan entre los 100 dólares de un médico rural y los 1.000 dólares de un ginecólogo. Aunque este monto puede llegar a los 2.000 dólares anuales, si se pretende una cobertura total (privada y pública) de 660.000 dólares. Afortunadamente todavía estamos lejos de las primas que tienen que pagar nuestros colegas de USA, que oscilan entre 50.000 $/año en Washington DC a 150.000 $/año en Florida, para una cobertura de 1.000.000 $.

En un estudio realizado recientemente en España[6], el 17,7 de los médicos ha tenido un problema legal relacionado con el ejercicio de su profesión, mientras que el 60% conoce compañeros cercanos que han padecido este tipo de problemas en su entorno laboral. En este estudio se muestra que la actitud del medico ante la formación-información en materia médico-legal es positiva, ya que el 86,7% parece estar informado y al 13,3% no le importa el tema, destacando el hecho de que la formación medico-legal durante la licenciatura de Medicina es mala en casi el 50% de los casos, y además la información actual que se da al médico de estos temas la considera nula en un 39% de los casos. Estas cifras son, lógicamente, preocupantes e indican la necesidad de aumentar la información y la formación del medico en estos temas.

SITUACIÓN SOCIAL ACTUAL

En el aumento de las demandas judiciales contra los médicos, están implicados varios tipos de factores[8-9]:

a) La población exige de la Medicina, rendimiento y eficacia. Se olvida que no siempre se pueden obtener los resultados diagnósticos o terapéuticos deseados y como no se consigue el bien buscado, se pone una demanda judicial.

b) El mayor grado de materialismo de nuestra sociedad, que sabe que de los médicos se pueden conseguir indemnizaciones y en definitiva, dinero. Es bien sabido, que muchas reclamaciones buscan, exclusivamente, la compensación económica. Este claro hecho esta haciendo que algunas de las grandes compañías de seguros, estén abandonando el ramo de la responsabilidad médica, como ha ocurrido recientemente con el grupo St. Paul, la 2ª compañía de seguros de responsabilidad profesional médica en USA y uno de los líderes mundiales en este campo. Esta circunstancia producirá un incremento en las pólizas de los médicos.

c) El incremento de la asistencia hospitalaria, de la masificación, ya que favorece la imagen de maltrato del enfermo. En el hospital la relación médico-paciente suele ser corta e impersonal y ello favorece las reclamaciones. Por el contrario cuando la relación es larga y personal, como ocurre con el ejemplo de los trasplantes, las reclamaciones, a pesar del mal resultado, son la excepción.

d) El cambio negativo que ha experimentado en nuestra sociedad, la situación e imagen del médico, posiblemente como consecuencia de todo lo anterior.

SITUACIÓN JURÍDICA ACTUAL

En España, hay un punto de inflexión en este incremento de las demandas, y tiene una fecha precisa: 1 de julio de 1997: Sentencia del Tribunal Supremo número 604. Esta sentencia que significó un giro de 180° en la doctrina del Tribunal Supremo, incluye tres novedades importantes[10]:

1) Desviación de la «carga de la prueba» (es la demostración documental o fáctica de una acusación). Hasta este día, si alguien denunciaba a un médico por presunta mala praxis, tenía la obligación de demostrar que el médico había actuado con manifiesta negligencia, o por lo menos con falta de diligencia. Y naturalmente debía separarse claramente el error médico (que es humanamente inevitable) de la pura negligencia (que tiene «dolo»). Lo que en términos jurídicos se llama la « carga de la prueba» debía ser aportada por la paciente o reclamante. Se aplicaba pues la doctrina de la obligación de actividad. Era necesario demostrar la falta de diligencia para apreciar incumplimiento. Actualmente la denunciante no tiene que demostrar nada de esto y es el médico quién tiene que demostrar su inocencia, es decir que la carga de la prueba ha pasado de la paciente denunciante, al médico.

Esta novedad, ya esta siendo aplicada en algunos tribunales latinoamericanos, como por ejemplo en la Argentina, según ha comunicado Ricardo Lens, abogado especialista en Derecho Sanitario[11].

2) La doctrina jurídica de la «obligación de los resultados». Antes existía la doctrina jurídica de «obligación de actividades» y actualmente se ha sustituido por la obligación de resultados. Es decir que lo que el médico ofrecía a las pacientes era un servicio médico de actividades, pero hoy se está convirtiendo en un servicio médico de resultados. De forma que si las cosas no salen como estaba previsto alguien tendrá que pagar, salvo que medie culpa por parte de la paciente o sucesos imprevisibles. Es lo se denomina « obligación de resultados». La falta de obtención de estos resultados hace presumible la culpa. Esta doctrina es ya una realidad en especialidades como cirugía plástica y odontología y es muy posible que pronto lo sea en nuestra especialidad.

El Tribunal Supremo de España[12], viene estableciendo con carácter general que en el ejercicio de la medicina no puede exigirse al profesional de la misma una obligación de tener un resultado de curación del enfermo porque aquélla no es una ciencia exacta. No obstante, no se excluye la presencia de una mala praxis cuando el resultado producido sea desproporcionado con lo que es usual, según las reglas de la experiencia, el estado de la ciencia y las circunstancias de tiempo y lugar.

En este caso, la desproporción permite una inversión de la carga de la prueba que, si por norma y al no caber la objetivación de culpa en el actuar médico, corre a cargo de quien la alega, es decir, el paciente. La desmesura del resultado producido ha de llevar al facultativo a acreditar aquellos pormenores imprevisibles o inevitables que hayan distorsionado el buen hacer que a todo médico se le presupone como norma, desde la obtención del título de especialista que se le ha otorgado previa demostración de unos conocimientos suficientes, de la actualización permanente de estos con asentamiento en la experiencia propia y en el progreso de la ciencia.

La vulneración de esta norma no puede quedar redimida por la instrucción que del acto se proporcione al paciente, ni por el simple consentimiento que éste preste a su causa, porque ni una ni otra alcanzan a ese no ortodoxo hacer. La aplicación de la teoría del daño desproporcionado por nuestros tribunales a casos de graves secuelas al feto durante el periodo neonatal viene siendo ampliamente estimada, y habrá de ser muy tenida en cuenta por los médicos especialistas en su quehacer cotidiano adoptando las necesarias cautelas.

Ya existen fallos judiciales que desprecian un formulario de consentimiento informado en cirugía estética, por no comprometerse al resultado[13]. Igualmente y en un tema más cercano a nuestra especialidad, en urología, hay una sentencia[14] que condena a un médico porque la vasectomía es de obligación de resultado.

3) Principio de «responsabilidad objetiva». Se sienta el principio de «responsabilidad objetiva», es decir, que todo daño es resarcible mientras sea previsible. Y por tanto hay que indemnizar todo daño y en todo caso la carga de la prueba incumbe fundamentalmente al médico, y no al paciente. En otras palabras, a la paciente le basta con acusarnos, no tiene que demostrar que hemos actuado negligentemente, somos nosotros que debemos demostrar que hemos actuado correctamente y de acuerdo con la «Lex Artis».

ORIENTACIONES PRÁCTICAS CLÍNICAS

A continuación se exponen algunas orientaciones, ideas, sugerencias y recomendaciones, técnicas las primeras y prácticas las segundas, que tal vez puedan ayudar a los médicos que nos dedicamos a la Medicina Perinatal, la más demandada dentro de la especialidad de Obstetricia y Ginecología, a reducir la avalancha de demandas judiciales que se nos viene encima.

Acto Medico Legítimo

En primer lugar realizar un acto médico legítimo en Medicina Perinatal, para el cual se deben dar fundamentalmente estas 3 circunstancias[15]:

a) *Titulación medica adecuada*, en nuestro caso el título de Medicina y Cirugía y de Especialista en Obstetricia y Ginecología. En otros especialistas, su título correspondiente. Una prueba invasiva de diagnóstico o tratamiento fetal no puede ser realizada por cualquier médico (Real Decreto 127/1984 de 11 de Enero)[16], sino por el especialista en Obstetricia y Ginecología, tal y como exigen las directrices de la Unión Europea para el ejercicio de las especialidades médicas (Directiva 86/457, refundida en la 93/16, la 75/363 y la 81/1057).

b) *Capacitación profesional adecuada*, es decir, poder demostrar que el profesional que va a realizar técnicas de medicina perinatal, ha seguido las ordenanzas académicas oficiales para ello y con ello demostrar una preparación suficiente para poder ejecutar aquellas pruebas, con unos riesgos para la madre y el feto, que no excedan de los reportados estadísticamente, porque si tal acto médico no se hace conforme a la «Lex Artis» y por lo tanto se realiza de manera imprudente, son de aplicación los artículos 142 y 158 del Código Penal vigente.

c) *Consentimiento informado de la embarazada*, del cual hablaremos más adelante y siempre imprescindible en todas nuestras actuaciones. La Ley de Sanidad obliga a una información previa, entendible y veraz, que debe siempre materializarse mediante su constancia escrita en este documento.

Buena y Continua Formación Profesional

Sería aconsejable, aparte de los títulos académicos oficiales, poder demostrar que se ha realizado una formación continuada en la especialidad, mediante Cursos específicos con la obtención de diplomas oficiales expedidos por Sociedades Científicas Nacionales e Internacionales. Por ejemplo en España, la Sección de Ecografía de la Sociedad Española de Ginecología y Obstetricia (SEGO)[17], otorga el diploma de Ecografista grado IV, máximo nivel, a especialistas que han acreditado una formación específica, en calidad y cantidad, en Ecografía y Diagnóstico Prenatal.

La Sociedad Europea de Medicina Perinatal (EAPM), tiene el proyecto[18] de otorgar el Diploma de Ecografista en Obstetricia y Diagnóstico Prenatal.

Básicos conocimientos legales

El profesional que está inmerso en la atención de pacientes relacionadas con el diagnóstico y tratamiento prenatal, igual que debe suceder en otras especialidades de la medicina, debe poseer unos mínimos conocimientos legales relacionados con esta faceta de la medicina. Según el Prof. Julio Cruz y Hermida[19], de la Universidad Complutense de Madrid, hay sentencias que relacionadas con leyes, nos llevan a meditar que el médico, en la actualidad no debe saber solo sobre Medicina y tecnología actualizada, sino que también ha de poner al día sus conocimientos sobre legislación, lo que, en su opinión, supone una complicación adicional al ya complicado de por sí ejercicio profesional.

Fundamentalmente, debemos conocer todo lo relacionado con los documentos legales que debe utilizar, con la propiedad de la Historia Clínica, con la privacidad de los resultados, con la ley de protección de datos de las historias clínicas, con la ley del aborto legal, con las obligaciones del médico de guardia, con las diversas religiones y su implicación médica, con el proceso médico relacionado con personas menores de edad y también con discapacidades psíquicas y la ley de la fertilización asistida.

La SEGO, ha publicado un Libro[20] con todo el contenido de los Aspectos Legales en Obstetricia y Ginecología y tiene una Comisión de Bioética, cuyas publicaciones debemos conocer[21-23]. Igualmente el Libro sobre «Derecho Médico»[24] debe ser una obra de obligada consulta para los médicos.

En relación con el actual y debatido tema de la llamada «píldora del día siguiente», recomendamos la lectura de la «Guía de actuación en Anticoncepción de Emergencia», publicación[25] avalada por la SEGO y cuyos aspectos jurídicos están a cargo de D. Ricardo de Lorenzo.

Conocer las *Responsabilidades de los Médicos Residentes*, es un punto de extraordinaria importancia, ya que en el ámbito hospitalario vamos a estar trabajando constantemente con Medico Internos y Residentes (MIR) y por lo tanto es fundamental que conozcamos la legislación vigente[26]. En España está en continuo estudio y por lo tanto lo más acertado es seguir las indicaciones que la Comisión de Docencia del Hospital o la Comisión Nacional, ha marcado en relación con la responsabilidad profesional de los MIR.

Por lo que se refiere a la *obligación de denuncia*, ciertos hechos que permitan suponer la existencia de un delito o falta, deben registrarse cuidadosamente en el servicio médico y comunicarse a las autoridades judiciales. Estos hechos, en el caso del documento analizado, comprenden circunstancias tales como la violación o el aborto que no se lleva a cabo de acuerdo con alguno de los supuestos de legalización establecidos en el Código Penal y que se han examinado en el otro apartado de estas notas.

Debe recordarse la necesidad de que intervenga la autoridad judicial en supuestos tales como tratamientos sanitarios obligatorios en los que el paciente no otorga su consentimiento al tratamiento propuesto y peligra su vida y, especialmente, en el ámbito de la Ginecología, de lo que el Código Penal tipifica como «mutilaciones», o perdida de la funcionalidad de un órgano, como sucede en el caso de la ligadura de trompas de personas incapaces y menores de edad con respecto a las cuales no basta con el consentimiento de los progenitores.

En lo que afecta a *la revelación de secretos*, para que los médicos no incurran en dicho tipo delictivo, es recomendable que se advierta que no accedan a los datos sanitarios de los pacientes sin estar autorizados —es decir si no tienen a su cargo directamente al paciente en el momento del acceso— y que eviten la revelación a terceros de dichos datos sanitarios.

Para evitar la revelación ilegal a terceros de los datos sanitarios de un paciente se recomienda que la información sanitaria se proporcione siempre directamente al mismo, puesto que, con arreglo a lo dispuesto en el artículo 5 de la Ley Básica Reguladora de la Autonomía del Paciente, en circunstancias normales el paciente es el único que puede acceder a sus datos sanitarios. Solamente en el caso de que el paciente lo permita de manera expresa o tácita podría hacerse entrega de dichos datos sanitarios a terceras personas (familiares o personas vinculadas de hecho al paciente) ,pero en este caso, y para evitar la producción de consecuencias jurídicas con respecto a qué se entiende por «autorización tácita», sería aconsejable que se recabe la autorización expresa del paciente para la entrega de sus datos sanitarios a sus familiares o personas a él vinculadas de hecho, así como la acreditación de la relación de parentesco que vincula al familiar o persona unida de hecho con el paciente (libro de familia si se trata de un menor), o un poder especial otorgado al efecto (para el caso de que el solicitante de los datos sanitarios sea el abogado del paciente, por ejemplo).

No olvidemos nunca que, para un juez, la *«ignorancia de la Ley, no exime de su cumplimiento»*.

Seguir protocolos oficiales

Cuando, como existe en España, tenemos la oportunidad de contar con protocolos oficiales relacionados con los procesos diagnósticos y terapéuticos en Medicina Perinatal, debemos, sin lugar a dudas, seguirlos en toda nuestra actividad asistencial. En primer lugar debemos cumplir los protocolos oficiales de las Sociedades Científicas Nacionales (Sección Española de Medicina Perinatal[27-30] de la SEGO y Sociedad Española de Ginecología y Obstetricia, SEGO[31], también las regionales e incluso los protocolos del propio hospital o institución sanitaria en la que se trabaja. Igualmente si existen protocolos de organismos específicos de diagnóstico y tratamiento prenatal o de Instituciones Científicas Internacionales de reconocido prestigio (European Association of Perinatal Medicine[32], World Association of Perinatal Medicine, American College of Obstetricians and Gynecologist[33-34], etc).

El hecho de cumplir los protocolos oficiales, en relación con nuestra actividad asistencial, siempre nos beneficiará. Ya conocemos sentencias a favor del ginecólogo por seguir los protocolos oficiales de la SEGO y otras en contra por no seguirlos [35-39].

Ser estricto en las indicaciones medicas de las técnicas realizadas

Este es un tema muy importante, ya que cuando se tiene experiencia en el tema, sabemos que muchos problemas legales, se remontan a su origen, es decir, a la indicación medica correcta de la técnica diagnóstica prenatal.

Para realizar una correcta indicación médica es muy conveniente conocer y cumplir los protocolos oficiales ya comentados. Además es muy recomendable, y esta es una práctica a la que cada vez debemos estar más acostumbrados, que se le ofrezca siempre a la paciente o pareja, la posibilidad de una segunda opinión e incluso facilitarles los datos de centros de referencia nacionales e internacionales.

Asimismo, una vez informada la paciente, sobre las posibilidades médicas o quirúrgicas de la técnica diagnóstica o terapéutica, debemos respetar escrupulosamente la decisión que tome sobre la aceptación o no de tales técnicas.

Informar correctamente a la paciente, pero nunca aconsejar

Ricardo de Lorenzo[40], uno de los mayores expertos en Derecho Sanitario de nuestro país y bien conocido por los ginecólogos españoles, en las Primeras Jornadas de aspectos médicos legales dirigidas a los MIR, ha expresado claramente que «el médico residente que de al paciente una información adecuada, evitaría ser demandado ante los tribunales en un 75% de los casos».

Creemos que se ha realizado una incorrecta traducción de la palabra inglesa «counselling» por «consejo» en español, cuando en realidad lo que significa es «asesoramiento». Este error ha hecho que sean frecuentes los términos de «consejo genético», «consejo reproductivo», etc., en nuestra especialidad, en vez de los correctos de asesoramiento genético y asesoramiento reproductivo. Asesorar es informar científicamente a la paciente, con lenguaje claro e inteligible, pero no es aconsejar. Aconsejar puede tener una connotación de «dirección» hacia cierta elección y por ello no es conveniente hacerlo.

Pensamos que el medico tiene la importantísima función, entre otras, de informar de forma clara y correcta a la paciente, pero nunca de aconsejarla, aunque muchas veces nos lo pida: «que haría Vd en mi caso...», «y si fuera su esposa...». La decisión final debe ser siempre suya o conjunta con su pareja, una vez asesorada correctamente.

Igualmente, tenemos que tener en cuenta que nuestra obligación, como médicos (artículo 26 del código de Ética y Deontología Médica)[41], es la de informar de todas las técnicas existentes en Medicina Perinatal y de Diagnóstico Prenatal a la paciente, que por sus específicas circunstancias pueda solicitarlas, con suficiente conocimiento y responsabilidad, independientemente de nuestra idea religiosa sobre las mismas y sus consecuencias. Cuando hay divergencias de opinión entre médicos y pacientes, por convicciones diferentes, estos conflictos deberán resolverse siempre de acuerdo con el modo deontológico: respetar la conciencia y la autonomía moral de las personas[42].

Es importante constatar que no informar del riesgo típico de una actividad médica, es indemnizable, aún sin negligencia médica[43]. Igualmente otra sentencia del Tribunal Superior de Justicia de Navarra[44] ha sido condenatoria hacia los médicos por no informar del riesgo de una intervención necesaria en un niño, siendo realizada la intervención sin ningún problema. Es decir que el deber de informar sobre los riesgos, al paciente o a sus familiares, no se debe omitir nunca[51].

No olvidemos que la mayoría de las demandas judiciales, tienen un origen en la falta de una correcta, clara y completa información a la paciente. «Perdamos» todo el tiempo del mundo en hablar con la paciente y en completar el proceso de información, verbal y escrita, que siempre será beneficioso para ambos, paciente y médico.

La información al paciente[45] constituye uno de los derechos claves de la Ley de Sanidad y de la Ley Básica de Autonomía del Paciente, de la que hablaremos en el punto siguiente. El texto señala que la información se proporcionará, como regla general, de forma verbal, dejando constancia en la historia clínica como mínimo de la finalidad y naturaleza de cada intervención, sus riesgos y sus consecuencias. Además, toda persona tiene el derecho a no ser informada. Este último derecho puede limitarse por la existencia acreditada de un estado de necesidad terapéutica. El texto define esta excepción como «la facultad del médico para actuar profesionalmente sin informar antes al paciente cuando por razones objetivas el conocimiento de su propia situación pueda perjudicar su salud de manera grave».

El paciente será informado, incluso en caso de incapacidad, de modo adecuado a sus posibilidades de compresión. En este caso también deberá ser informado el representante legal que haya designado el enfermo. Por otra parte, la ley básica garantiza el derecho del paciente a que se respete el carácter confidencial de los datos referidos a su salud y la información epidemiológica. A partir de los 16 años, el paciente, no sus padres, será el que dé el consentimiento, salvo en los casos de aborto, reproducción asistida y ensayos clínicos. Durante la época comprendida entre los 12 y 16 años, el menor será oído, pero decidirá su representante.

En su exposición, De Lorenzo ha recordado los diez puntos básicos que un MIR (Tabla 15-1) debe tener en cuenta para evitar reclamaciones judiciales ante una posible negligencia. Un primer punto sería cuidar especialmente el consentimiento informado (CI). Este CI conlleva necesariamente una información sobre el diagnóstico, los riesgos, las alternativas al tratamiento, etcétera. (ver cuadro). Un segundo aspecto versaría sobre la información que se le da al paciente. A su juicio, «el médico que no habla con su paciente tiene más reclamaciones que el que dialoga con el enfermo». Además, ha recordado que el facultativo cumple con una obligación legal recogida en la Ley General de Sanidad de 1986.

Otro punto a tener en cuenta es llevar correctamente la historia clínica. En este sentido, se cumpliría con una obligación deontológica y legal: «una gran parte de las sentencias absolutorias se basan en ella». El jurista también ha subrayado que es fundamental que el residente no garantice la curación del enfermo, ya que su obligación es de medios y no de resultado. En efecto, la jurisprudencia del Tribunal Supremo es uniforme en reconocer esta obligación del médico, desde la primera sentencia dictada el 27 de octubre de 1899 hasta la más reciente de 10 de febrero de 1996.

Cumplimentar el Documento de Consentimiento Informado (CI)

La información a los pacientes, está incluida en el artículo 10 de la Ley de Sanidad de 1986 [46], y dice que ha de ser: suficiente, esclarecedora, veraz y adecuada a las circunstancias. Esta información debe ser recogida en un documento oficial que la paciente debe leer detenidamente y firmar.

Este documento de Consentimiento Informado, debe ser individualizado para cada actividad asistencial en nuestra especialidad y tiene que ser oficial, es decir, elaborado por una Sociedad Científica Nacional o Internacional y no particular de elaboración propia. Es un documento que tiene la doble opción de aceptación de la técnica diagnóstica o terapéutica y también la de denegación de la misma, incluso después de firmar previamente el consentimiento para realizarla. En España, la Sociedad Española de Ginecología y Obstetricia (www.sego.es) ha elaborado una serie de documentos de consentimiento informado, en cuya elaboración han participado ginecólogos y juristas, binomio que sería muy conveniente que realizasen trabajos conjuntos con frecuencia.

El CI es uno de los puntos fundamentales de la nueva Ley Basica 41/2002 que apareció en el BOE el 15 de Noviembre de 2002[47], (y que por lo tanto entró en vigor el 15 de Mayo de 2003, a los 6 meses de su publicación en el BOE), que regula la Autonomía del Paciente y los Derechos y Obligaciones en materia de información y Documentación Clínica. Como consecuencia de esta Ley, la SEGO, dentro de un extraordinario y utilísimo trabajo para todos los ginecólogos españoles, ha adaptando los documentos de CI y asi han salido publicados.

La ley nacional dice que el consentimiento informado (CI) se prestará, por regla general, de forma

---

Tabla 15-1. Consejos Prácticos para el Residente

1. Cuidar especialmente el CI
2. Facilitar la Información adecuada
3. Llevar correctamente la H.C.
4. No garantizar la curación
5. Comunicar la reclamación a la compañía o correduría de seguros
6. Su abogado habla por Vd.
7. Participe en su defensa
8. No altere la HC
9. Mantener la absoluta reserva
10. Siga adelante con el proceso

(R. De Lorenzo)

verbal. El modelo escrito se reserva, a las intervenciones quirúrgicas, procedimientos diagnósticos invasores y procedimientos que supongan riesgos notorios y previsibles. No obstante, el enfermo puede revocar libremente por escrito su consentimiento en cualquier momento.

Los médicos no necesitarán recabar el CI cuando exista riesgo para la salud pública o un riesgo inmediato grave para la integridad física o psíquica del enfermo o en caso de necesidad terapéutica. La norma estatal también recoge los supuestos en los que se puede otorgar el CI por representación o sustitución: «Cuando el paciente no sea capaz de tomar las decisiones a criterio del médico responsable; cuando esté incapacitado o cuando el enfermo menor de edad no sea capaz ni emocional ni intelectualmente de comprender el alcance de la intervención».

El documento de CI debe ser entregado en el Hospital, si la paciente está hospitalizada, pero en los casos de técnicas diagnósticas ambulatorias (Ecografías, Amniocentesis, etc), sería aconsejable facilitar este documento a la paciente mientras está en la sala de espera de la consulta, para que tenga tiempo suficiente de leerlo y entenderlo y una vez dentro de la consulta debemos preguntarle si lo ha entendido perfectamente y explicarle detenidamente todas las dudas o preguntas que tenga sobre el contenido del mismo, antes de proceder a su firma de consentimiento o denegación. Si la paciente no quiere realizarse la técnica indicada, debemos insistir en que nos entregue el documento formalizado con su firma en el apartado de denegación de la técnica y no incurrir en el error de no hacerla firmar el documento.

El documento lleva incluido un apartado referente a un testigo o acompañante de la paciente, que debe ser cumplimentado por la persona que corresponda. Esto es muy importante ya que la Audiencia Nacional en una sentencia condena a la Administración a indemnizar a una paciente que no dio su consentimiento (no se pudo demostrar por la ausencia de testigos ni de impreso firmado) a una intervención realizada con éxito[48]. También conocemos la sentencia del Tribunal Supremo[49] que condenó al INSALUD a pagar 772.729 € por no informar sobre los riesgos de una operación y no haber consentimiento informado en la historia de la paciente. La circunstancia especial de esta caso es que los hechos ocurrieron en 1983, antes de la entrada en vigor de la Ley de Sanidad en 1985 y el Tribunal Supremo considera que en esa época la información a los pacientes era una práctica usual.

Como los documentos de consentimiento informado sobre técnicas invasivas se utilizan asiduamente, recomendamos hacer lo mismo con el documento de consentimiento informado para la realización de la ecografía de diagnóstico prenatal, facilitado por la Sección de Ecografía de la Sociedad Española de Ginecología y Obstetricia[50].

El Documento de CI se ha considerado tan importante en la práctica médica asistencial, que ha habido un intento, por parte del partido popular en el gobierno de introducir una enmienda para multar al médico que incumpliese con dicho requisito con una cantidad de hasta 600.000 €, aunque dicha propuesta fue finalmente retirada en la Comisión de Sanidad del Senado.

Un dato a considerar es qué ocurre con el documento de CI cuando se demora la intervención quirúrgica. Parece ser que el CI no pierde valor, según sentencia de la Sala de lo Contencioso-Administrativo de la Audiencia Nacional[51], en relación con una intervención que se demoró 10 meses tras firmar el paciente el CI, ya que «tanto el paciente como sus familiares dispusieron de un dilatado periodo de tiempo para recabar nuevos detalles».

El nuevo real decreto que prepara Sanidad[52] para regular los ensayos clínicos de medicamentos, que sustituirá al actual Real Decreto 561/1993, excepciona el consentimiento informado (CI) si existe un riesgo inmediato grave para la integridad física o psíquica del paciente. Este supuesto puede darse en aquellos ensayos en situaciones de emergencia en que el medicamento en investigación es utilizado en IAM, accidente vascular cerebral, sepsis, politraumatismos u otras patologías en las que el sujeto está inconsciente y el tiempo de administración del medicamento es muy reducido.

Luis Carlos Martínez Aguado[53], magíster en bioética y coordinador de servicios de atención al paciente del Clínico de San Carlos de Madrid, dice que cuando se habla del consentimiento informado (CI) en el terreno de la bioética, se entiende que no sólo se habla del principio de autonomía del paciente sino también de los de beneficencia, justicia y no maleficiencia, que se equilibran y compensan internamente. Y en este sentido el CI no es un formulario, un trámite, sino la relación clínica informada y cercana al paciente».

En su participación en las II Jornadas de la Federación de Asociaciones Científico Médicas Españolas (Facme), celebradas en Madrid, se ha mostrado partidario de que la información fuera esencialmente verbal. Martínez Aguado ha señalado que los formularios en el CI presentan cinco factores de riesgo:

a) En primer lugar, la juridificación. «Un sesgo demasiado jurídico hace que la relación clínica pierda su significado más acorde con el principio de la autonomía del paciente. De esta manera se convierte el CI en un instrumento de defensa y protección frente a quejas y denuncias».

b) En segundo lugar, la burocratización. En su opinión, «estos impresos no pueden informar de una manera completa al paciente ni a su familia y solamente tienen el objeto de que se reflejen las informaciones más relevantes del acto terapéutico que se va a realizar»,

c) Un tercer riesgo sería la minimización de la información. «Con el objetivo centrado en la firma de un impreso, cabe la reducción de los contenidos informativos de la relación clínica, debido a que ahora se ha transmitido la sensación de que la información debe tener un soporte material», ha explicado,

d) La disminución de la flexibilidad de la relación clínica, y e) la desautorización de la técnica, pues existen tesis que se inclinan por no informar al paciente debido al temor que le puede producir.

Por lo tanto debemos acostumbrarnos a realizar siempre este paso previo a toda actividad asistencial y lo mejor sería aprenderlo desde la Facultad de Medicina, ya que parece ser que los estudiantes de medicina no cumplen este requisito correctamente en un 25% de las exploraciones, según un estudio realizado en Inglaterra[54].

No olvidemos que la utilización correcta de este documento es de fundamental importancia en las resoluciones de los procesos judiciales, como se ha visto en numerosas sentencias.

Proceso de realización de la técnica

Es una parte fundamental del proceso asistencial y se han de cumplir una serie de requisitos: demostrar experiencia suficiente para realizarla, seguir una correcta metodología y cumplir con los requisitos de seguridad. Es obligatorio el utilizar asepsia quirúrgica (lavado, guantes estériles, material de un solo uso, etc) y si es posible que la paciente lo perciba y vea.

Aunque hayamos realizado miles de ecografías y de técnicas invasivas, pensemos siempre que la que estamos realizando no es una más, sino la más importante de todas, y por lo tanto, sigamos la metodología como si fuese la primera vez. No hagamos más técnicas de las que podamos hacer correctamente, no pensemos en el beneficio económico y confiemos excesivamente en nuestra experiencia y buena mano, sino en el bienestar de la paciente y en consecuencia, también en el nuestro.

Cumplimentar correctamente la Historia Clínica de la paciente

Una historia clínica incompleta o incorrectamente cumplimentada, es siempre un factor negativo para el médico: falta de información medica en la historia, es sinónimo de «negativa o desfavorable» información, es lo que hemos leído y oído muchas veces en sentencias y procesos judiciales.

Según la nueva Ley 41/2002, antes referida, la historia clínica queda configurada como un conjunto de documentos que es necesario conservar para el futuro —un periodo mínimo de cinco años— por motivos judiciales y, además, por razones «epidemiológicas, de investigación o de organización y funcionamiento del SNS». En este sentido, la norma establece que será aplicable la Ley de Protección de Datos a la documentación clínica.

El período mínimo de cinco años no interfiere en el resto de normativas autonómicas, que han previsto plazos de tiempo más extensos (Cataluña, por ejemplo, contempla 20 años). Por otra parte, la ley nacional encomienda a las autonomías probar «las disposiciones necesarias para que los centros sanitarios puedan adoptar las medidas técnicas y organizativas adecuadas para archivar y proteger las historias clínicas y evitar su destrucción o su pérdida accidental», en clara alusión a los casos periódicos de acumulación de historiales entre la basura del centro.

El contenido de la historia estará formado por «la información trascendental para el conocimiento veraz y actualizado del estado de salud del paciente». Como mínimo, debe integrar una serie de documentos: la hoja clínico-estadística, autorización de ingreso, el informe de urgencia, la anamnesis y exploración, la evolución, las órdenes médicas, la hoja interconsulta, los informes de exploraciones complementarias, el consentimiento informado, el informe de anestesia, el de quirófano o de registro del parto, el de anatomía patológica, la evolución y planificación de los cuidados de enfermería, el gráfico de constantes y el informe clínico de alta.

La norma aprobada por el Congreso contempla una modificación —introducida en el trámite seguido en el Senado— en lo relativo al acceso de la historia clínica. Como norma general, los datos personales del paciente deben estar separados de los clínico-asistenciales, «de manera que quede asegurado el anonimato». Sin embargo, de este principio «se exceptúan los supuestos de investigación de la autoridad judicial». Serán los órganos judiciales quienes decidan «en el proceso correspondiente» cómo debe quedar delimitado el acceso al historial.

Por otro lado, la norma básica también contempla la facultad del personal sanitario que ejerza funciones de inspección, evaluación, acreditación y planificación, de «acceso a las historias clínicas en el cumplimiento de sus funciones de comprobación de la calidad de la asistencia». En lo que se refiere a los límites del acceso a la historia por parte de los pacientes, la norma básica permite a los médicos «oponer al derecho de acceso la reserva de sus anotaciones subjetivas», que protege el derecho de terceros.

La historia clínica debe ineludiblemente estar bien cumplimentada en todos sus campos. Datos y texto legibles y firma del médico acompañada del nombre. Cuanta más información haya en ella, hablando en términos generales, más datos habrá en defensa del médico. Este aspecto de la historia clínica es especialmente importante en la medicina privada, en donde a veces, se ven historias prácticamente en blanco, siendo este un factor muy negativo para el medico.

Un magistrado de Burgos, Antonio Carballera[55], se ha quejado de que en la mayor parte de los casos, los jueces tienen que analizar historias «ininteligibles y escuetas», abogando por que el médico haga constar de forma legible y clara lo que esta realizando, el tratamiento que esta aplicando al paciente e incluso las anotaciones subjetivas que considere oportunas, ya que estas podrían quedar al margen de la historia clínica en un procesamiento judicial. No presentar una Historia Clínica completa puede ser motivo de una sentencia condenatoria, como la impuesta por el Tribunal Supremo[56], a una obstetra, a pesar de que había sido absuelta previamente por la Audiencia Provincial.

Un aspecto muy importante, es la anotación de la hora correcta en la que se realiza cualquier acto médico y también cuando se finaliza. Sería muy conveniente actualizar regularmente, con el cambio de la hora que se realiza 2 veces al año, todos los aparatos electrónicos que tienen incorporada la hora en sus registros, es decir monitores fetales, ecógrafos, computadoras, etc, con objeto de sincronizar la hora real con la de los registros gráficos.

Debe realizarse siempre un informe al ingreso de la paciente y otro informe al alta final y quedar una copia de ambos en la historia clínica. Asimismo, en la historia clínica deben quedar todos los documentos, de texto y gráficos, de pruebas diagnósticas y terapéuticas realizadas a la paciente (ecografías, doppler, monitorizaciones, analíticas, etc).

Un aspecto relevante y motivo de larga discusión entre expertos en Derecho y Bioética, ha sido siempre saber si el médico puede negar al paciente o a sus familiares el acceso a las anotaciones o comentarios subjetivos que escribió en la historia clínica del paciente. La Audiencia Provincial de Alicante[57], recientemente, ha dado por primera vez una respuesta judicial, despejando la duda a favor del médico.

En fin, en lo que afecta a *la emisión de consejos o instrucciones por vía telefónica*, es frecuente que haya pacientes que telefonean al Servicio de Medicina Perinatal, o al médico de consulta o de guardia, pidiendo asesoramiento. Si la llamada telefónica no estaba fijada de antemano y la efectúa un paciente sin relación con ningún médico del servicio, el único consejo que debería darse al paciente es que acuda personalmente a dicho servicio.

No es recomendable dar consejos terapéuticos en tales circunstancias puesto que la posibilidad de un error se incrementa considerablemente. Si es posible, conviene anotar el nombre del paciente que hizo la llamada, el motivo de la misma y una nota sobre la indicación hecha al comunicante de que debía personarse en el centro sanitario ya que, si más adelante, surge cualquier duda sobre la desatención del paciente, se podrá comprobar el valor de esta anotación.

Por último, si un paciente se halla esperando los resultados de unas pruebas diagnósticas y expresa su deseo de marcharse para recogerlos más tarde, la incomodidad se minimiza y el riesgo de desatención del médico disminuye considerablemente si se hace constar dicha circunstancia en la documentación sanitaria y se le entregan al paciente instrucciones explícitas para que se persone algún tiempo después para que quede enterado de los resultados pendientes, con la precaución de que si dichos resultados son anormales, el paciente debe volver al servicio para someterlo a revisión.

Este tipo de instrucciones pueden, después, ser consignadas en la hoja de evolución del paciente y, además, resulta conveniente que se prevea la manera de comunicarse con el paciente desde el servicio médico, para el supuesto de que el mismo no acudiese al centro para conocer los resultados después de un tiempo de espera prudente.

En relación con el *uso del «e-mail» o correo electrónico*, el Comité Permanente de Médicos Europeos (CPME) ha aprobado un documento[58], en el que analiza el uso del e-mail en la relación entre médicos y pacientes, identificando una serie de beneficios y riesgos que debemos conocer, ya que hoy día se puede aceptar el correo electrónico como parte de la Historia Clínica.

La irrupción del correo electrónico en la Historia Clinica del paciente nos obliga a conocer la legalidad sobre su uso y por ello es muy recomendable conocer la Ley de Servicios de la Sociedad de la Información y de Comercio, publicada en la pagina WEB del Ministerio de Ciencia y Tecnología en 2002[59].

Finalmente, no podemos olvidar que ya existen sentencias judiciales que valoran la Historia Clínica como prueba de que se ha informado al paciente y por lo tanto en algunos casos podría sustituir al documento de Consentimiento Informado[60].

Entregar un informe oficial completo

La ley 41/2002, también amplía los derechos de los pacientes al incorporar un derecho que no ha sido, de momento, introducido por las autonomías. Se trata del derecho a obtener un informe de alta cuando se sale del centro. Sin embargo, se deja a las administraciones autonómicas que desarrollen las características, requisitos y condiciones de los informes de alta.

El texto dispone también que «en caso de que el paciente o usuario no acepte el tratamiento prescrito, se le propondrá la firma del alta voluntaria. Si no lo firmara, la dirección del centro sanitario, a propuesta del médico responsable, podrá disponer el alta forzosa en las condiciones reguladas por la ley». No obstante, la norma introduce una salvedad: «El hecho de no aceptar el tratamiento prescrito no dará lugar al alta forzosa cuando existan tratamientos alternativos, aunque tengan carácter paliativo, siempre que los preste el centro y el paciente acepte recibirlos».

El informe que entregamos a la paciente, con el resultado detallado de la técnica realizada, es muy importante que este elaborado correctamente, a ser posible siguiendo una normativa de una sociedad científica oficial. Debe incluir la indicación de la técnica, las condiciones de su realización, el resultado y las recomendaciones oficiales a seguir.

Es importante que si se utiliza un modelo de informe prediseñado e informatizado, no se cometa el error frecuente y lamentable de rellenar los diversos campos del mismo por inercia, sin comprobar uno por uno que la información incluida es correcta.

Tanto la normativa (artículo 4 de la Ley 41/2002, de 14 de noviembre y artículos 1101, 1902 y 1903 del Código Civil, estos últimos para descartar la existencia de culpa o negligencia en el proceder del médico) como la jurisprudencia vienen exigiendo que se entreguen a los pacientes instrucciones por escrito, tras la realización de la diagnosis o tratamiento, con respecto a la continuación de la asistencia.

Las instrucciones contenidas en el informe oficial completo son un elemento esencial en la documentación de los médicos. Hay muchas demandas deducidas contra dichos profesionales que se entablan porque los abogados del paciente son capaces de demostrar que el médico no dio instrucciones completas al paciente, donde claramente se vería cuándo y en qué circunstancias sería preciso vigilarlos y tratarlos.

Suele haber dos grandes tipos de instrucciones para la vigilancia sucesiva: los controles obligados y los controles en caso de necesidad. Los controles obligados son más fáciles de prescribir, pues permiten que el paciente tome todas las decisiones a través de una información médica correcta. Al paciente se le señala un día u hora determinada para efectuar el control de seguimiento y, si el paciente, sin causa justificada no acude al control su propia culpa invalida la hipotética culpa que, por falta de seguimiento, pudiera exigirse al médico.

Las instrucciones para un control en caso de necesidad son más difíciles de establecer, pues obligan siempre a que el paciente haga ciertos juicios. A este respecto, los procesos patológicos pueden evolucionar de cuatro formas: persistiendo los síntomas de la enfermedad/lesión, mejorando, empeorando o apareciendo nuevos síntomas. Si el médico indica en el informe oficial, cuando se lo entrega al paciente, lo que debe hacerse en cada uno de estos casos, las posibilidades de que quede sujeto a una acción de responsabilidad son muy remotas.

Proceso de toma de decisiones posteriores

Es un proceso, a veces complejo y difícil, pero muy importante. Hemos de ayudar a la paciente y familia a que tomen la decisión en relación con el caso clínico, facilitándole toda la información y ayuda posible para ello. En primer lugar se deben agotar todas las posibilidades diagnósticas, se debe facilitar que la paciente o pareja puedan tener una segunda opinión en el lugar libremente elegido por ellos y se les debe orientar para que puedan consultar con el cirujano infantil o especialista específico de la patología.

Sería muy conveniente que cada hospital tuviese un Comité de Medicina Perinatal, integrado por toda la variedad de especialistas que formamos el grupo de estudio (Obstetras, Neonatólogos, Genetistas, Biólogos Moleculares, Patólogos, Cirujanos Infantiles, Epidemiólogos, etc), en donde se presentasen todos los casos patológicos o especialmente interesantes habidos en el Hospital o Unidad. La paciente debe conocer su existencia y funcionamiento y las decisiones del mismo, para fortalecer su información y poder de decisión.

El respeto absoluto a la decisión tomada, debe ser la regla en nuestra actuación. En los casos en que la paciente decide continuar con el embarazo, se le debe facilitar el apoyo psicológico necesario.

Estudio del feto y placenta tras la muerte fetal

Los patólogos perinatales nos insisten constantemente en que es muy importante para el diagnóstico final, el estudio del feto y de la placenta. Creemos que tienen toda la razón ya que el estudio de feto y placenta, conjuntamente y no uno solo, generalmente aportará datos aclaradores sobre el diagnóstico final. No olvidemos el estudio del cariotipo fetal, para confirmar una patología cromosómica o para completar el diagnóstico definitivo.

El estudio fetal y placentario, nos será de gran utilidad para el asesoramiento reproductivo de la paciente.

Denunciar infraestructura propia

Este hecho puede ser especialmente relevante cuando desarrollamos nuestra labor en instituciones oficiales públicas en situación de asalariados. Es frecuente la solicitud por parte de las direcciones de nuestro hospital de aumentar cada año las estadísticas numéricas de las pacientes asistidas, sobre todo en relación con las ecografías realizadas y las técnicas invasivas. Sin embargo nuestra obligación es la de presentar datos para realizar una medicina de calidad y no de cantidad, es decir, siempre en beneficio de nuestras pacientes y de nuestra cobertura legal.

Por ello debemos denunciar, por escrito y con número de entrada en el registro del hospital, todas las deficiencias que entendamos se producen en nuestro hospital para poder ejercer dignamente nuestra especialidad. Nuestra carta de comunicación de deficiencias asistenciales debe ser correcta pero firme y aportando posibles soluciones desde nuestro punto de vista profesional.

No olvidemos nunca que «el que calla, otorga» y que cuando se denuncia a un profesional por un error diagnóstico, nunca se investiga por parte del juzgado si ese día, en el gabinete de ecografía, se realizaron 20 ecografías más de las técnicamente posibles. Cuando ocurre esta circunstancia, la asesoría jurídica del hospital, si es que la tiene, «no sabe, no contesta».

En definitiva, que como no nos preocupemos nosotros mismos de nuestra actividad asistencial, nadie lo hará por nosotros y además existe una tendencia desde hace pocos años a condenar al médico por error o falta de medios diagnósticos debida a la presión asistencial[61]. Compartamos, de cara a un proceso judicial, nuestra aceptada responsabilidad, con quienes también la tienen, Dirección Médica, Gerencia o Jefatura del Servicio, al obligarnos a trabajar en circunstancias desfavorables.

«Dar la cara» siempre

Es, quizás el punto más importante de todos y el que más pueda ayudar a reducir las demandas judiciales. Cuando ha habido un problema, lo que el médico no debe hacer jamás es desaparecer de la escena. Debe interesarse por la paciente, por la evolución clínica del caso, hablar con la familia, estar constantemente presente y colaborando en la posible solución del problema. Expertos en el terreno de la comunicación[62] dicen que si el médico «da la cara» en forma positiva y constructiva, pidiendo perdón y disculpas a tiempo, se pueden evitar el 50% de las demandas judiciales.

RESUMEN-DECÁLOGO

Estas orientaciones las podríamos resumir en el siguiente «Decálogo»:

1. Realizar las técnicas correspondientes, con el aval del acto médico legítimo.
2. Conocer las facetas legales de nuestra especialidad.
3. Seguir siempre los Protocolos Oficiales de las Sociedades Científicas Nacionales e Internacionales.
4. Informar, asesorar correctamente a la paciente, pero nunca aconsejarla.

5. Cumplimentar siempre, antes de realizar la técnica, el documento de consentimiento informado oficial.
6. Realizar las técnicas con metodología, seguridad y asepsia. No entregar video. Cumplimentar correctamente y ampliamente la Historia Clínica de la paciente.
7. Entregar un informe oficial completo, apoyado en el Comité de Medicina Perinatal de nuestro Hospital. Respetar escrupulosamente la decisión de la paciente o pareja.
8. Enviar siempre el feto muerto y la placenta al laboratorio de anatomía patológica para su estudio, incluyendo el estudio genético.
9. Denunciar por escrito y con nº de registro de entrada en la administración, la deficiente infraestructura (si procede) del medio donde trabajamos: falta de personal capacitado, falta de tecnología adecuada, excesivo número de pacientes, etc.
10. «Dar la cara» siempre. Interesarse por la evolución del caso clínico. No desaparecer jamás de la escena.

BIBLIOGRAFÍA SELECCIONADA

1. Gallo M. Responsabilidad Civil de los Ginecólogos. Mesa Redonda: «El Ginecólogo y los Tribunales de Justicia». Colegio de Médicos de Málaga. Abril de 2001.
2. Gallo M, Fabre E, Palermo M y cols. Orientaciones para reducir las demandas judiciales en Diagnóstico Prenatal. Progr Diag Prenat 2001; 13 (4): 270-278.
3. Gallo M, Fabre E, Carrera JM et al. Guidelines to Reduce Lawsuits in Perinatal Medicine. Book of proceedings of the 5th World Congress of Perinatal Medicine. Barcelona, September 23-27, 2001, p. 1267-1272. http://www.obgyn.net/medical.asp.
4. Gallo M. Como prevenir las demandas judiciales en Medicina Fetal. En: Conceptos Fundamentales de Medicina Fetal y Perinatal (ed) M.Gallo y cols, capitulo 7: 183-201. Ed. Amolca, 2010.
5. Gallo M, Espinosa A, Fabre E.. Aspectos medico-legales de la ultrasonografia en el diagnostico prenatal de malformaciones fetales. En: Ultrasonografia en Obstetricia. En prensa, 2011.
6. Fuentes JC y Cabrera J. Curso de Medicina legal para médicos en atención primaria. www.diariomedico.com (07, noviembre, 2001).
7. Gallo M. Memoria de la Sección de Diagnóstico Prenatal 1995-2003. Hospital Universitario Materno-Infantil de Málaga.
8. Rodriguez Pazos M. Responsabilidad médica. Jano, 6 de Enero de 1989, nº 845.
9. Carrera JMª. Aspectos bioéticos y legales de las técnicas de diagnóstico prenatal. Prog Diag Prenat 1998.
10. Tribunal Supremo de España. Sentencia nº 604. 1 de Julio de 1997.
11. Lens R. VII Congreso Nacional de Derecho Sanitario. www.diariomedico.com (24, octubre, 2001).
12. Tribunal Supremo (Iglesias. A) www.diariomedico.com. Normativa. (25, Septiembre, 2001).
13. Juzgado de 1ª instancia de Alcalá de Guadaira. www.diariomedico.com (17, octubre, 2001).
14. Audiencia Provincial de Madrid. www.diariomedico.com Normativa (12, Septiembre, 2001).
15. Carrera JMª. Aspectos bioéticos de las técnicas de diagnóstico prenatal. Comisión de Bioética en Obstetricia y Ginecología. Documentos. SEGO. 1999. www.sego.es.
16. Real Decreto 1984, 127/1984 de 11 de Enero. Madrid 1984.
17. Sociedad Española de Ginecología y Obstetricia (SEGO). www.sego.es.
18. Carrera JM and Di Renzo JC. European Association of Perinatal Medicine. European certificate of expert in Obstetric Ultrasonography and Prenatal Diagnosis.
19. Cruz-Hermida J. El médico. www.medynet.com/elmedico/noticias/2000/09/14
20. SEGO. Aspectos Medico Legales en Obstetricia y Ginecología. Doyma Ed. Madrid 1997.
21. SEGO. Aspectos bioéticos de las técnicas de diagnóstico prenatal. Comisión de Bioética en Obstetricia y Ginecología. Documentos. Madrid 1999. www.sego.es.
22. SEGO. Esterilización Voluntaria. Comisión de Bioética en Obstetricia y Ginecología. Documentos. Madrid 1999. www.sego.es.
23. SEGO. Clonación Humana. Aspectos Jurídicos y Eticos. Comisión de Bioética en Obstetricia y Ginecología. Documentos. Madrid 1999. www.sego.es.
24. Martínez Calcerrada L y De Lorenzo R. Derecho Médico. Tratado de derecho Sanitario. Madrid 2001.
25. Alvarez D, Arribas, L, Cabero L, Lete I, Ollé C y De Lorenzo R. Guía de actuación en Anticoncepción de Emergencia». Pulso Ediciones 2002 (Laboratorios Alcalá Farma).
26. Legislación de Médicos Residentes. Ministerio de Educación y Ciencia. Madrid.
27. Fabre E. Manual de Asistencia al Embarazo Normal (2ª edición). Sección de Medicina Perinatal de la Sociedad Española de Ginecología y Obstetricia. Madrid, 2001.
28. Fabre E. Manual de Asistencia al Parto y Puerperio Normal. Sección de Medicina Perinatal de la Sociedad Española de Ginecología y Obstetricia. Madrid, 1995.

29. Fabre E. Manual de Asistencia al Embarazo Patológico. Sección de Medicina Perinatal de la Sociedad Española de Ginecología y Obstetricia. Madrid, 1997.
30. Fabre E. Manual de Asistencia al Parto y Puerperio Patológico. Sección de Medicina Perinatal de la Sociedad Española de Ginecología y Obstetricia. Madrid, 1999.
31. SEGO. Protocolos Asistenciales en Obstetricia y Ginecología. Tomo I. Medicina Materno-Fetal. Madrid 1993.
32. Carrera JM. Recomendaciones y Protocolos para el Diagnóstico Prenatal. Parte I y II. Asociación Europea de Medicina Perinatal. Monografía de Avances en Obstetricia y Ginecología. Wyeth Lederle, Madrid 1998.
33. ACOG. Committee Opinions. Washington, 2003.
34. ACOG. Educational and Technical Bulletins. Washington, 2003.
35. Audiencia Provincial de Madrid. www.diariomedico.com 24 de Enero de 2003.
36. Juzgado de lo Penal nº 23 de Barcelona. Correo médico. Normativa, 27 de Enero de 2003.
37. Tribunal Supremo. Correo médico. Normativa, 6 de Enero de 2003.
38. Juzgado de lo Contencioso-Administrativo de Pamplona. www.diariomedico.com 05 de Diciembre de 2001.
39. Audiencia Provincial de Madrid. www.diariomedico.com 18 de Febrero de 2003.
40. De Lorenzo, R. Diario Médico, 7 de Noviembre de 2001.
41. Código de Ética y Deontología Medica. Madrid.
42. Muñoz Garrido R. Ética y deontología de la toma de decisiones posteriores al diagnóstico prenatal. 1as Jornadas de Bioética en Obstetricia y Ginecología. SEGO. Madrid, 23-24 Octubre 1998. www.sego.es
43. Audiencia Provincial de la Coruña. www.diariomedico.com, 20 de Diciembre de 2001.
44. Tribunal Superior de Justicia de Navarra, 2002.
45. De Lorenzo R. Noticias de Responsabilidad Médica. Noticias Médicas, nº 3822, , pag. 14, Noviembre de 2002.
46. Ley de Sanidad. Madrid 1984.
47. Ley Básica de Autonomía de los Pacientes (41/2002). BOE de 15 de Noviembre de 2002. Madrid 2002.
48. De Lorenzo R. Noticias de Responsabilidad Médica. Noticias Médicas, nº 3821, , pag. 16, Noviembre de 2002.
49. Tribunal Supremo. Correo Medico, 11-17 Febrero 2002, página 9.
50. Sección de Ecografia de la SEGO. Protocolos Asistenciales y legales. Madrid, 2001.
51. Sentencia de la Audiencia Nacional. Correo Medico, 16-22 de Septiembre 2002, pag. 9.
52. Real Decreto sobre Ensayos Clínicos con Medicamentos. Ministerio de Sanidad y Consumo. Madrid 2003.
53. Martinez Aguado LC. Cinco factores ee Riesgo en los formularios del Consentimiento. Correo Medico, 23-29 de Diciembre 2002, pagina 9.
54. British Medical Journal, 2002; 326:87-99.
55. Antonio Carballera. www.diariomedico.com, 20 de Diciembre de 2001.
56. Tribunal Supremo. Correo Medico, 20-26 de Enero 2003, pagina 9.
57. Audiencia Provincial de Alicante. www.diariomedico.com, 18 de Diciembre de 2001.
58. www.diariomedico.com (e-mail). Recomendaciones del CPME.
59. Ley de Servicios de la Sociedad de la Información y de Comercio. Ministerio de Ciencia y Tecnología 2002.
60. Audiencia Provincial de Barcelona. Correo Medico, 24 febrero -2 de Marzo 2003, pagina 8.
61. Tribunal Superior de Justicia de Valencia. www.diariomedico.com, 03 de Diciembre de 2001.
62. Prieto MA. www.medynet.com/elmedico, 497, 20 Marzo 2001.

www.ingramcontent.com/pod-product-compliance
Lightning Source LLC
Chambersburg PA
CBHW082244220526
45469CB00009B/2868